单兆伟治疗脾胃病经验撷粹

主　编　单兆伟　沈　洪

副主编　李秀源　徐　艺　周晓虹　史锁芳　顾培青

编　委　张　婷　刘　晓　张　静　唐　莉　李梦莹　马　青　铉　力　唐绍荣　顾　诚　赵宇栋　王丽华　时　乐　李秀源　顾培青　刘增巍　刘亚军　陆玥琳　吴　静　史锁芳　徐　艺　杜　斌

人民卫生出版社

图书在版编目（CIP）数据

单兆伟治疗脾胃病经验撷粹/单兆伟，沈洪主编．—北京：人民卫生出版社，2014

ISBN 978-7-117-19785-4

Ⅰ.①单… Ⅱ.①单… ②沈… Ⅲ.①脾胃病－中医学－临床医学－经验－中国－现代 Ⅳ.①R256.3

中国版本图书馆 CIP 数据核字（2014）第 215248 号

单兆伟治疗脾胃病经验撷粹

主　　编：单兆伟　沈　洪
出版发行：人民卫生出版社（中继线 010-59780011）
地　　址：北京市朝阳区潘家园南里 19 号
邮　　编：100021
E - mail：pmph @ pmph.com
购书热线：010-59787592　010-59787584　010-65264830
印　　刷：北京铭成印刷有限公司
经　　销：新华书店
开　　本：710×1000　1/16　**印张**：15
字　　数：277 千字
版　　次：2014 年 9 月第 1 版　2022 年 1 月第 1 版第 4 次印刷
标准书号：ISBN 978-7-117-19785-4/R · 19786
定　　价：33.00 元
打击盗版举报电话：010-59787491　E-mail：WQ @ pmph.com
（凡属印装质量问题请与本社市场营销中心联系退换）

庆祝江苏省中医院成立六十周年

六旬华诞放霞光人才辈出杏林芳

中西并重业千秋精诚创新更辉煌

徐景藩

周　序

一位名医就是一面旗帜，一位名医就能铸起一座丰碑。山不在高，有仙则名；水不在深，有龙则灵。医院不在大，有名医则名，故曰先有名医而后有名科、名院也。20世纪50年代，新中国成立不久，百废待兴，国家总理周恩来亲自委命姑苏名医叶橘泉出任江苏省中医院首任院长，开创国家兴办大型综合性中医院之先河，中医药界群情振奋，豪情万丈，一时引得江苏各地多少名医、大家纷纷来附，同心协力，旨在振兴中医大业矣。承淡安、邹云翔、张泽生、施和生、童葆麟、曹鸣高、马泽人、周筱斋、颜亦鲁、沙星垣、马云翔、邹良材、邱茂良、江育仁等一位位地方名医、大家，携家带口，义无反顾，纷至沓来。他们或来自吴门医派、孟河流域，或为世医之家、御医后代，或秉承家学、享誉一方。群英汇聚钟山脚下、扬子江畔，石婆婆庵8号开门悬壶济世，著书立说，开坛讲学，百花齐放，百家争鸣，开创了中医学术之新风，既为医院的发展奠定了深厚的学术根基，并为新中国各地开办中医医院摸索出了有效的经验与全新的模式，更为新中国的中医药学教育事业作出了积极的探索和不可磨灭的贡献。

“逝者如斯夫”，一个甲子春秋转眼过去了，历经几代人的艰苦努力，薪火传承，中医药学在这片沃土上已经枝繁叶茂，花香四溢，江苏省中医院已飞越嬗变为一所现代化的大型综合性中医院，享誉海内外。而这一切荣耀与辉煌，与我们后来诸多名医们继续高举“大医精诚”的旗帜指引作用密不可分，与诸多名医们的持之以恒地辛勤耕耘和传承创新密不可分。

师者，传道、授业、解惑也。我们的名医们在繁重的临床诊疗工作之余，仍然不忘中医学术经验的传承与创新，且不遗余力，毫无保留，因此我们才得以有机会在医院60周年庆典之际一次性地看到这部丛书，一部涵盖今日江苏省中医院里的27位名老中医的个人学术经验的丛书。他们中既有内科的名医，也有消化科、老年科、肛肠科、骨伤科、心内科、呼吸科、耳鼻喉科、妇科、生殖医学科、肾内科、肿瘤科、针灸康复科、血管外科、眼科、儿科、推拿科、风湿科、神经科的名医，因此又是一部集大成的现代中医临床各科学术经验总结的丛书。

“古为今用，根深则叶茂；西为中用，老干发新芽。知常达变，法外求法臻化境；学以致用，实践创新绽奇葩。”盛世修典，在现代医学迅猛发展的今天，中医药仍能以顽强的生命力屹立于世界医学之林，一方面是中医药自身蕴含着深刻的科学性，另一方面也得益于历代名家学者的学术经验总结与传承。我们在感恩于这些名医们诲人不倦“仁心”之时，更应悉心学习研究他们的“仁术”，让更多的患者早日享受他们的“仁术”，才是对他们最好的“感恩”与“回报”。历史的经验告诉我们，在继承的基础上创新，在创新的过程中勿忘继承，繁荣中医学术，积极开拓未来，不断提高疗效，丰富治疗手段，走自主创新之路，才能不断继续推动中医药事业向前发展，福泽天下苍生。

周仲瑛

午马年秋于金陵

朱 序

江苏省中医院是我省乃至全国中医院的典范和楷模，因为医院在筹建过程中，就十分重视人才的遴选，邀集了当时省内著名的中医大家，如邹云翔、叶橘泉、马泽人、张泽生、曹鸣高、马云翔、沙星垣、江育仁等名医专家（马、沙二位后因军区需要而调出），随后又有邱茂良、邹良材、许履和等名家的到来，可谓高贤毕至、群星灿辉，极一时之盛，学术气氛浓郁，仁者之风熏陶，患者慕名云集，青年医师纷来求教，声誉鹊起，名扬四海，充分显示了“纯中医”的优势、特色，令人赞不绝口。几代人秉承优良传统，坚持中医主体，保持“纯”的真谛，默默奉献，拯济群黎，培育新人，弘扬岐黄，振兴中医。这是江苏省中医院的优势特色，“纯”的味道。迄今还保持着，这是很了不起的。

当然，历史在前进，时代在发展，我们不能故步自封，因循守旧，应跟上新的形势。当前中医药工作是形势大好，一派欣欣向荣的景象，令人欣喜。但中医的传承和发展，有些浮躁，存在一些不足，例如“中医现代化研究”已成为风气，诊疗、科研、著书立说均套上许多新名词，片面的实验数据，看似新颖，却少实用，由于脱离中医原理、临床实际，收效不著。个人认为，中医的研究，必须确立自我主体，而不是削弱、消融自己的理论体系，更不是用现代医学来论证、解释或取代自己。近代著名学者蔡元培先生关于学术研究，曾有中肯的评述：“研究者也，非徒输入欧化，而必于欧化之中，为更进之发明；非徒保存国粹，而必以科学方法揭国粹之真相。”也就是要坚守中华传统文化的内涵，保持原有中医经典理论和临床应用特色，在这个基础上充分吸收和运用现代科学技术成果，以达到创新的目的。而无论是继承，还是创新，更重要的、最现实的是深入临床实际，所以匡调元教授曾经说过：“没有临床实践，就没有中医学，因为中医学不是从解剖室和实验管理分析出来的。”我完全赞同这个认识，“实践出真知”，这是真理。振兴中医，必须回归中医，以中医经典、中医基础理论为指导才是。我的老师章次公先生早在 1929 年提出：“发皇古义，融会新知”的主张，要在继承的基础上进行创新，基础是中医创新的源泉，任何创新都离不开基础，离不开历史条件与环境。老友顾植山教授曾指出：“将被淹没的传统文化进行发掘，就是创新；将被后人曲解了的中医药理论重新解读，修正现行错误模型，就是创新，而且是首要的、更重要的创新。”这是很正确的。这在江苏省中医院就得到明确的印证，如今拥有干祖望、周仲瑛、徐景藩、夏桂成、徐福松等专家教授、学术带头人近百名之多，值得我们学习和赞颂。

2014年是江苏省中医院创建60周年的诞辰，医院发生了翻天覆地的变化，不仅由“螺蛳壳里做道场”（李国光院长语，意为房屋虽窄，人才众多）的环境，变为高楼耸立、雄伟壮观的大厦，而且人才辈出，科研成果丰硕，成为当代省级中医院的典范，为广大病员解除疾苦，为繁荣中医学术，作出卓越贡献，始终保留着“纯中医”的元素，“继承不泥古，创新不离宗”。这是一份十分珍贵的传统文化的精神财富，应该发扬光大。所以医院领导为了向60周年院庆献礼，就有策划《中医名家临证传真》系列丛书（共27册）的编写，与人民卫生出版社合作梓行。院里专家精心撰写，每册都传递着“纯中医”的元素，闪烁着继承创新的光芒，将是一份高雅珍贵的纪念礼品，值得大家珍藏和应用，为回归中医，弘扬岐黄作出新的更大贡献！愚有幸先睹为快，赞赏不已，乐而为之序。

九七叟朱良春谨志
甲午月

方　序

中医药是我国优秀传统文化瑰宝，是中国特色医药卫生事业的重要组成部分。千百年来，中医药为中华民族的繁衍昌盛作出了卓越贡献。

江苏自古人杰地灵，名医辈出，尤其明清以来，更是医家众多，问世医著影响极大，因而有了"江南医术最盛"之赞誉。回顾江苏省中医院建院60年的历程，名医云集，学术流派，继承创新，蜚声杏林。如首任院长、中国科学院学部委员叶橘泉先生；全国著名肾病学家、中央保健局特聘专家邹云翔先生；孟河四家之一、清末御医马培之之曾孙马泽人先生；孟河医派传人、脾胃病学家张泽生先生；吴门医派代表、六代中医世家、清代御医曹沧洲之嫡孙曹鸣高先生；中医眼科学家童葆麟先生；骨伤推拿学家施和生先生；肝病学家邹良材先生；中医外科学家许履和先生；针灸学家邱茂良先生；中医儿科学家江育仁先生等。现仍有中医耳鼻喉科学专家干祖望教授、中医内科学专家周仲瑛教授、中医脾胃病学专家徐景藩教授、中医妇科学专家夏桂成教授等近百位中医药学名家正忙碌在临床、教学、科研工作的一线，为患者解疾除厄，繁荣中医学术，促进学术流派发展。

名老中医的学术经验和技术专长，是他们几十年临证的心血凝聚，是理论和时间相结合的升华之物，其精辟之论、金石之言，弥足珍贵。为了能够将这些宝贵资料保存下来，传承下去，江苏省中医院组织编撰了《中医名家临证传真》系列丛书。丛书共载我院名中医27位，均为全国和省级著名中医药专家。这是一套汇集诸位名师学术思想、诊疗经验、医案精华的专著，有着极高的学术价值和应用价值，也是现代医史文献研究不可多得的珍贵资料。愿本套丛书的出版，能进一步传承岐黄薪火，弘扬中医学术；愿我院中医药事业更加兴旺发达，更好地造福于民。

方祝元
江苏省中医院
2014年7月

目　录

第一章　孟河医派的形成发展及学术思想简述

一、孟河医派的形成与发展

孟河，是江苏武进长江边上的一个乡村小镇，位于武进市西北，虽弹丸之地，但300年来，名医辈出。有“吾吴医学之盛甲天下，而孟河名医之众，又冠于吴中”之说。孟河医派以费、马、巢、丁四家为代表。

孟河中医是江苏医家一大流派。明末清初，费尚有弃官从医，定居孟河，开始了孟河费氏的医学事业。略晚于费氏，法征麟、法公麟兄弟在孟河行医以治伤寒出名。乾隆年间，沙晓峰、沙达周，在孟河以外科名重当时。乾嘉年间，费士源以内科闻名。丁氏以儿科见长。马氏、巢氏也已有人业医。

清道光、咸丰、同治年间，孟河名医云集，业务兴盛，经验成熟，学术思想逐渐形成，费尚有的六世孙费伯荣、费士源的孙子费兰泉，马家的马省三和马文植祖孙以及文植堂兄弟辈马日初，巢家的巢沛山等，均名震数省。百十户人家的孟河小镇，有十几家中药铺，足见当时医事之盛。

费家以调治内伤杂病见长，马家以内、外、喉三科兼擅著称。孟河医家在杂病、外疹方面的突出建树，使孟河医家声名大扬。从清道光、咸丰年间起至清末民初，孟河医家又陆续向外发展。沙石安迁镇江大港，巢崇山、费绳甫、丁甘仁迁上海，余听鸿迁常熟，贺季衡迁丹阳，邓星伯迁无锡。孟河医道之盛，医家辈出，正如丁甘仁在《诊余集》序中所说：“吾吴医学之盛甲天下，而孟河名医之众，又冠于吴中。”当时清政府统治日益腐败，帝国主义侵略日趋猖狂，祖国文化备受摧残，传统医药学更不例外，孟河医家的崛起，增添了医学的活力，起到了鼓舞自强的作用，这是孟河医家作出的历史性贡献。

孟河医家，最具代表性的是费、马、巢、丁四大家。

孟河四大家以其高深的学术造诣，丰富的临床经验，对中医学的发展作出了卓越的功绩。以他们为核心而形成的孟河医派，似一颗灿烂的明星，照耀在清代末年、民国初年的医坛上，流派所及，至今未衰。

费家最具代表性的大家是费伯雄（1800—1879）、费绳甫（1851—1914）祖孙两人。伯雄以归醇纠偏，平淡中出神奇，名盛于晚清，他是孟河医派的奠基人，以善治虚劳出名，曾为道光帝太后治肺痈，为道光帝治失音，名闻大江南北。绳甫以善治危、大、奇、急诸证而闻名上海。

马家原以疡科名著数世，至马培之（1820—1903）呼声最高，影响最大。

1880年晋京为慈禧太后治病，名声大振。宫廷里传出“外来医生以马文植最著”的声誉。从此以后，马培之被称为“以外科见长而以内科成名”。

巢家是在两地先后成名，即是巢崇山(1843—1909)、巢渭芳(1869—1927)二人，巢崇山在上海行医50余年，家学渊源，学验两富，擅长内外两科，刀圭之术尤为独到。巢渭芳系马培之学生，精内科，尤长于时病。一生留居孟河，业务兴旺，名重乡里。

丁家医学造诣最深的是丁甘仁(1865—1926)。丁甘仁先受教于费伯雄之门人丁松溪，继受学于马培之嫡裔马仲清，他从马文植学，能兼蓄马氏内外喉三科之长，习外科于巢崇山，后又拜安徽伤寒名家汪莲石为师。精内、外、妇、儿、喉各科，外、儿、喉及时病尤为擅长。丁氏初在孟河、苏州行医，民国初年至上海仁济善堂坐诊，历年所治烂喉病人不下万人，成为上海一大名医，因首创中医专门学校，有“医誉满海上，桃李遍天下”之称颂。

丁氏医学造诣甚深，治学严谨，早年拜马培之为师，精研《内经》、《伤寒论》等经典著作，晚年又钻研金元四医家及吴又可、叶天士、王孟英等学说，博采众长，融诸家之学于一身。临诊推崇张仲景，辨病审症求因，用药灵活施治，内外参合，表里并兼，自成一派，世称丁氏学派。程门雪、黄文东、盛梦仙、王一仁、严苍山、秦伯未、章巨膺、章次公等上海名医皆出其门下。1885年，喉痧大流行，其“诊室人满，日愈数大症其常事”。丁氏医声远播，华侨及外人求医亦不乏其人，孙中山先生曾以大总统名义赠以“博施济众”金字匾额。丁氏去世后，有6个国家的公使和华侨代表参加了殡礼。遗著有《药性辑要》、《脉学辑要》、《喉痧症治概要》等，后人编有《孟河丁甘仁医案》。

二、孟河医派学术思想

(一)顾护后天之本，调理营卫气血

孟河医学诊疗用药特色多以调补脾胃、食补后天、健旺气血、调理营卫、平衡阴阳为治，以平淡之药食达神奇之疗效；总以诊治脾胃机枢为学术特色。无论是脾胃之病，还是以脾胃虚弱为主症之诸疾，无不赖调理脾胃功能而康复。营卫调和、气血旺盛、阴阳平衡、调治百病，全赖后天谷气生化、营养充足、泉源不竭；后天足方可诊治五脏六腑四肢百骸之患，调理各种虚损劳伤之疾。正所谓“有胃气则生，无胃气则死”。

(二)斡旋气机升降，务求调气复平

《素问·灵兰秘典论》云：“脾胃者，仓廪之官”，主受纳和运化水谷，乃机体生、长、化、收、藏之源泉。历代名医善治脾胃之疾，无论是攻下、养阴、温补诸法，总以疏通脾胃气机为要旨。斡旋气机升降，务求调气复平，勿使中焦壅滞，寒热温凉勿予偏颇。处方用药当遵吴鞠通“中焦如衡，非平不安”之旨，处处以

维护脾胃之生理功能为要，务求其平，不可偏执。

若脾胃功能失常，则可发生水谷受纳、腐熟、运化功能障碍，可见脘腹痞满、疼痛、呕吐、呃逆、泄泻等病症。《素问·阴阳应象大论》曰："清气在下，则生飧泄，浊气在上，则生䐜胀"。脾为阳土，升为健运，胃为阴土，降为和畅，故治疗脾胃病需注意调节脾胃升降功能，勿使中焦壅塞。方药宜选用轻清灵动之品，治疗务求调气复平，少用重浊厚味、刚劲燥烈之药。如理气重调升降，选用葛根、荷叶、升麻等，谨防香燥伤阴，"忌刚用柔"，喜用佛手花、玫瑰花等理气不伤阴之品；益胃养阴贵在柔润不腻，强调用药宜柔宜润宜凉，常用南北沙参、石斛、百合、麦冬、玉竹、甘草，或加乌梅、白芍等酸味之品，酸甘合化。补脾以健运为本，益气以健脾为先，维护脾胃生理功能，处方用药以甘平微温之品健运中气，常用党参、太子参、白术、薏苡仁、山药、扁豆等。

（三）药用轻清醇正，补益脾胃气阴

孟河医学，药用轻清，方药醇正，是其一大特色，补益脾胃气阴是其用药特点。如益气健脾用太子参、白术、山药等清补之品，气阴兼顾，又不滞气；润养胃阴用南北沙参、麦冬等清养之品，少用厚味重浊，以防腻滞不行；行气用理气而不伤阴之佛手、绿梅花等，忌用破气之品，以免香燥伤气；清泄郁热，用黄芩、白花蛇舌草、半枝莲，不用大苦大寒，以免损伤胃气；利湿重用薏仁，取其"善利水，又不耗伤真阴之气"（《本草秘录》）。养血柔肝用白芍、百合、合欢皮等兼调情志。

处方轻清简约，方药醇正，处方不过八九味药，一般不超过 12 味，药味过多则庞杂不能切中病所，避免互相牵扯无功。每味药物用量亦不宜太重，否则药过病所，反伤正气。病告基本痊愈，应中病即止，不可全仗药物攻治以求所谓除邪务尽，而应以膳食调养，怡情悦性，节饮食，慎起居，待脾气健旺，正气恢复，余邪自去。

（四）精于药用配伍，善用巧用药对

健脾益气配以助运之品，使补而不滞；养阴益气配以和胃之药，使补而不腻。清化湿热治其标，不忘健脾补虚顾护其本。

白术配白芍　《本草汇言》云："白术乃扶植脾胃、散湿除痹、消食除痞之要药也，脾虚不健，术能补之，胃虚不纳，术能助之。"白芍酸寒柔润，微苦能补阴，略酸能收敛，敛肝之液，收肝之气，而令气不妄行，为养肝柔肝之要药。两者相合，阴阳刚柔，相合相柔，柔肝安脾，调和肝脾，配伍精当。

丹参配葛根　《神农本草经》谓葛根"主消渴、身大热、呕吐、诸痹，起阴气，解诸毒"，功在止渴生津、解肌退热；现代药理研究证明，其能扩血管，增加血流量，活血通络。丹参专入血分，活血养血，降而行血，有功同"四物"之用。两药相伍，升降相配，气血同治，生津通脉，祛瘀止痛，诊治脾胃病"病久入络"，伴见便溏泄泻、胸痹心痛诸症，特别是慢性萎缩性胃炎合并冠心病，症见病程日久屡治难愈属气滞血瘀者。

黄芩配仙鹤草　《名医别录》谓黄芩“疗痰热、胃中热，消谷，利小肠”，《药性论》曰：“治肠胃不利”，功能清热燥湿，具有抗炎杀菌作用。仙鹤草又名“脱力草”、“泻痢草”，功在健脾补虚，清热止血。《百草镜》云：“下气活血，理百病，散痞满，跌仆，吐血，血崩，痢、肠风下血”，《本草纲目拾遗》谓其“消宿食，散中满，下气，疗吐血各病，翻胃噎膈”，药理研究证明，其具有保护细胞免疫功能及免疫调节作用。两药相伍，清热泻胃，治疗脾胃病湿热为患，过食肥甘厚腻、久损脾胃，幽门螺杆菌感染所致胃镜下黏膜炎症、充血、水肿、糜烂等症。

麦冬配半夏　麦冬养阴润燥、益胃生津；半夏和胃降逆、化痰止呕。两药刚柔相济，润燥相宜，具生津养胃、醒脾开胃、降逆止呕之功。

枳实（枳壳）配白术　枳实（枳壳）破滞气，消积滞，泻痰浊，除痞满，以走泻为主；白术补脾运中燥湿，以补以守为主。两药补泻走守、急缓消补兼施，共奏健脾开结，消除痞满诸疾之功。

莱菔子配决明子　莱菔子下气定喘，消食化痰，通降胃气；决明子清肝明目，利水通便；两者同用，肺气得下，胃气得降，肾气得充，气机调畅。若配伍补益脾胃之品，则下气通便不伤正，补气培本无壅滞。

谷芽配麦芽　麦芽消食和中、助胃健运；谷芽健脾开胃、和中消食。两者具有生发之气，生发脾胃，开胃健脾，相得益彰，治疗脾胃病纳谷不馨，脘腹胀满之症。

西洋参配决明子　补气养阴，润燥通便，增水行舟，降压降脂，无伤正之虑。

黄连配苏叶　辛开苦降，寒热并调，化湿畅中，清热止呕，治外感寒邪，并脾胃气滞常见胃有郁热者，可以两药1～3g泡水代茶，可收轻可去实之功。

（五）崇尚补益脾胃，注重正复邪安

脾胃之疾，不外虚实。所谓实证，有痰湿、气滞、血瘀、湿热、热毒等病理变化，临证出现胃痛、阻胀、泛酸、恶心呕吐、嘈杂、纳少等系列症状，此必与人体正气不足有关，即《内经》所述“正气存内，邪不可干”，“邪之所凑，其气必虚”，即以中焦脾胃虚弱为病理基础。只有脾胃虚弱，诸邪方可乘虚侵袭而形成诸多实证病变。故脾胃虚弱为患病发病之本，健脾和中、补益脾胃为治疗大法。正复邪安，邪祛正安，体现了提高体质，增强机体免疫功能和抵抗力的防病保健思想。

（六）善用食补疗法，颐养天然之气

补虚扶正，食疗治病，膳食养病，乃孟河医学之特长。在脾胃诊治用药上，侧重饮食调摄、膳食分类以治病补虚。饮食疗法是一种增强体质，纠正体质类型，提高机体免疫功能，防治疾病，养生保健的重要方法，如治阴虚体质、虚热

内生者以甲鱼、海参、百合等为治；阳虚体质者以羊肉、牛肉、鹿肉、姜、椒之属食之；痰湿体质、形态丰腴之人多食海带，或以煮汤；延年益寿用胎盘、乌龟抗衰益寿；高血压治以决明肉，麻雀汤等；尿结石可进山慈菇、胡桃；糖尿病可食山药、百合等；癌症可多食薏苡仁、菇类、毛笋等，以防癌抗癌。

“以食代药”，合理搭配饮食，调整膳食食谱，加强饮食调理，顺应自然，颐养天然之气，调理自身，可防病祛疾，康复保健，延年益寿，是提高健康水平的重要手段。

（七）倡导怡情悦性，揆度摄生起居

怡情悦性，慎起居，摄生养性，保持良好的心理状态，是诊治各种疾病的主要保障。脾胃疾病常出现与常人不同的情志反应，不良的心态是患病的主要诱因，竞争激烈、负担重、工作压力大、节奏快、性情急躁、多思忧虑、高度紧张、精神刺激、恐病心理、不良嗜好、生活无规律、饥饱失节、冷暖不均、起居失时、好逸恶劳、营养过剩等，是影响气机升降、气血紊乱、脾胃损伤、调养失度、心境不佳的重要因素。

摄生养性得宜，生活起居有度，因体制宜，是脾胃养护之道，提倡适当参加体育锻炼，增强体质，养成慢跑、打拳、气功、跳舞、户外运动等习惯，既能调节机体气机，促进气血畅运，舒筋活络；又能健脾和胃，增强代谢，提高机体抗病能力及免疫功能。

养成良好的生活习惯。饮食有节，多样，不可偏嗜伤脾。慎配食物，不伤胃气，积极配合食疗。崇尚荤素搭配，精粗搭配，以食代药，“谨和五味”、“食养尽之”（《内经》），方能营养充足，精力充沛，体格健壮。

附：马培之 1880 年 7 月 26 日治疗慈禧太后心脾不调：慈禧太后症状：腰酸、神疲乏力、纳食不香、寒热时作，诊其脉：两寸虚细，左关沉而微弦，右关沉而微滑，两尺沉濡，辨为：积郁积劳，心脾两亏，所谓二阳之病发心脾。处方：当归、白芍、白术、山药、生地、茯苓、陈皮、牡蛎、合欢花、红枣、藕。

第二章　脾胃病临床诊治经验

一、慢性萎缩性胃炎癌前病变的临床诊治与研究

慢性萎缩性胃炎(chronic atrophic gastritis,CAG)是消化系统常见病、多发病、难治病之一,其发病率随年龄增长而增高。据调查,在50岁以上的人群中,慢性胃炎发病率高达30%,而在慢性胃炎中CAG又占30%左右。CAG发病率占纤维胃镜受检病人的13.8%,在胃癌高发区可达28.1%。胃癌病例50%以上有CAG病史。国外文献报道CAG,特别是伴肠上皮化生和异型增生者,胃癌发生率高达9%~10%,在我国为7%。因此,CAG与胃癌的发生有密切关系。1978年WHO将其列为胃癌的癌前疾病和癌前状态,而在CAG基础上伴发的肠上皮化生和异型增生,则是胃癌的癌前病变。一般认为,胃黏膜发生癌肿并非由正常细胞一跃而变成癌细胞,而是一个由量变到质变的多步骤癌变过程。目前,由慢性胃炎→胃黏膜萎缩→肠上皮化生→异型增生→胃癌的发展模式已为国内外多数学者所认可。自1983年Warren和Marshall从胃黏膜组织中发现幽门螺杆菌(Helicobacter pylori,Hp)以来,Hp感染与CAG癌前病变的形成及胃癌的发生关系已受到重视,根据Correa勾画的肠型胃癌自然史,Hp相关性胃炎的大量出现,无疑会增加CAG、肠上皮化生及异型增生的发生率。因此,及早识别、防治癌前疾病和癌前病变,根除Hp感染,是降低胃癌发生率和死亡率较为有效的方法。

西医学对此研究取得了可喜的成果,目前已发现维A酸、丁酸钠、β-胡萝卜素、有机锗、硒酵母等对实验性大鼠CAG及其癌前病变有部分的阻断和逆转作用,但临床应用的可行性、安全性等尚待进一步证实和探讨。安全有效控制和逆转CAG癌前期病变向胃癌转化是中医药的最大优势。

单兆伟教授从事CAG癌前病变的临床、科研已数十年,摸索出较为完善的理法方药体系,可谓匠心独具。对萎缩性胃炎癌前病变具有很好的疗效。尤其治疗时注意以下特点:①早期发现,早期诊断,早期干预治疗,坚持长期治疗,不要半途而废。②坚持辨证,随证选方用药;同时结合辨病,选用有明显的抗萎缩性胃炎的中药。③治疗时应时时顾护胃气,切勿浪投猛药、毒药,以免耗竭正气而加重病情。正如“有胃气则生,无胃气则死”。兹系统介绍如下:

(一)从宏观与微观辨证入手,病机归于气虚血瘀

脾体阴而用阳,以升为健;胃体阳而用阴,宜降则和。所谓“太阴湿土,得

阳始运”(叶天士《临证指南医案·脾胃》)。脾胃同居中焦,刚柔燥湿相济,阴阳相合,共司受纳、腐熟、运化水谷之职。脾胃中气健旺,则水谷精微善消能运,周身得以充养。如《素问·玉机真脏论》云:“五脏者,皆禀气于胃;胃者,五脏之本也”。《景岳全书》谓:“土气为万物之源,胃气为养生之主,胃强则强,胃弱则衰”。《医宗必读·肾为先天之本脾为后天之本论》则说:“一有此身,必资谷气,谷入于胃,洒陈于六腑而气至,和调于五脏而血生,而人资之以为生者也,故曰后天之本在脾。”《脾胃论》也强调:“脾胃平则万物安,病则万物危”。“内伤脾胃,百病由生”。是故,脾胃一直被尊为“后天之本”,“气血生化之源”。然胃腑与外界相通,最易受戕。诚如叶天士所说:“盖胃者,汇也,乃冲繁要道,为患最易”(《临证指南医案·胃脘痛》),或由“饮食自倍,肠胃乃伤”(《素问·痹论》),或因“肝为起病之源,胃为传病之所”(《临证指南医案》),或因外邪侵袭(特别是Hp感染),胃膜受损等,诸多因素皆可伤及脾胃。久则脾胃虚弱,生化无权,气血俱虚,胃络失养,渐成胃黏膜腺体萎缩之疾。而CAG癌前病变大多由浅表性胃炎发展而来,病程迁延日久,反复不愈。中医认为久病必瘀。如《素问·痹论》所云:“病久入深,营卫之行涩……”。叶天士则明确提出:“初病气结在经,久病血伤入络”,“初病在经,久病入络,以经主气,络主血,则知其治气治血之当然”(《临证指南医案·积聚》)。而“气虚不足以推血,则血必有瘀”(《读医随笔·承制生化论》),“元气既虚,必不能达于血管,血管无气,必停留而瘀”(《医林改错》)。《脾胃论》更是明确指出:“脾胃不足,皆为血病”。况胃为多气多血之腑,易损易滞,易虚易实,气病血病多年。笔者从传统中医理论出发,经多年临床实践和研究认为气虚血瘀是CAG癌前突变的病理基础,脾胃气虚为其本,胃络血瘀为其标。

证之临床,本病既有胃脘痞胀,隐痛,舌质黯或紫,舌下脉络瘀紫、增粗、纡曲、延长等瘀血阻络之征,又有面色无华、形瘦神疲、短气乏力、头晕等脾胃气虚之候;就其胃黏膜的微观辨证而言,胃镜下可见胃黏膜苍灰色,大片苍白区,色调不均匀,胃黏膜变薄等,类似中医所说“痿者萎也”,当为脾胃气虚、胃络失养之象。然在胃黏膜变薄后血管透见或固有腺体萎缩甚至消失的同时,又有胃黏膜的充血、水肿、腐烂,以及固有腺体萎缩后腺窝增长延长或肠上皮化生,导致黏膜层反而增厚,表面粗糙不平,颗粒或结节状凸起的萎缩性胃炎形成过程,当属胃络瘀阻的客观反应,是微观辨证的“标实”之瘀。因此,无论是辨证、辨病,抑或是宏观、微观,都提示CAG气虚血瘀的存在。

胃司受纳,也能磨化,程应旄《医径句测》中指出:“胃无消磨健运则不化”。然胃之腺体或黏膜既已萎缩,焉能磨化?脾运源何?“饮入于胃,游溢精气”、“脾主为胃行其津液”、“中焦受气取汁变化而赤”(《内经》)等功能必为之减弱。而瘀血不去,新血不生,胃络瘀阻,脏腑失养,脾胃益亏,瘀血益甚。如此恶性循环,是导致 CAG→肠上皮化生→异型增生→胃癌多步骤化的主要环节。

(二)治疗尤重益气活血,注意寒热虚实转化

气虚血瘀是 CAG 癌前病变的病理基础。因此,治疗当标本兼顾,尤应着重于健脾益气,活血消痞,这是阻断和逆转 CAG 癌前病变的关键。临床上,笔者常用黄芪、党参(或太子参)、白术三药相伍,仿东垣补中益气健脾之法,扶正固本,脾气充则血行,血行则瘀祛,意在"助之使通";脾胃虚弱,生化乏源,气血俱亏,形体失于充养。故临床见病人面色无华、形体消瘦、神疲乏力、心慌气短等症,用当归、白芍与黄芪、党参相配,则益气生血,养血和络;用丹参、檀香二味取丹参饮之意,盖丹参苦平微寒,专入血分,内达脏腑而化瘀滞,外利关节而通脉络,具宣通运行之效,降而行血,去滞生新,活血定痛,檀香味辛芳香,善入气分,行气宽中,醒脾开胃,散寒止痛,"行气中血滞"而能活血通络,《本草备要》称其能"调脾胃,利胸膈,为理气要药",两药相伍,气血双调,活血行气,通络止痛;檀香行气力强,与养血和络之当归、白芍配伍,具"气行则血行"之意,并有补而不壅,无碍气机之意。在用量上,单兆伟教授也做了讲究,檀香常用 0.5 ~ 2g,用量过大则由于挥发油之味,易引起药液难喝,甚至呕吐,且用时一定要后下,不宜久煎,取其气而起"轻可去实"之功。整个组方,标本兼治,旨在健脾益气,活血消痞。笔者自拟萎缩性胃炎 2 号方,方中除用太子参、炒白术补中益气健脾外,还配用黄芩配仙鹤草,黄芩善清胃热,仙鹤草清热化湿、活血,健胃补虚,两药配伍,清热泻胃之力有增,但不似芩连有苦寒败胃之弊,且仙鹤草尚于清泻之中寓固本之意;两药亦可有效抑杀幽门螺杆菌。又用莪术活血化瘀,消痞散结,与参、术相合,则消补兼施,补而不滞,消而不伤正;既能很好地改善 CAG 癌前病变的痞满、疼痛的症状,也能改善胃黏膜供血;再与蛇舌草、半枝莲相配可共奏防癌、抗癌之功。白花蛇舌草配半枝莲:清热解毒化湿,防癌抗癌,CAG 伴肠化或异型增生是癌前病变,需在其癌变之前及时干预,以期达到"未病先防,既病防变"的目的。

临证中,在强调益气活血的同时,还不能忽视辨证论治之总则。由于本病各种证型常兼夹为患,寒热虚实,错综复杂,虚实因果相关联,因实致虚,因虚致实,虚与实动态起伏,共同存在于一个证候的矛盾统一体中。在疾病早期与活动期以实为主,实中有正虚;疾病的稳定期以虚为主,虚中常夹实。治疗上,论病本注重"虚",论标实强调"滞",认为本虚以气阴两虚为主,标实则以气滞、湿热、痰湿、瘀血居多。气虚病偏于脾,运化有所不及,谷不为精反为滞,气滞、湿滞、食滞、血滞旋即而生,化源随之匮乏,气血亏损可见;阴虚病偏于胃,胃络失润涸涩,阴虚与络滞并见。治疗强调"补"与"通"并用,着重恢复胃纳脾运的功能。因此,必须注意辨别寒热虚实,审察气血阴阳,观察整个病程中的证情转化,做到药随证转,灵活变通,随证化裁,努力提高疗效。如症见纳差、倦

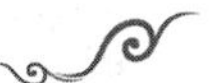

怠，用黄芪、党参、黄精、白术、陈皮补运脾气，黄芪对气虚倦怠最有效；如见脘痛连及胁肋，喜嗳气，口苦泛酸，每因情志不畅加重，舌淡红或带有紫气，苔薄白，脉弦等，则合疏肝和胃之柴胡疏肝散加减；如见胃脘胀满疼痛，恶心呕吐，口干口苦，不思饮食，舌偏红，苔黄腻，脉滑或滑数等，则合清化湿热之半夏泻心汤化裁；若胃脘冷痛寒凝气机，用黄芪建中汤配良附丸温建中宫散寒滞，泛吐清水配益智仁摄涎效佳；如见胃脘隐痛或灼痛，饥不欲食，口干舌燥，舌红少苔有裂纹或花剥苔，脉细或细数等，则予养阴益胃汤、沙参麦冬汤增减，用西洋参或太子参、麦冬、石斛、百合之属滋养胃阴，石斛对口干灼热有殊功；若胀满、嗳气，用枳壳、甘松、佛手、香橼通降气滞；嗳腐、厌食，用枳实、炒莱菔子、槟榔导食滞；若胀满、恶心呕吐、苔白腻，用苍术、陈皮、砂仁、草果化湿滞；若胃痛、舌紫黯，用丹参饮、失笑散、没药通络滞。此外，在辨证用药的同时，还需结合辨病施治，则针对性更强。如检测发现有幽门螺杆菌感染者，乃湿热中阻之候，常用炒苍术、厚朴花、藿香、佩兰、石菖蒲、黄芩、蒲公英等清化湿热，抑菌消炎；如见胆汁反流者，认为多属肝胃不和、胆失通降之证，常用柴胡、枳壳、白芍、郁金等疏肝利胆；如胃镜见胃黏膜紫黯呈颗粒状或结节状，病理检查有肠上皮化生（尤其是Ⅱ型肠上皮化生）、异型增生、癌胚抗原（CEA）阳性、增殖细胞核抗原（PCNA）>50%者，常用生苡仁、莪术、山楂、白花蛇舌草等消瘤抗癌、化瘀软坚而不伤正之品，并认为此等可抑制胃上皮细胞的异常增殖，诱导和促进细胞的分化成熟，阻止细胞发生癌变或使其逆转为正常，其中薏苡仁一味，单兆伟教授尤为推崇，认为该药不仅具有健脾化湿之功，还能消疣消肿，疏筋化瘀，防癌抗癌，一药而兼数功；如胃镜见糜烂、溃疡及出血点时，单兆伟教授习用乌贼骨、白及等敛疮护膜，消炎生肌。总之，治本虚恪守一个“补”，运补、润补、温补，依虚而补之有别，药多清补、疏补之品，而不用纯补、壅补、腻补；治标实变动一个“通”，所谓“通”，非同于下法，而是泛指通降理气、活血化瘀、利湿化痰等能使病邪外出，气血通畅的治疗方法。须根据气滞、湿滞、食滞、瘀滞之不同而有变化，真正做到标本兼治、通补并用。

如曾治患者金某，男，61岁，南京人，2013年1月15日初诊。胃脘隐痛不适5年，加重1月余。2012年11月2日于南京市肿瘤医院查胃镜及病理示：中-重度慢性萎缩性胃炎，部分腺体轻度不典型增生，Hp阳性（胃镜号：20120674；病理号：20120800）。刻下：上腹痞胀，饭后加重，食纳欠佳，有时嗳气，不反酸，大便不成形，日行1~2次，舌暗有紫气，苔薄黄，舌下络脉稍纡曲，脉细。本病起于饮食不节、劳倦思虑过度，恙延已久，四诊合参，当属脾虚不运，兼有血瘀，治当健脾助运，益气清化。自拟萎缩性胃炎2号方加减：太子参10g，炒白术10g，薏苡仁15g，仙鹤草15g，丹参15g，白芍15g，甘草5g，白花蛇舌草15g，佛手5g，葛根10g。并予“清幽养胃胶囊”抑杀Hp。药服7剂后，患者胃脘痞胀较前缓解，食纳转香，仍有嗳气，大便不成形，夹有不消化食物，夜寐欠佳，舌脉同前。脾胃运化不利，不能消谷，故大便溏，完谷不化；"胃不和则卧不安"，故夜寐欠佳。胃脘疼痛缓解，去白芍、甘草，于前方中加入马齿苋15g，炒建曲12g，消导助运；百合15g，养心益胃安神，并继续予"清幽养胃胶囊"。计服六月余，诸症已愈。2013年6月21号复查胃镜及病理示：轻-中度慢性浅表性胃炎，Hp阴性（省中医院，胃镜号：G2007013517；病理号：1326296）。诸症基本消除，嘱患者冬日可以膏方调养，并节饮食，慎起居，畅情志。

（三）精于配伍，善用药对，提高疗效

药对使用，由来已久。笔者治疗CAG癌前病变时，每喜用之，冀以提高疗效。如前述丹参、檀香相配，当归、白芍为伍等辈，既有前人之鉴，更多本人临证心得。古云"用药如用兵"，笔者遣方用药之先，必详察病情，见微知著，寒热虚实，了于胸中，则平淡之品，其效也著。兹再列数则以资说明。

1. 白术配芍药　白术苦温刚燥，味甘补脾，能助脾胃之健运以促生化之源。《金匮要略》云"脾旺不受邪"，气血充盛则诸疾难生。《本草汇言》云："白术乃扶植脾胃，散湿除痹，消食除痞之要药也，脾虚不健，术能补之，胃虚不纳，术能助之"。白芍酸寒柔润，微苦能补阴，略酸能收敛，敛肝之液，收肝之气，而令气不妄行，为养肝柔肝之要药。二者合用，一阳一阴，刚柔相济，柔肝安脾，乃调和肝脾之常用配伍。笔者以为，CAG癌前病变患者性情抑郁，急躁者不少，或肝气郁结，肝失条达，肝气横逆，犯胃侮脾，或脾虚肝旺，土虚木乘，皆可加重病情。此时笔者以白术健脾先安未受邪之地，以白芍敛肝之气，肝气既收，则木不克土，土安脾健。而且临床可举一反三，灵活应用。加醋柴胡、枳壳、当归等为逍遥散之意；加防风、陈皮则成痛泻要方。此外，笔者还认为，白术、白芍以炒用为好，炒能助其入脾也。

2. 丹参配葛根　丹参苦平微寒，专入血分，降而行血。葛根甘辛平，气轻升扬，善入阳明气分，《神农本草经》谓其："主消渴，身大热，呕吐诸痹，起阴气，解诸毒"，功在生津止渴，解饥退热，而现代药理研究证明本品能扩张血管，降低血管阻力，增加血流量，有显著的活血通络之功。两药相伍，一升一降，气血同治，生津通脉，祛瘀止痛效佳，故常用于胸痹胸痛等症。然CAG癌前病变多见胃痛日久反复，刺痛或入夜痛甚，舌质紫或黯，舌下脉络增粗纡曲，伴见便溏泻等，用丹参活血同时配用葛根，甚为相宜，盖葛根既能生津通脉，又能升清止泻，鼓舞胃气，如《本草正义》曰："葛根，气味皆薄，最能生发脾胃清阳之气"，《本经逢原》亦曰"葛根轻浮，生用则升阳生津，熟用则鼓舞胃气，"故生用、熟用，则当视病情而定。

3. 黄芩配仙鹤草　CAG癌前病变伴炎症活动时患者舌苔多黄腻，而黄腻苔提示湿热为患。析其原因，笔者认为约有四端：其一，本病病程缠绵，脾胃

虚弱，运化失常，水湿内停，日久郁而化热；其二，过食肥甘油腻或纵恣口腹，胃腑失和，湿热内生；其三，久服损脾伤胃之品，脾气不运，胃气不和，造成湿热交阻；其四，Hp 感染。研究表明，Hp 感染与本病的形成及胃癌的发生关系密切，Hp 感染可通过刺激胃黏膜细胞的过度增殖，促进和加速胃黏膜腺体萎缩和肠上皮化生的形成和发展，从而增加胃癌的危险。而 Hp 感染的本病患者胃镜下多见胃黏膜炎症，充血，水肿，糜烂等，也符合中医湿热证的病理特征。笔者用黄芩之苦寒，《名医别录》谓其"疗痰热，胃中热，消谷，利小肠"，《药性论》则谓其"治肠胃不利"，功能清热燥湿，现代药理研究证明本品具有良好的抗炎杀菌作用。仙鹤草苦辛平，又名"脱力草"、"泻痢草"，功在健胃补虚，清热止血，如《百草镜》云其能"下气活血，理百病，散痞满，跌仆，吐血，血崩，痢，肠风下血"，《本草纲目拾遗》谓其能"消宿食，散中满，下气，疗吐血各病，翻胃噎膈"，现代药理研究证明该药有保护细胞免疫功能及免疫调节作用。笔者经过长期临床研究，认为此两药配伍，清热泻胃之力有增，但不似芩、连有苦寒败胃之弊，且仙鹤草尚于清泻之中寓固本之意。

4. 麦冬配半夏　二者相配取叶天士"益胃汤"之意，叶氏主张甘寒养胃，忌刚用柔。《张氏医通》提出"胃之土，体阳而用阴"。胃属阳明燥土，其运化、磨谷能力有赖阴液的濡润，故有"胃喜润勿燥"之说。宗胃喜濡润、得阴自安之法，脾为阴脏，体阴用阳，喜燥勿湿；胃为阳脏，体阳用阴，喜润勿燥。脾阴得阳气温煦始能运化无穷；胃阳得阴柔滋润方可受纳不断，故在治疗 CAG 癌前病变胃阴亏虚之证时，应牢牢把握脾胃生理特征。麦冬甘、微苦、寒，《本草正义》谓其为"补益胃津之专品"，功能养阴润燥，益胃生津；半夏辛温有毒，《本草经疏》谓其为"本脾胃家药"，《汤液本草》也称："半夏，俗用为肺药，非也。止呕为足阳明，除痰为足太阴"，功在和胃降逆，化痰止呕。麦冬配半夏养胃生津而无滋腻之弊；半夏配麦冬降逆止呕而无温燥之嫌。两药刚柔相济，润燥相宜，具生津养胃，醒脾开胃，降逆止呕之功。使用时麦冬量可稍大，而半夏则不宜过量，诚如《本草新编》所云："麦冬必须多用，力量始大"。

5. 枳实（枳壳）配白术　枳实破滞气，消积滞，泻痰浊，除痞满，以走以泻为主；白术补脾运中燥湿，以补以守为主，二药一泻一补，一走一守，一急一缓。合则消补兼施，补而不滞，攻不伤正，缓不留邪，相辅相成，共奏健脾开结、消除痞满之功，所谓"大气一转，其气乃散"（《金匮要略》）。二药对 CAG 癌前病变属"胃痞"者效佳，若配合莪术、薏苡仁、石见穿、白花蛇舌草等则对息肉增生性病变也有效。对枳实、枳壳之异，明代李士材所说甚为恰当。枳壳治高治气，枳实治下治血；枳壳以行气消胀、开胸快膈见长，枳实以破气消积通便为主。临床当察体质强弱，病情之异，分而用之。枳、术配伍虽为消补兼施，但仍有主次轻重之分，临证之际也应详辨，审因增损。如《金匮要略》枳术汤，重用枳实乃消重于补；张洁古改名为枳术丸，重用白术，并加荷叶烧饭为丸，当补重于消；而张子和枳术二味等分，是为消补并重之举。此外，笔者对枳术汤与枳术丸之择用亦有法度，《张氏医通》云："《金匮》治水肿心下如盘，故以汤以荡涤之；东垣治脾不健运，故用丸以缓消之，二方各有深意，不可移易"，此之谓也。

6. 莱菔子配决明子　大肠的主要生理功能是传化糟粕。大肠的传导功能是胃降浊功能的延续，而其正常功能的维系尚有赖于肾元的充足、肺气的肃降。经云："肾主五液，开窍于二阴而司二便"。唐容川在《中西汇通医经精义》中也说："大肠之所以能传导者，以其为肺之腑，肺气下达，故能传导。"若肺气失于下达，胃气失于通降，肾元亏乏则常可致气机郁滞，大肠传导失职而见便秘、腹胀、脘痞等症。而CAG癌前病变常伴有胃肠动力障碍、消化不良等，笔者以莱菔子、决明子配伍治此甚效。盖莱菔子辛甘而平，善入肺胃二经，功在下气定喘，消食化痰，通降胃气。如《滇南本草》谓其"下气宽中，消膨胀，攻肠胃积滞，治痞块，单腹疼"，《本草纲目》云其"消食除胀，利大小便，止气痛"，《医学衷中参西录》则说："莱菔子，无论或生或炒，皆能顺气开郁，消胀除满，此乃化气之品"。决明子，苦甘微寒，入肝、肾经，清肝明目，利水通便，《本草正义》云："决明子明目，乃滋益肝肾，以镇潜补阴为义，是培本之正治"，说明本品尚有补益肝肾之功；又乙癸同源，肾司二便，故决明子亦能利水通便；另外，据现代药理研究发现，决明子主要成分为大黄酚、大黄素、大黄酸等，与大黄相近，然与大黄比较，则通便之力缓，且无大黄苦寒败胃而致洞泄之弊。决明子与莱菔子同用，则肺气得下，胃气得降，肾元得充，气机调畅。大肠传导正常，则大便按期而下，腹胀脘痞自消，对老年患者尤为适宜，若酌配补益脾胃之品，则下气通便无伤正之弊，补气培本无壅滞之虞。

7. 谷芽配麦芽　谷芽、麦芽皆入脾、胃二经。麦芽甘而微温，消食和中，具生发之气，能助胃，行阳道而资健运，《日华子本草》云其能"温中、下气、开胃"；谷芽甘温，健脾开胃，和中消食，《本草纲目》谓其"快脾开胃"，《本草经疏》云其"具生化之性，故为消食健脾，开胃和中之要药也"。两药均具有生发之气，配伍应用，升发脾胃之气，开胃健脾，相得益彰。笔者用其治CAG癌前病变见纳谷不馨、脘腹胀满等效佳。需要指出的是，谷芽、麦芽虽为同类之品，功效相似，但仍有区别：①麦芽消食力强，并有舒肝气、行滞血之功，如《本草求原》云："凡怫郁致成膨膈等症，(麦芽)用之甚妙，人知其消谷而不知其疏肝也。"《本草述》又云："……第(麦芽)微咸能行上焦滞血，使营和而卫益畅"；谷芽和养功胜，能生津液，益元气。②麦芽力猛，元气中虚者，多用则消肾；谷芽力缓，而擅补中，无如麦芽之克削。③麦芽消面积，谷芽消米食。临证之时，宜详察病情，分而择之。此外，麦芽炒用专入脾胃，消食开胃为主；生用则舒理肝胃之力增。

8. 百合配夜交藤　"胃不和则卧不安"，慢性萎缩性胃炎患者常伴有睡眠

障碍。单师常云：百合不仅能养肺，清心安神，亦能养胃。《日华子本草》云“功能养五脏”。其性滋而不腻，具有调节内脏自主神经的功能，亦能和胃止痛。《时方歌括》以百合与乌药组成“百合散”，主治“伤寒腹中满痛”。单师临床亦发现其对胃肠动力不良有较好的治疗作用。夜交藤能养心安神，“胃不和则寐不安。”夜寐不安者往往亦见食欲不振、胃动力更差。二者相配，对胃病日久、食少痞胀、夜寐不安等胃动力不良伴失眠者可用。

9. 乌贼骨配白及　乌贼骨能制酸止痛，白及护膜止血，二者相配，用于泛酸嘈杂、烧心、呕血等溃疡、反流性食管炎等疾病。对胃酸过多兼胃中湿热较甚者，可加瓦楞子抑酸或大贝母抑制胃酸、化痰散结；对出血者，可用参三七粉与白及粉调服止血。

10. 黄连配苏叶　黄连清热燥湿，苏叶行气和中，凡脾胃湿热阻滞而脘腹胀闷、恶心呕吐者常用，为苦辛通降之法。单师用之巧妙，根据湿热之偏重，各取黄连、苏叶少量，泡茶饮用，本法服用方便，用之颇有疗效。

11. 白术配莪术　白术益气健脾，莪术行气破血消积，二者相配，功能行气活血。慢性脾胃疾病，常有“久病入络”、“久痛入络”之说，叶天士称“初病在经，久病入络”，乃因久病胃气耗伤，推动无力，血行郁滞，或气虚而生湿热顽痰，胶结不化，脉络瘀阻，久则耗伤正气。对萎缩性胃炎、胃癌前期病变，单师认为病机乃气虚血瘀湿热，常采用益气活血清热法，有较好疗效。瘀血表现为胃脘刺痛、部位固定，夜间疼痛，久痛不止，舌质紫黯，边有瘀点，舌下静脉紫黯、纡曲、增粗、过度充盈等症。镜下表现如黏膜下静脉可见，有陈旧性出血点，小颗粒增生，息肉增生。部分顽固的胆汁反流等都可以从瘀论治。二者相配亦有较好的抗癌防变的作用。

（四）处方用药，务求其平；寒热温凉，勿过偏执

脾胃位居中焦，乃气机升降之枢纽。若脾胃受损，升降失司，则百病丛生。故笔者强调，处方用药，当遵吴鞠通“中焦如衡，非平不安”之训，处处以维护脾胃之生理特性为要，务求其平；寒热温凉，勿过偏执。因此，笔者在治疗CAG癌前病变用药时着重强调以下几点：

1. 理气重调升降，谨防香燥伤阴　《素问·灵兰秘典论》云：“脾胃者，仓廪之官。”明确认识到脾胃乃机体生、长、化、收、藏之源泉，而尊为“后天之本”、“气血生化之源。”善治脾胃之疾者，名医辈出，如攻下之张从正，温补之李杲，养胃阴之叶桂等，均堪称一代宗师。攻下、温补、养阴诸法，或抑或扬，本无定则，然无不以流通脾胃气机为要旨。脾胃位居中焦，气机失司，则百病生。待气机斡旋，升降功能复常，方能自行仓廪之职。若脾胃升降功能失常，则气机阻滞，可发生水谷受纳、腐熟、运化功能障碍，故CAG癌前病变患者常可兼夹气滞胀满之症，可见脘腹痞满、疼痛、呕吐、呃逆、泄泻等病症。此时，笔者喜用枳壳、桔梗，取其一升一降，顺应脾升胃降，对气滞脘胀久治乏效者，常可出奇制胜。其他如葛根、荷叶、升麻等也可升发脾气而达脾升胃降之功。同时，不可因“滞”而大肆开破，要时时顾护胃气，方药应选轻清灵动之品，少用重浊厚味、刚劲燥烈之属。在选用理气药时，当遵叶氏“忌刚用柔”之旨，勿过辛香温燥，戕伤胃阴。若胃阴一亏，则病愈难复。故笔者习用佛手花、绿梅花、玫瑰花等理气而不伤阴之品。

2. 脾贵运而不在补，益气以健脾为先 《脾胃论》云：“善治者，唯有调和脾胃。”《医权初编》云：“若脾胃有病，或虚或实，一切饮食药饵，皆不运化，安望精微输肺而布各脏耶？是知治病当以脾胃为先”，“此医家之大关也”。《慎斋遗书》则云：“万物从土而生，亦从土而归。补肾不若补脾，此之谓也。治病不愈，寻到脾胃而愈者甚多”，强调久病不愈当治脾胃。CAG 癌前病变病情迁延，久病必虚，其本在于脾胃气虚，益见补益脾胃之必要，然笔者以为，脾贵在运而不在补，益气应以健运脾胃为先，脾胃运化正常，气血才能生化无穷，脾胃健则气血旺，如《吴医汇讲》所云：“盖脾主生化，其用在于健运”，《类证治裁》也说：“脾运则分输五脏，荣润四肢……脾气以健运为能”，常用党参（或太子参）、白术、薏苡仁、山药、扁豆等甘平微温之品以健运中气。

3. 活血通络兼顾养血，慎用破气逐瘀之品 CAG 癌前病变病久入络，CAG 是癌前病变过程中的病理产物，“病经数载，已入胃络，姑与辛通法”，“数年痛必入络，治在血中之气”，“心痛得食而缓，是积劳营虚，大忌辛通破气”（《临证指南医案》）。笔者遵叶氏之训，认为 CAG 癌前病变当为叶氏“络病”之一。盖络病邪深伏，散之不解，攻之不除，唯有活血通络。然而瘀血不去则新血不生，临证每见面色无华、消瘦等血虚之候，故活血通络当兼顾养血，寓养血于活血之中，而养血之品，当也符合胃腑多气多血、喜润恶燥等特点。常用当归、丹参、桃仁、红花、蒲黄、五灵脂等。其中，当归味甘，辛温而润，补血和络，润燥止痛，为血中气药，长于动而活血，辛香性开，走而不守。《本草正》云：“当归，其味甘而重，故专能补血，其气轻而辛，故又能行血，补中有动，动中有补，诚血中之气药……”，甚合叶氏之辛通润法。丹参活血养血，《妇科明理论》云：“一味丹参散，功同四物汤”，“桃仁，苦以泻滞血，甘以生新血”（《用药心法》），尤适于肠燥便秘者；红花则“少用养血，”（《本草衍义拾遗》）；蒲黄、五灵脂等合用则成失笑散，活血止痛之效甚佳。用药选择，可随症情轻重不同而变化，强调活血应遵循“行而不峻，化而兼养”的原则，少用破气逐瘀之品。盖形成瘀血的病理过程较长，祛之不可急功，当在缓图，况破气逐瘀之品用之日久，徒伤正气，脾胃益损，于病无补。

4. 清热须防苦寒败胃，化湿慎勿温燥助热 经云：“诸湿肿满，皆属于脾”。湿之有病，有内外、寒热之别。内因之失，有由于饮食者，如酒酪炙煿之属；有

由于停积者，如生冷瓜果之属，多伤人脏腑脾胃也；况湿从内生，多由气血之虚，水不化气，阴不从阳使然。湿从外入，亦有邪之所凑，其气必虚之故。《医学传灯》云："至于湿从内中者……如茶酒汤水，脾虚不能消散……"。CAG 癌前病变以脾胃为中心，脾胃气虚，运化不利，湿从内生，蕴久则可化热，外加 CAG 患者常合并幽门螺杆菌感染，或胆汁反流，或偏食辛辣、肥厚、烟酒等，易出现湿热中阻之候，如丹溪所云："六气之中，湿热为病，十常八九"。湿在中焦，宜宽中顺气，通畅脾胃。《温病条辨》曾云："湿为阴邪，非温不化"。故笔者常用炒苍白术、厚朴、石菖蒲、藿香、佩兰、砂仁、薏苡仁、茯苓、杏仁、黄芩、仙鹤草等辛香芳化，清热化湿，做到清热并防苦寒败胃，化湿慎用辛燥助热，寒热并用，用温佐凉，用凉佐温，此阴阳相须之道也。

5. 益胃贵在柔润，养阴当防滋腻　胃分阴阳，胃阴者，胃之津液也，为胃腑的根本，胃之受纳，腐熟必赖胃阴的濡润，CAG 癌前病变中以老年者居多，且该病反复缠绵，许多患者又有恐癌心理，心情抑郁，郁久化热，损伤胃阴。因此 CAG 癌前病变胃阴不足之证也甚为多见。现代研究发现，CAG 癌前病变胃酸缺乏，或胃固有腺减少、萎缩，分泌功能降低，G 细胞减少或消失等一系列病理特点，也类似于中医学胃阴不足之证，当以甘凉柔润为主。如叶天士所说："宜用甘药以养胃之阴"（《未刻本叶氏医案》）。"甘凉益胃阴以制龙相，胃阴自立"（《临证指南医案》）。而《类证治裁》在叶氏基础上进一步总结云："治胃阴虚，不饥不纳，用清补，如麦冬、沙参、玉竹、当归、白芍、麻仁、石斛、茯苓、杏仁"，"脾胃阴虚，不饥不食，食淡无味者，宜清润以养之"，如沙参、石斛、玉竹、当归、白芍、麻仁、大麦仁，若消导则耗气动液，忌枳、朴、山楂肉、萝卜子、曲糵"。笔者综前人之验，认为 CAG 癌前病变出现胃阴亏虚证时，病情较深，速难恢复，治当缓图。养阴益胃贵在柔润，喜用叶氏养胃汤、鞠通益胃汤等。强调用药应当宜柔宜润宜凉，常用的药如南北沙参、石斛、百合、麦冬、玉竹和甘草等，皆为甘凉柔润之品，若胃阴不复，可加白芍、乌梅等酸味之品，酸甘合化，使"酸得甘而阴生"，以防阴柔之品呆滞气机，处方中当参入佛手花、生麦芽等顺气和中之品，俾胃气运转药力，调畅枢机，或于养阴药中少佐橘皮络、姜半夏、炙内金、炒谷麦芽等和胃消导，醒脾苏胃，以助流通。少用或禁用滋腻之品，恐壅滞不运，更碍脾胃，所谓"欲速则不达"。此外，孤阳不生，独阴不长，如《景岳全书》所云："善补阴者，必于阳中求阴"，故笔者在养阴益胃时少佐黄芪、党参等甘而微温之品，以期阳生阴长。

二、慢性萎缩性胃炎论治

慢性萎缩性胃炎（CAG）的特征是胃黏膜上皮遭到反复损害后导致的黏膜固有腺体的萎缩甚至是消失。慢性萎缩性胃炎是胃炎的一个慢性演化过程，久病必瘀，活血化瘀为慢性萎缩性胃炎的必用治则，或主或次，随证而施。

（一）萎缩性胃炎的痞、胀、痛的瘀血病机

胃脘部的痞满、作胀、疼痛乃是 CAG 的三大临床主症。一般而言，痞满致因乃伤寒误下、伤食、痰湿、气郁、中虚等，使中焦脾之清阳不升，胃之浊阴不降，壅塞而成痞满，其中又以痰湿、中虚为患居多；作胀乃痞满之渐，因伤湿、气郁等致使中焦气机郁滞不通，胃气不降，甚可上逆而病，常伴嗳气、呃逆、恶心等症状；疼痛主要责之气郁、饮食、受寒、中虚，无论是情志不遂、饮食不节，还是六淫犯胃、劳倦伤脾，最终导致胃气阻滞，不通则痛。

然而CAG的形成乃是一个慢性化过程。叶天士云："初病在气，久必入血"。CAG 必然存在着血瘀之证，而作为 CAG 的临床三大主症亦必由瘀血所为。长期的病变过程中，外感六淫、情志不遂、饮食不节、劳倦中虚等众多因素，可致寒热转化、错杂，虚实转换、兼夹等，瘀血可由内而生，所以 CAG 的痞满是以瘀血滞中，或夹他因致使中焦运化、纳降失常。如《金匮要略》云："腹不满，其人言我满，为有血瘀也"。《诸病源候论》亦云："血气壅实不通而成否也"。《古今医统大全》曰："故致心下痞满，宜理脾胃，以血治之，若全用气药通利，则痞益甚，而复下之，气愈下降，必变为中满鼓胀，非其治也"。《病机汇论》更云："治痞独益中州脾土，以血药治之，其法无以加矣，然古方用归、地等血药者甚少，何也？血属于阴，凝聚则干犯气家往来之路，若用血药非其治矣，以姜、桂等辛甘散之，此血病犯气之治耳。若行气太过而血液枯干，不能流行，则四物、归脾辈反有消痞之妙，人所不知也"。可以看出，古人认为痞满、脘胀病机相同，不同的是中焦气机受阻较甚，表现为脘胀、嗳气等。慢性萎缩性胃炎之胃脘疼痛以隐痛为主，证候存在时间长，林佩琴在《类证治裁》中论述："初痛邪在经，久痛必入络……初痛宜温散行气，久痛则血络亦痹"。还有一些 CAG 的常见症状，如口渴、面色少华等，口渴乃瘀血内郁，胃津不得布散上承，正如《血证论》所述："瘀血在里，则口渴。所以然者，血与气本不相离，内有瘀血，故气不得通，不能载水津上升，则以发渴，名曰血渴，瘀血去则不渴矣"。面色少华是为瘀血内阻，胃腑纳降失常，脾气失运，气血无以新生，不得荣养所致。

（二）CAG 血瘀证的诊断

1. 临床症状　CAG 血瘀证是在长期病变过程中逐渐形成的，所以临床症状多且较复杂。然胃脘疼痛，不若消化性溃疡等那样痛有规律且剧烈，只是其痛有定处，久延难愈，易于反复；脘部痞满，则表现为久治不解；烦渴则多喜热饮，饮水不解，以养阴、清热之法久治难除；不思纳谷为瘀血碍胃，不能受纳使然，多具食欲差、食后作胀等特点；大便不调，或干或溏，此外还可见面色少华、毛发不荣、手足心热、夜寐不安、便血或呕血等。舌象、脉象可作为临床诊断血瘀证的重要依据。如《金匮要略·惊悸吐衄下血胸满瘀血病脉证治》中说："病

人胸满，唇痿舌青……为有瘀”，《通俗伤寒论》亦指出：“因热而瘀者，舌必深紫而赤，或干或焦，因寒而瘀者，舌多淡紫带青或黯或滑”。可以认为青紫舌与瘀点瘀斑是血瘀证的主要舌象特征之一。从舌下脉络的颜色、脉之延伸及充盈度、脉络的增粗及扭曲度和脉络的分支密度等几个方面观察，分三个等级来判断血瘀证的轻、中、重不同程度，为临证治疗提供了使用活血化瘀药物的依据。CAG 血瘀证从脉象来判断，多表现为脉细涩、沉弱等。

2. 实验室检查

（1）胃镜及病理检查：CAG 是由慢性浅表性胃炎及其他慢性胃病发展转变而成的。在胃镜下直观可见到胃的蠕动减弱，黏膜皱襞变浅，甚至皱襞消失，黏膜苍白无光泽，或有颗粒样增生，血管网络显现，或能分清动、静脉；黏膜或红紫白相兼，形成花斑样，或见黏膜糜烂、出血、溃疡，或见陈旧性出血点等，病理则可观察到炎性浸润、胃腺萎缩、肠上皮化生、异型增生或伴胃腺囊形成，是目前诊断 CAG 血瘀证的重要指标之一。

（2）血液流变学检查：近几年来血液流变学的发展十分迅速。大量研究已证实，血液流变异常，血液的高黏、高凝状态是血瘀证产生的内在机制，可作为血瘀证客观指标之一。曾有人通过对 CAG 组进行全血黏度、血液黏度、红细胞电泳时间、纤维蛋白质、血沉方程 K 等项目检测，均显示较正常对照组增高（$P < 0.01$）。尤其是全血黏度及血液黏度明显异常，从而说明了 CAG 患者存在显著的血液高黏状态，影响微循环灌注而致瘀象，而且还表明血液流变异常与萎缩性胃炎轻重程度呈正相关。

此外，甲皱微循环的研究还表明，大部分血瘀证病人的甲皱检测，微血管呈 8 字形、扭曲性、菊花形管袢等均超过 30%。

上诉众多症状、体征、检查结果，不是每个 CAG 患者必须全部具备，但见一症便是，不必悉具。因为疾病的每个证型是一个动态的证候群，CAG 血瘀证亦同样如此，它是随 CAG 的形成、发展而由渐及盛、由轻至重、由浅入深的。CAG 血瘀证最初是由多种致病因素引起胃腑气机郁滞而血运不畅，血运不畅可以表现为血郁、血瘀。“郁”者乃不畅之义，“瘀”者为“积血”也，血液停留堆积之义：前者病证较缓，后者比较急，可致血积，不循经络而致出血，亦可因瘀久阴血干枯与痰相搏而成恶变。

在临证之际，除了 CAG 血瘀证缓急之外，尚需辨别血瘀证之寒热虚实。临证如遇见胃脘痞疼痛，得热则舒，伴畏寒、肢冷、苔薄白、舌质淡有紫气、舌下脉络瘀滞、脉细涩等为寒凝；如胃中痞胀疼痛喜冷，伴潮热、口干、便结、溲赤、苔黄或少、舌质偏红或少津、舌下脉络增宽延伸、脉细滑数等为热瘀；如胃中痞满作胀，或疼痛拒按，大便干结，舌苔厚，舌下脉络延伸、增粗、扭曲、瘀紫、脉弦滑而为实证；如胃痛隐隐或痞胀不甚，虽不喜按，但按之无碍，便干，或便下无力不爽，脉来细弱等为虚证。而临床实际中，大多又为虚实兼夹，寒热错综，诊治时当抓住主要矛盾，兼顾其他。

（三）CAG 血瘀证的治疗

1. 正本清源，活血化瘀　一般单纯 CAG 病人的临床表现主要是胃脘痞满隐痛、嗳气纳呆、面色少华、大便不调等，病机表现为虚实夹杂，以瘀以虚为主，常见证型为气虚血瘀、气虚肝郁血瘀、阴虚血瘀等。但 CAG 的伴随病变较多，如胃溃疡、胆汁反流、Hp 感染等。笔者认为对伴随病变的治疗非常重要，有时甚至需要优先治疗，排除干扰，否则 CAG 往往难以根治。

活血化瘀是 CAG 的治疗大法，而活血化瘀药又是其治则的具体体现，根据临床症状、瘀证之轻、中、重不同将活血化瘀药分为三大类。一为和血类：如当归、赤芍、丹皮、丹参、鸡血藤、生地等；二为活血化瘀类：川芎、蒲黄、红花、五灵脂、三七、延胡索、刺猬皮、月季花、凌霄花、降香、乳香、没药、莪术、九香虫、急性子等；三为破血逐瘀类：如三棱、血竭、桃仁、地鳖虫、水蛭、虻虫、穿山甲等。临床运用应根据患者的体质强弱、病症转变与伴发病变的主次等方面灵活运用，或多或少，或轻或重。但活血化瘀类、破血逐瘀类药物大多辛温走窜，不可多用久用。

2. 佐合他法，分型论治　单兆伟教授在 CAG 的临床研究中，形成了以活血化瘀法为核心的辨治 CAG 的经验，兹详述如下：

（1）气虚血瘀，健脾益气而化瘀：气虚血瘀乃由病久或出血后，抑或误用攻下等所致。症见胃脘痞满，似胀非胀，时而隐隐作痛，面黄少华，疲乏倦怠，舌淡有紫气，舌下脉络淡滞，寸口脉细涩。此乃临床常见症之一，是为病久中焦脾气虚弱，运血不能而致之血瘀证。方选补中益气汤合丹参饮加味。如兼有气滞者，可加佛手、枳壳等；如兼胃热者，可加黄芩、仙鹤草、蒲公英等；如兼痰湿者可加厚朴、法半夏、炒薏苡仁、石菖蒲、草果等。

（2）中阳不足，温中补虚而化瘀：中阳不足多为气虚日久及阳，或过用苦寒、泻下等剂所致。症见脘痛或胀满，遇冷加重，得温稍缓，食少便溏，畏寒肢冷，神疲乏力，面色㿠白，舌质淡而有紫气或瘀点瘀斑、舌下络脉紫滞，寸口脉沉细而弱。此乃中焦脾胃阳虚，温煦无能，运化不力而致瘀。予小建中汤或理中汤合生化汤、失笑散加减治之。如兼湿象者，可加薏苡仁、炒扁豆等；如兼大便次数增多，可加煨葛根、荷叶等；疼痛甚者，可加九香虫。

（3）胃阴亏耗，养阴清化而化瘀：胃阴亏耗由火郁日久，湿热暗劫或过用温燥之品所致。症见脘中隐隐刺痛或有火灼感，饥不欲食，口干舌燥，但不多饮，或手足心热，便干，形瘦，夜寐不实，舌质红干或见紫斑、舌下脉络细而延伸，色呈黯滞，寸口脉细数。是为中焦胃阴被耗，濡养不能，血枯为瘀。方择益胃汤合通幽汤化裁。化瘀不宜太过、太燥，宜选丹皮、生地、仙鹤草、红花等。

如兼见湿热，可合用薏苡仁、黄芩等；出血，可加仙鹤草、三七等；兼气虚者，可加西洋参。

（4）肝郁气滞，疏肝理气而化瘀：肝郁气滞是临床常见证型之一，乃由情志不遂，或土虚木乘而致疏泄不能，气滞而致血瘀。临床表现为脘胁胀满疼痛，时而刺痛，嗳气，纳呆，喜叹气，苔薄白或黄，舌质黯或有紫斑，舌下脉络延伸扭曲紫滞，寸口脉细弦。选方可以四逆散、柴胡疏肝散合失笑散、丹参饮，或加莪术、九香虫等。还应酌加清肝养阴之品，以防气郁化火，伤阴动血，乃治未病之义也。如兼湿热者，可加黄芩、仙鹤草、生苡仁等；如兼气虚者，柴胡宜用醋或鳖血炒，并酌加理气之品，加四君子汤；如兼胃阴不足者，不用柴胡疏肝散，可采用“忌刚用柔”法，以花类理气疏肝药，如佛手花、绿梅花、合欢花等，适加百合、麦冬、石斛等养胃之品；如胃中嘈杂不适，泛酸者，可加煅乌贼骨或煅瓦楞子。

（5）湿热蕴中，清化湿热而化瘀：因长期恣食炙煿、辛辣，或湿浊蕴久化热，脾胃运化失司，湿热中阻，胃腑气滞血瘀，致使脘部痞满疼痛，口中黏腻或苦，纳呆或恶心欲吐，口干不多饮，便干或便溏臭秽，溲赤，苔黄腻或垢，舌质偏红有紫斑，舌下脉络延伸、增粗、扭曲，脉滑数，治用黄芩滑石汤合没药散加减。大便干结较甚，加决明子、莱菔子；泛酸者可加煅瓦楞子、乌贼骨；如伴便血或呕血者，可加三七、仙鹤草、茜草、煅乌贼骨、白及等；便稀较甚，可加香连丸。

此外，还有食滞、痰浊阻滞胃络以及胃络损伤出血而致血瘀等诸证，临床宜分别治之。总之，由于血瘀证存在于 CAG 整个疾病发展过程中，而活血化瘀药物对增生性病变有不同程度的软化和消散作用，并可在调节机体反应性的基础上直接或间接地达到抗菌的目的，还能改善微循环，加快血液流速，改善组织营养，促进炎症吸收等作用。而这些作用确能促进 CAG 病理组织的逆转。所以，笔者在临床治疗 CAG 中始终注重活血化瘀药的使用，或佐益气，或佐疏肝，或佐养阴，或佐清热，或佐化浊等。

三、胆汁反流性胃炎证治

胆汁反流性胃炎（bile reflux gastritis，BRG）是慢性胃炎的一种，系由十二指肠内容物反流入胃，胆汁、胰液中有害成分对胃黏膜造成伤害，从而引起的胃黏膜炎症。其主要临床表现为上腹部胀闷不适，甚则疼痛，烧灼感，口干苦，胆汁样呕吐，嗳气，泛酸等。中医学根据其临床表现将其归于“胃脘痛”、“嘈杂”、“呕苦”、“胆瘅”、“呕胆”等范畴。笔者现将治疗胆汁反流性胃炎方面的临证经验总结如下：

（一）细察病因

胆汁反流性胃炎的发生，多由外邪犯胃、饮食不节、情志失调、脾胃素虚等引起，首重情志失调，认为情志失调是最主要的病因，其次是脾胃素虚，最终导致肝胃不和，气机升降失常，胆邪犯胃。

1. 情志失调　笔者在临证之时，观察胆汁反流性胃炎患者多有情绪急躁易怒，或情绪消极低沉抑郁，皆为肝气不舒的表现，故认为情志失调是胆汁反流性胃炎的一个很重要的病因。平素忧思恼怒、思虑过度、忧愁抑郁，易导致肝失调达、疏泄失常，胆附于肝，导致胆汁的分泌与排泄异常，胆邪犯胃，可致胃失和降，从而出现呕苦、嗳气、胁痛等症。如《灵枢·四时气》："邪在胆，逆在胃，胆液泄则口苦，胃气逆则呕苦，故曰呕胆。"

2. 脾胃素虚　"正气存内，邪不可干"，胆汁反流性胃炎的发生与脾胃虚弱不无关系。如《长沙药解》云："甲木之升缘于胃气上逆，胃气上逆缘于中气之虚"。脾胃气虚，运化无力，胃失和降，胃气上逆，胆邪随胃气上逆犯胃，出现嗳气、呕苦等症。与现代机制研究胃动力不足，幽门关闭不全导致的胆汁反流所说相似。

3. 外邪犯胃　风、寒、暑、湿等外邪，侵犯脾胃，导致胃气不和，胃失和降，从而出现胃脘痛、呕吐等症。

4. 饮食不节　由于饮食不节，或寒温不适，或过饥过饱，或过食辛辣、肥甘厚腻之品，致脾胃渐损，运化失常，郁而成积，积而化热，胃失和降，气逆于上，则出现胃脘胀痛、泛酸、嘈杂、呕苦等症。

（二）详审病机

胆汁反流性胃炎总的病机为肝胃不和，气机升降失常。初期以邪实为主，情志失调，导致肝气郁滞，疏泄失常，胆汁分泌与排泄异常，胆邪犯胃，出现胃脘胀痛，两胁胀闷，嗳气或矢气则舒，急躁易怒，或情志抑郁，善叹息，胸闷，泛酸，遇情志不遂则加重，舌苔薄白，脉弦等表现；肝气郁结日久化火，火移胆腑，胆邪上逆灼伤胃络，会出现胃脘痛势急迫，有灼热感，食入疼痛无明显缓解，或食入益痛，口干而苦，喜冷饮，吞酸，嘈杂，烦躁，易怒，便秘，舌红、苔黄腻，脉弦或数等肝胆郁热表现。随着病情的发展变化，则会出现脾胃虚弱的表现。若素体阴亏或过用理气伤阴之品则使胃阴不足，以胃脘隐隐作痛，空腹时加重，似饥而不欲食，口干不欲饮，纳呆干呕，大便干结，手足心热，舌红少津、有裂纹、少苔或无苔等为主要表现；如素体阳虚或过用苦寒药物则形成中虚脏寒之证，以胃痛隐隐，喜温喜按，每遇冷或劳累发作或加重，空腹痛重，得食痛减，食后腹胀，倦怠乏力，神疲懒言，畏寒肢冷，大便溏薄，舌质淡嫩、边有齿痕，苔薄白，脉沉细或迟等为主要表现。久病入络，瘀血内阻形成瘀血停胃之证，则会出现胃脘痛如针刺，痛处不移，舌质紫黯或有瘀点、瘀斑，疼痛剧烈，可痛彻胸背，肢冷、汗出，呕血或黑便史等症状。病位在胃，涉及肝胆脾，情志失调是其主要病因，总属本虚标实，其本虚为脾胃虚弱，运化不利，标实为肝气郁滞，胆邪逆胃。

（三）辨证要领

1. 辨病与辨证相结合　临床上可以观察到年轻人多以肝郁气滞和肝胆郁热等实证为多，多伴有情绪急躁易怒，大便干结难解等症状，胃镜下表现为慢性浅表性胃炎伴大量胆汁反流，治疗上主要以疏肝和胃，通浊降逆等祛除邪实为主；中老年人则以虚实夹杂为多，伴有情绪抑郁，失眠，大便不畅等症状，胃镜下可见多为慢性萎缩性胃炎伴胆汁反流，治疗上以疏肝健脾，补益脾胃为主，佐以通降、活血等法。

2. 证候演变　肝气郁滞日久，郁而化热可转化为肝胆郁热证；肝火日久伤阴耗液则会转化为胃阴不足证；日久伤及中阳则可转化为脾胃虚寒证；复因饮食不节、饮食内停而转变为虚中夹实证。无论何种病证，病初往往在气，病久可入络而致胃络瘀滞转变为瘀血证。

（四）治则治法

治疗原则　应根据气血阴阳虚实寒热等情况辨证施治。辨明标本虚实之轻重缓急。本虚者应治本为主，如胃阴不足者宜益胃养阴，脾胃虚寒者宜温中健脾。标实为主者应治标为急，如肝气郁滞证宜疏肝理气，肝胆郁热证宜清热疏肝、利胆和胃，血瘀证宜活血化瘀通络。标本虚实夹杂者则当标本兼顾。本病的病性属本虚标实，以脾胃虚弱，运化不利为本，以肝气郁滞，胆邪逆胃为标。疏肝健脾，和胃通降为本病的基本治疗大法。且患者多存在情志失调之象，故均可酌加理气解郁之品。

（五）辨证论治

1. 肝郁气滞证　证见：胃脘胀痛，两胁闷胀，嗳气或矢气则舒，急躁易怒，或情志抑郁善叹息，胸闷，泛酸，遇情志不遂则加重，舌苔薄白，脉弦。胃镜检查或见胃腔内黄绿色潴留液，或见幽门口有黄绿色液体冒出，胃黏膜充血水肿，或红白相间以红为主，或呈麻疹样改变。

治法：疏肝和胃，解郁通降。

常用方药：柴胡疏肝散加减。

加减：疼痛较重者加延胡索理气止痛；喜暖畏寒胃中冷痛者加乌药、吴茱萸等温中散寒理气定痛；腹胀嗳气频繁者加苏梗、佛手、木香等理气消胀；口苦口干伴右胁肋部隐痛、厌食油腻者，加郁金、金钱草、制大黄等清利肝胆郁热。

2. 肝胆郁热证　证见：胃脘痛势急迫，有灼热感，食入疼痛无明显缓解，或食入益痛，口干而苦，喜冷饮，吞酸，嘈杂，烦躁，易怒，便秘，舌红、苔黄腻，脉弦或数。胃镜可见胃黏膜充血水肿等炎症表现及胃腔内黄绿色反流液。多有胆囊炎、胆石症或胆道感染者等伴随症。

治法：清热疏肝、利胆和胃。

常用方药：大柴胡汤加减。

加减：胃脘部疼痛明显，胃镜见胃黏膜糜烂者加黄芩、薏苡仁、煅乌贼骨、大贝母等清利湿热；胆囊或胆管有结石者加金钱草、鸡内金；口干，舌红少苔者，为火热伤阴耗液，加麦冬、沙参、玉竹、石斛等养胃益阴；食少纳呆者加炒谷麦芽、焦山楂、焦神曲等消食开胃。

3. 胃阴不足证　证见：胃脘隐隐作痛，空腹时加重，似饥而不欲食，口干不欲饮，口干舌燥，纳呆干呕，大便干结，手足心热，舌红少津、有裂纹、少苔或无苔。胃镜检查见胃脘内黄绿色潴留液，并可见黄绿色反流液从吻合口冒出，黏膜充血水肿，或见糜烂、溃疡。

治法：养阴益胃。

常用方药：益胃汤加减。

加减：胃脘疼痛甚者加延胡索、九香虫等理气止痛；阴虚便秘者加肉苁蓉、石斛、火麻仁等养阴润肠软便；胃镜下见胃黏膜有糜烂者，加煅乌贼骨、大贝母等清热利湿消除糜烂；胃镜下有溃疡者，加煅乌贼骨、大贝母、白及等抑酸护胃；另用三七粉、白及粉各2g，藕粉调服，早晚空腹各一次服用，可促进溃疡的愈合。

4. 中虚脏寒证　证见：胃痛隐隐，喜温喜按，每遇寒冷或劳累发作或加重，空腹痛重，得食痛减，食后腹胀，倦怠乏力，神疲懒言，畏寒肢冷，大便溏薄，舌质淡嫩、边有齿痕，苔薄白，脉沉细或迟。胃镜检查见胃黏膜苍白或灰白、变薄，黏膜下血管显露，胃脘内潴留液呈黄绿色。病理可见黏膜萎缩或伴肠上皮化生及不典型增生。

治法：温中健脾。

常用方药：黄芪建中汤加减或理中汤加减。

加减：胃脘疼痛，遇寒加重者加干姜、乌药等温中散寒止痛；泛吐清水或呕吐者加茯苓、泽泻等利水止逆。

5. 瘀血停胃证　证见：胃脘痛如针刺，痛处不移，舌质紫黯或有瘀点、瘀斑，疼痛剧烈，可痛彻胸背，肢冷、汗出，呕血或黑便史等症状。胃镜检查见胃黏膜苍白或灰白、变薄，黏膜下血管显露，或见胃黏膜增生粗糙，隆起结节，胃脘内潴留液呈黄绿色，幽门口变形或有黄绿色反流液冒出。病理可见黏膜萎缩或伴肠上皮化生及不典型增生。

治法：活血化瘀。

常用方药：丹参饮加减。

加减：伴肠上皮化生及不典型增生，加太子参、炒白术、丹参、仙鹤草、半枝莲、白花蛇舌草等使肠化及不典型增生消退。

以上5法须灵活应用，同时要兼顾合并症。若肝气郁滞兼寒邪犯胃，应疏肝理气，疏风散寒，理气和胃；兼食滞应理气消导；兼呕吐呃逆则顺气降逆。若食滞日久，食积化热成燥应泄热通腑荡积，燥热去则病自愈。若肝气犯胃兼食

滞应理气健脾消导积滞。若肝胃郁热，血热气逆，灼伤血络而致吐血，治应苦寒清泄，直折其火，使火降气顺则血自止。若瘀血停滞属脾胃虚寒，气不摄血者应活血化瘀兼益气养血。寒热错杂，则予半夏泻心汤辛开苦降并调寒热；总之，相兼证当分清主次，标本兼顾，虚实并治。

（六）治疗特色

1. 首重调畅病人情志　笔者在临床上观察到本病的发病多为情志所诱发，或为急躁易怒，或为郁郁寡欢，且临床症状多在情绪变化时加重或减轻。故首重调畅病人情志，解除患者思想负担。首先是解除患者的疑虑。患者往往医疗知识匮乏，或一知半解；对自己的病情不够了解，不免心生疑问，疑久而生虑，虑久而伤神，终至夜寐欠安，茶饭不思，神疲懈怠，症状加重；临证时首先向患者解释疾病，打消患者疑虑；对于患者提出的种种疑问，也会不厌其烦地逐一解答，使患者对自己的病情有一定了解；有时患者会反复叙述病情，每于此时，笔者都耐心倾听患者疾苦，态度诚恳，并嘱患者打消顾虑，建立战胜疾病的信心；另外，在生活中，笔者会叮嘱患者平日多与他人沟通，控制自己不佳情绪，培养自己的兴趣爱好。除此之外，还会在用药配伍中加用合欢花、玫瑰花、绿梅花等疏肝解郁之品，正所谓“合欢蠲忿，萱草忘忧”。通过以上几种措施，病人的情绪很快得到控制，症状也会很快得到改善。

2. 用药轻灵孟河遗风　笔者为孟河医派传人，谨遵孟河用药轻灵醇正之旨，每于平淡中见神奇。如治疗肝郁气滞者，予柴胡疏肝散加减。方中柴胡轻用则起到疏肝理气、引诸药入肝经的作用，重用则可清利肝胆湿热的作用。视病人情况而增减柴胡用量。不仅如此，肝气郁滞之人，易伤津耗液，笔者为了不伤及人体内的阴液，在选用疏肝理气药时，不使用太过辛香温燥的药物，喜欢用玫瑰花，合欢花、佛手花等理气而不伤阴之品，且用量极轻。

3. 结合胃镜中西合参　在辨证的基础上，笔者亦结合现代医学先进成果，将辨病与辨证相结合，治疗更为准确，疗效更为确切。如胃镜显示为慢性浅表性胃炎伴胆汁反流，则表示患者病情轻，病程短，且以年轻人多见，故治疗以驱邪为主；如胃镜显示为慢性萎缩性胃炎伴胆汁反流，则表示患者病情稍重，病程长，且以中老年人多见，故治疗时以疏肝健脾，补益脾胃为主，佐以通降、活血等法。治疗上亦结合西医治疗思想，胃镜见胆汁反流，由于胆汁能对胃黏膜产生损伤，在调整机体的同时，适当选用现代药理研究具有保护胃黏膜，促进胃肠动力的中药，避免胆汁直接损伤胃黏膜。如保护胃黏膜的有煅乌贼骨、白及、浙贝母、木蝴蝶、凤凰衣等；促进胃肠动力的有莱菔子、决明子、制大黄、枳壳等。

（七）临证备要

1. 肝为起病之源，胃为传病之所　在众多引起胆汁反流的病因中，以情志不遂者最为多见，肝主疏泄，以条达为顺，胃主受纳，以通降为和，情志抑郁，恼怒伤肝，则肝失疏泄，胆亦随之疏泄失常，横逆犯胃。叶天士曾谓："肝为起病之源，胃为传病之所。"又谓："凡醒胃必制肝"。胆汁反流性胃炎的基本病机是肝胃不和，气机升降失常。有鉴于此，笔者治疗胆汁反流性胃炎，善从肝论治。临证强调调肝要结合和胃，和胃又必须结合调肝，而疏肝和胃时又注意升降润燥。

2. 疏肝理气为要，谨防伤阴耗液　"治胃勿忘肝"，叶天士"忌刚用柔"法则，治胃用药以"不损胃，不破气，不滋腻"为原则，主张升阳不过于温燥，滋养胃阴宜清淡而不滋腻。调气药的选择如木香入胃，香附入肝，若有化热之象则用金铃子散，寒热夹杂者可并用之。肝气郁结，嗳气频作，宜用佛手、绿梅花、玫瑰花等。着重调整脏腑之间的升降功能，用药以轻灵、流通见长，强调治实不宜峻攻，补虚切忌滋腻。

3. 苦寒中病即止，饮食清淡自养　初期患者有的表现为肝胆郁热较重，会用到黄芩、枳实、大黄等苦寒泻下之品，笔者非常重视顾护胃气，谓清热苦寒之品不宜久用，以防苦寒太过而败胃。正如《素问·五常政大论》所云："大毒治病，十去其六，常毒治病，十去其七，小毒治病，十去其八，无毒治病，十去其九，谷肉果菜，食养尽之，无使过之，伤其正也。"苦寒中病即止，饮食宜清淡，心情宜舒畅。

4. 胃气贵在和降通畅　胆汁反流性胃炎是由于肝气犯胃，胃失和降所致；胃气宜通宜降，胃的所谓通降即通畅和下降之意，是其生理特性之一。水谷进入胃，经过胃的受纳和腐熟作用后，必须继续通降至小肠，传导化物，泻而不藏，实而不满，以通降为顺，胃肠虚实更替，以此维持胃的正常受纳作用。另外，胃的受纳通降功能与肝之疏泄、脾之运化关系最为密切，胃失和降不仅能导致中焦气机不和，而且能影响其他脏腑的生理功能，肝失疏泄和脾不运化也最容易招致肝胃不和及脾胃失司，因此，保护胃气通降实具有广泛的临床意义。也正由于此许多医家强调治胆汁反流性胃炎应采取以"通"为主的治法。

笔者治疗胆汁反流性胃炎以气血为主，治从通降入手，用药以轻灵流畅见长，主张在动态中辨证施治。把"胃宜通降，脾宜升运"，"脾升则健，胃降则和"及"升清降浊"作为指导临床治胆汁反流性胃炎的理论依据。把胆汁反流性胃炎的发病过程分为气滞、郁热、阴虚、阳虚与血瘀五种类型。采取以"通"为主的治法。通即调畅气血，疏其壅塞，消其郁滞，秉承胃腑下降之性，推陈出新，导引胆浊壅滞下降，给邪以出路。胃腑实者，宜消积导滞；去除其邪，不可误补。胃气虚者，气机不运，虚中有滞，宜补虚行滞，而不可壅补。在调气方面，不仅应当疏肝气，升脾气，降胃气而且还需要宣肺气。认为宣肺气伸其治节，可调升降，运枢机，肺气疏畅，则肝郁得解，诸郁皆因而愈。常用紫菀、桔梗宣泄肺

气，升麻以升脾气，疏肝气常用绿萼梅、玫瑰花、佛手花、合欢花等，降胃气常用莱菔子、决明子等。即使是脾胃虚弱证也须“补中寓疏”或“疏中寓补”。

5. 胃属阳腑，喜润喜柔 脾喜燥而恶湿，胃喜润而恶燥，脾燥胃湿，燥湿相合，相互为用而既济。胃属阳土，有受纳、腐熟的功能，胃喜润，津液充足、消化液分泌旺盛，功能始能正常。胃为燥土，所以其病理变化容易表现为胃燥、胃热、胃火等，所以在治疗之时应注意顾护胃阴。叶天士尤重津液，他倡用“辛润通阳”、“辛酸两和厥阴体用”、“因惊动肝、肝风震起犯胃，平昔液衰，难用刚燥，议养胃汁以熄风”等治法。笔者常用南北沙参、麦冬、石斛、玉竹、百合等滋阴润燥，可合用乌梅、白芍等酸味之品，遵《内经》“酸甘化阴”之旨，使“甘得酸助而阴化无穷”。当胃阴亏虚之时，病情亦较深重，阴液难速恢复，治当缓图，不可多用滋腻碍胃之品。为防阴柔之品凝滞胃气，应遵叶天士“忌刚用柔”之要旨，少佐佛手、绿萼梅、玫瑰花、合欢花等理气而不伤阴之品。

（八）药后调护

临床上，虽然胆汁反流性胃炎大多预后良好，但影响胆汁反流的因素较多，复发也是比较常见的。因此，本病在积极进行药物治疗的同时，应特别注意生活上的调护。

1. 避免情绪过大波动。保持乐观情绪，遇事不要急躁，也不应消极抑郁，性格应开朗一些，可根据自己的兴趣爱好，平时做一些自己喜欢的事情。

2. 避免过度的劳累及精神紧张，应做自己力所能及的事情。

3. 吸烟者应戒烟。已有报道烟草可加重胆汁反流的程度，并因其具有收缩血管作用而影响胃黏膜的血液循环，加重胃黏膜炎症。饮酒者应戒酒，特别是烈性酒。

4. 饮食宜易消化、富含营养，少量多餐。避免辛辣刺激性及高糖、高淀粉食物。避免过食生冷、肥甘、辛辣等刺激性食物，避免暴饮暴食或饥饱无度。

5. 养成良好的生活习惯，合理安排生活，力求生活有规律，如一日三餐定时定量，早睡早起。参加适当体育活动，强健身体；饭后不宜立即卧床休息，可适当散步、慢走等。夜间反流明显者，可抬高枕头，减轻反流的发生。

6. 学习有关疾病的基础知识，做到心中有数。如有不适，应立即就医。定期检查身体。

（九）病案举例

案 1 肝胆湿热轻症案

周某，男，25 岁。初诊：2011 年 8 月 23 日。主诉：晨起恶心欲吐一月余。病史：患者 1 个月前突感胸闷不适，晨起恶心欲吐，在宿迁某医院查胃镜示：胆汁反流性胃炎。经当地治疗未见好转。现患者晨起恶心欲吐，无食物吐出，口干口苦，二便尚调，余无不适，舌红苔黄腻，脉细弦。诊断：西医诊断：胆汁反流性胃炎。中医诊断:呕吐,证属肝胆湿热轻症。予黄连 2g,苏叶 5g,吴茱萸 1g,白蔻仁 2g,竹茹 5g,法半夏 3g。14 剂,每日 1 剂,泡茶少量频饮。三个月后电话随访,患者诉服用 3 剂后症状减轻,14 剂后已无恶心呕吐感,三个月来症状未作。

按:本案笔者抓住主证,患者恶心欲呕,口干口苦,舌红,苔黄腻,辨为肝胆湿热,横逆犯胃,胆邪上逆胃镜见胆汁反流,胃气上逆而作呕,湿热较轻故恶心欲吐,无物吐出。故治疗用加味连苏饮,黄连清泻肝胆湿热,苏叶调理肝胃气机,吴茱萸疏肝降气,白蔻仁芳香化湿,降逆止呕,加竹茹清胃热,法半夏和胃气,共奏清热化湿,疏肝和胃之功。方药对症,故 14 剂症状消失。

案 2　肝郁气滞案

周某,女,62 岁,2010 年 10 月 9 日初诊,因"胃脘不适 2 年余"来诊。患者两年来时有胃脘不适,食后益甚,食少,泛酸,右胁下疼痛,每因情绪变化而症情加重,口干口苦,夜寐尚可,大便干结,舌红,苔薄黄,脉细弦。2010 年 8 月 30 日曾查胃镜示:浅表性胃炎伴胆汁反流。诊断为肝胃不和,治以疏肝和胃,方予柴胡疏肝散加减治疗,处方:柴胡 5g,炒白芍 15g,黄芩 10g,炒白术 10g,仙鹤草 15g,薏苡仁 15g,金钱草 15g,莱菔子 10g,决明子 10g,并嘱其心情舒畅。连服 14 剂之后,患者觉右胁下疼痛缓解,食欲改善,大便仍干结,2 ~ 3 日 1 行,自觉畏寒,加大腹皮 10g,肉苁蓉 10g,以通降,续服 1 疗程后症状消失,大便正常,胃镜复查示:浅表性胃炎。胆汁反流已无。嘱畅情志,禁食生冷、油腻、辛辣刺激食物。

按:患者肝胃不和症状典型,有右胁下疼痛,情志变化加重,口干苦,大便干,脉细弦等症,故投柴胡疏肝散 14 剂症状减轻,再服 1 疗程后症状消失。本例治疗重点一是疏肝和胃,肝气疏泄正常则胆液排泄归于正常;二是保持大便通畅,使胃腑通降,胃腑以通为用,以通为顺。

案 3　寒热错杂案

关某,男,34 岁,2012 年 2 月 8 日初诊,因"自觉胃寒 3 年"来诊。患者自觉胃中寒冷,厌食生冷,无泛酸,时有嗳气,口苦,小便黄,受凉后易于腹泻,平日大便不成形,日行 1 ~ 2 次,1 年来体重下降 6 斤左右,2011 年查胃镜:胆汁反流性胃炎。舌红,苔薄黄。西医诊断:胆汁反流性胃炎。中医诊断:胃痞。证属:寒热错杂。治当辛开苦降,方以半夏泻心汤加减,处方:太子参 10g,炒白术 10g,法半夏 6g,干姜 2g,黄连 2g,仙鹤草 15g,薏苡仁 15g,葛根 10g,炙甘草 5g。14 剂,水煎服,每日 1 剂。和胃胶囊　4 粒,每日 3 次。

药后患者胃中寒冷感好转,口干口苦较前明显,小便黄,余证同前,前方分别加入麦冬 15g,玉竹 15g,车前子 15g,黄柏 5g,人中白 10g 等养阴,清热利尿等品。经治疗 2 月余患者诸症好转。

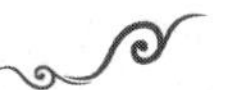

按:本案患者胃寒症状较明显,如胃中寒冷,厌食生冷,受凉后易于腹泻,平日大便不成形,日行 1~2 次,看似一派寒象,但笔者仔细追问下患者尚有口苦,小便黄等内热征象,故予半夏泻心汤寒热并举,14 剂后患者胃中寒冷感好转,内热征象显现,口干口苦较前明显,小便黄,故加入养阴清热药调理两月余而好转。

案 4　脾胃虚寒案

王某,男,55 岁。初诊:2012 年 10 月 24 日。主诉:胃痛 10 年。病史:胃痛 10 年,2010 年 11 月查胃镜示:慢性胃炎伴胆汁反流,Hp(+);病理:轻中度慢性浅表性胃炎,6 年前因胆囊萎缩曾行胆囊切除术,受凉或饮食生冷即便溏,大便中夹有不消化食物,怕冷,舌淡,苔薄白。诊断:中医诊断:胃痛(脾肾阳虚),西医诊断:胆汁反流性胃炎。药以附子理中丸加减,并佐以清肠化湿之品。处方:制附子 5g,党参 10g,炒白术 10g,山药 15g,炒薏苡仁 15g,马齿苋 15g,建曲 12g,干姜 3g,补骨脂 12g。

二诊:2012 年 11 月 7 日。患者药后尚合。晨起饭后便溏,先干后稀,怕冷,舌淡,苔薄白。药以附子理中丸加减,并佐以清肠化湿之品。处方:制附子 5g,党参 10g,炒白术 10g,山药 15g,炒薏苡仁 15g,马齿苋 15g,建曲 12g,干姜 3g,补骨脂 12g,石榴皮 10g。后随访得知因笔者处挂号较困难,一直服用前方 2 月余,大便好转,怕冷症状亦减轻。

按:本例患者虚寒症状明显,如受凉或饮食生冷即便溏,大便中夹有不消化食物,怕冷,舌淡,苔薄白。故予附子理中汤加减化裁,脾阳虚弱日久易及肾阳,故稍佐补骨脂意在补肾,先安未受邪之地,患者药后便溏好转,故原方再加石榴皮涩肠之品。方药对症,守方 3 个月而获效。

四、慢性糜烂性胃炎证治

慢性糜烂性胃炎(chronic erosive gastritis,CEG)是常见的消化系统疾病,属悉尼分类系统中的特殊类型胃炎,内镜下有平坦糜烂型胃炎和隆起糜烂型胃炎两种,是一种具有独特内镜特征及临床表现的胃黏膜病变,镜下表现为胃黏膜上皮完整性受损,糜烂不涉及肌层,深度一般在 1mm 以内,糜烂面发红或覆盖有黄白苔、灰白苔,常有新鲜出血或血痂。临床上多表现为上腹部不适、疼痛、泛酸和嗳气,亦可无典型症状。该病缺乏特异性临床症状及体征,诊断主要靠胃镜及病理确诊。慢性糜烂性胃炎当归属中医"胃痛"之范畴。笔者长年从事脾胃病的临床与科研研究,对慢性糜烂性胃炎的诊治颇有心得,现将其归纳总结如下。

(一)病因病机

1. 脾胃虚弱,发病之本　中医认为"久病多虚",而且"邪之所凑,其气必虚”。笔者经过多年的临床观察发现，CEG大多病程较长，病情反复，缠绵难愈，而脾胃虚弱是其发病的根本。脾胃同居中州，灌溉四旁，以膜相连，脾宜升则健，胃宜降则和，脾胃一直被历代医家尊为“后天之本”。如《素问·玉机真脏论》云：“五脏者，皆禀气于胃；胃者五脏之本也”。《景岳全书》谓：“土为万物之源，胃气为养生之主，胃强则强，胃弱则衰”。李东垣在《脾胃论》中更是明确提出“内伤脾胃，百病由生”。脾胃损伤不外内因与外因两种。外因主要是外感六淫之邪，内因主要是饮食失节、七情内伤、脏腑相累等。在CEG中所见的脾胃损伤大多是内外因共同作用的结果，很少见单一的损伤因素。常见的如饮食所伤，《素问·痹论》云：“饮食自倍，肠胃乃伤”，饮食不规律，五味过极，嗜食肥甘、辛辣，饮酒过度等。还有就是常见的药物损伤，如非甾体抗炎药；其次如情志内伤，由于工作学习压力大，忧思恼怒，导致肝脾不和；再如他脏久病延及脾胃。在各种内外致病因素的长期作用下，最终导致了脾胃虚弱，因此脾胃虚弱是发病之本。

2. 湿热内蕴，发病之标　湿邪有内外之分，外湿由外感而来；内湿由脾胃运化功能减弱，不能运化水谷精微所致。内湿外湿相互关联，外湿困脾，必致脾失健运；内湿停滞，又易招受外湿之邪，正如章虚谷所言：“湿土之气，同气相求，故湿热之邪，如虽外受，终归脾胃”。脾胃虚弱，湿邪内蕴，日久易于化热，湿热交阻，更伤脾胃，易导致胃黏膜的损伤。临床上可以出现胃脘烧灼感，嘈杂，口干苦，舌红苔黄腻等郁热的症状；内镜下也可以见胃黏膜糜烂、出血。笔者通过多年临床观察和查阅相关文献，发现中医辨证属“湿热内蕴”者感染幽门螺杆菌的阳性率更高，胃酸分泌更多，胃黏膜受损的几率更大，炎症的活动度较其他证型高。因此，湿热内蕴是本病的发病之标。

3. 幽门杆菌，发病之邪　由于现代医学技术的发展，Warren和Marshall在1983年发现了幽门螺杆菌（Hp）。Hp已经被证实与慢性胃炎、消化性溃疡、胃癌密切相关。笔者从20世纪80年代末就开始研究从中医中药的角度治疗Hp，取得了丰硕的成果，认为从微观角度而言，Hp可以认为是中医的外邪范畴，而Hp之所以会侵犯人体，引起胃黏膜的损伤，必然与正气不足有关，即“邪之所凑，其气必虚”。只有中焦脾胃虚弱，Hp才能乘虚而入；而由于脾胃虚弱，运化失常，导致湿热内蕴，又为Hp的附着、繁殖、致病提供了客观条件。Hp感染后可以进一步损伤脾胃，使机体抗邪无力，不能清除细菌。笔者在Hp相关性胃病的研究中发现，脾胃虚弱，湿热内蕴的环境易于Hp的繁殖生长，且Hp的检出率高、菌量多、分解的毒素也多，黏膜的细胞变性崩解多。脾胃之气不虚，则Hp也无以生存，或即使存在也不致病。所以气虚湿热是Hp感染的病理机制。笔者对该病治疗常以益脾健胃为基础，此外针对Hp致病多具有“热”、“毒”的性质，结合现代药理研究成果，适当佐用清热化湿解毒，取具有杀菌、抑

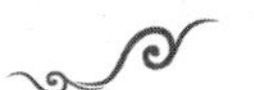

菌作用之中药，以提高疗效，如黄芩、蒲公英等，均有明显的抑杀 Hp 功效。笔者通过多年的临床实践和实验研究，研制出了清幽养胃胶囊，专门治疗 Hp。在辨证基础上加用该药后，可明显提高本病的治疗效果。因此，幽门螺杆菌是本病发病之邪。

（二）治疗大法：益气清化，抑酸护膜

CEG 的基本病机为：脾胃气虚，湿热内蕴；而胃镜下所见胃黏膜糜烂是其外在表现。笔者在"脾胃气虚，湿热内蕴"的病理机制上，结合内镜下表现，提出了"益气清化，抑酸护膜"的治疗大法，在此基础上创制了经验方"芪芩乌贝汤"，基本组成为：生黄芪、炒白术、法半夏、麦冬、炒黄芩、仙鹤草、薏苡仁、乌贼骨、大贝母、白及、木蝴蝶。

组方意义：黄芪配白术：二药同用，益气健脾，健固中焦，治其本；《医学衷中参西录》云："黄芪能补气，兼能升气善治胸中大气（即宗气）下陷"，《本草汇言》云："白术乃扶植脾胃，散湿除痹，消食除痞之要药也，脾虚不健，术能补之，胃虚不纳，术能补之。"白术苦、温、刚燥，补脾益气擅长。薏苡仁，甘、淡、凉，利水渗湿，健脾止泻，还能散结消肿。《本草纲目》云："薏苡仁，阳明药也，能健益脾胃……土能胜水除湿，故泄泻、水肿用之"。笔者用薏苡仁助芪术健脾，还能化湿，可谓一举两得。半夏配麦冬：取"麦门冬汤"之意，麦冬配半夏养胃生津而无滋腻之弊；半夏伍麦冬降逆止呕而无温燥之嫌。两药刚柔相济，润燥相宜，具有生津养胃，醒脾开胃，和胃降逆之功；黄芩配仙鹤草：黄芩苦寒，乃清上焦之热证，善清胃热，《名医别录》中云："疗痰热，胃中热，消谷，利小肠"。仙鹤草苦、涩、平，除能清热、和血外，还能健胃补虚，二药相伍，乃相辅相成，增强清泄中焦之力，又无连、柏苦寒败胃之弊，笔者常以此品用于抗幽门螺杆菌。乌贼骨配大贝母：二药相合，抑酸止痛。乌贼骨能制酸止痛，敛疮生肌，其主要成分为碳酸钙，能中和胃酸，降低胃内 pH 值。现代药理研究证实，乌贼骨与胃酸作用后可在糜烂的胃黏膜表面形成保护膜，促进损伤黏膜的修复。白及配木蝴蝶：二药相合，能护膜生肌。白及，为收敛止血之要药，兼能消肿生肌，常用于糜烂性胃炎，溃疡出血的治疗。《本草汇言》云："白及，止血消痈之药也……溃破可托，死肌可去，脓血可洁，有托旧生新之妙用也。"现代药理研究认为，白及可明显缩短出血和凝血时间，对胃黏膜有明显保护作用，能促进肉芽生长，促进创面的愈合。木蝴蝶又名千层纸，也能保护胃黏膜。

护膜就是加强黏膜的保护屏障作用，直接护膜的中药如木蝴蝶、白及、凤凰衣等；再就是通过抑酸减弱黏膜的损害因素而起间接保护食管、胃、十二指肠黏膜的作用，药物如煅乌贼骨、煅瓦楞子、大贝母等；还有通过抑杀 Hp 保护胃、十二指肠黏膜，如黄芩、黄连、仙鹤草等；若患者有黑便，内镜下见糜烂出血，疼痛较甚，可予三七粉、白及粉，用藕粉调服以生肌敛疮、活血化瘀、止血止痛以促进糜烂和出血点的愈合。

（三）健康宣教

CEG的治疗难点不仅在于症状的缓解和损伤胃黏膜的修复，而且在于预防复发，除了正确的药物治疗外，加强平时的生活调摄，祛除诱发因素，也相当重要。所谓“三分治，七分养”。笔者在繁忙的诊务中，还不忘对患者的日常调护和生活起居进行健康宣教。

1. 调畅情志 保持心情愉快，树立战胜疾病的信心。“百病皆生于气”，众多消化系统的疾病与情绪的关系密切，恼怒、抑郁、忧思等过度的情志不畅均可导致病情加重。保持精神愉快不失为根治疾病的无价良药。

2. 饮食有节，起居有常 饮食规律，定时定量，避免过饥过饱，细嚼慢咽，进食细软易消化吸收的食物。忌食过量生冷油腻，辛辣、浓茶等物。戒烟，少饮酒，为预防Hp交叉感染，建议餐具及时消毒并采取分餐制。切忌滥用药物，必须在医师的指导下用药，尽量避免使用对胃刺激较大的药物。“虚邪贼风，避之有时”，注意气候冷暖变化，及时增减衣物；劳逸适度，加强身体锻炼，增强体质，避免过逸过劳。

3. 定期复查 CEG患者需定期复查胃镜，防止疾病发生变化。单纯糜烂性胃炎建议1年复查1次胃镜；伴中度肠上皮化生者半年1次；伴轻、中度不典型增生者2~3个月1次；重度不典型增生者建议手术治疗。

在生活节奏变快，工作生活压力增大的今天，我们可以从《黄帝内经》里的一句话得到启示“志闲而少欲，心安而不惧，形劳而不倦”。

（四）病案举例

患者董某，女，57岁。初诊：2011年4月12日。胃痛5余年，其间胃痛反复发作，曾服用奥美拉唑等抑酸药，疗效不显，停药后症状又著，遂寻求中医药治疗。刻见：胃中隐隐作痛，伴脘胀、嗳气，饭后加重，泛酸、烧心感，胃中嘈杂，晨起口干口苦，乏力，二便尚调，舌偏红，边有齿印，舌下络脉稍粗，苔薄黄，脉细。辅助检查：胃镜检查示：胃窦部痘疮样糜烂（2011年2月25日，江苏省中医院，胃镜号G2007077839）；病理报告：中度萎缩性胃炎伴肠化（2011年3月1日，江苏省中医院，病理号1103850）。四诊合参，当属“胃痛”范畴，辨证为：气虚湿热证；治当益气清化，抑酸护膜，以“芪苓乌贝汤”加减，处方：生黄芪10g，太子参10g，炒白术10g，法半夏6g，麦冬15g，仙鹤草15g，炒黄芩10g，炒薏苡仁15g，煅乌贼骨15g，大贝母6g，白花蛇舌草15g。7剂，水煎服，每日1剂。

二诊：药后尚合，服药后泛酸有所缓解，仍胃痛隐隐，胃胀，嗳气，饭后加重，舌脉同前。原方加鸡内金6g，消导助运。续进14剂。

三诊：药后尚合，泛酸已不著，胃胀、嗳气缓解，胃痛隐隐。上方去鸡内金，加丹参15g，养血活血止痛。续进14剂

患者以“芪芩乌贝汤”为基础加减用药治疗5个多月，诸症缓解，唯有轻微脘胀不舒，复查胃镜，糜烂消失，中度萎缩性胃炎变成轻度萎缩性胃炎，肠化消失。

按：此案患者胃病时间较长，中焦脾土虚损，气血生化乏源，运化不健，胃中腐熟受纳的功能减弱，则见胃脘痞胀不舒，嗳气，食后加重。脾虚则不运，加之饮食不节，湿邪不化，内蕴化热，伤及胃络故见胃中隐隐作痛，泛酸，嘈杂，口苦等。因脾虚夹湿热，故见舌偏红，有齿印，苔薄黄。四诊合参，此例胃痛病人病机当属：中焦脾胃气虚，湿热内蕴，而致中焦气机不通，胃络受损。虚实夹杂，本虚标实之证，既有“不通则痛”的一面，又有“不荣则痛”的一面，因此不可过用温补，以防壅滞，也不可过于苦寒消导，以免败胃，故投以益气健脾，清利湿热，抑酸护膜之剂，标本兼顾。黄芪、太子参、白术健益中焦脾胃，固其根本，此为治本之法，贯穿疾病治疗始终。黄芩、仙鹤草、薏苡仁清化湿热，且仙鹤草、薏苡仁也有健脾之功，黄芩清热化湿却不似黄连苦寒败胃。半夏配麦冬：取“麦门冬汤”之意，麦冬配半夏养胃生津而无滋腻之弊；半夏伍麦冬降逆止呕而无温燥之嫌。两药刚柔相济，润燥相宜，具有生津养胃，醒脾开胃，和胃降逆之功；叶天士在《临证指南医案》云：“太阴湿土，得阳始运，阳明阳土，得阴自安”。大贝母配乌贼骨：制酸止痛，护膜生肌，此是辨病用药，借助胃镜检查可见有胃黏膜的糜烂。病理检查或有萎缩，或伴肠化、异型增生者，笔者常在辨证用药基础上加用白花蛇舌草，此药微苦、甘、寒，有抗癌解毒之效，在一定程度上可逆转肠化、异型增生。二诊加入鸡内金以消导助运，解除食后胀满。三诊加用丹参养血活血止痛，原因有二：一是患者胃痛时间较长，久病多瘀，叶天士在《临证指南医案》中提出“初病在气，久必入血，以经脉主气，络脉主血”；二是因为患者舌下络脉增粗。查看舌下络脉，是笔者辨是否有瘀血征象的常用方法。

五、消化性溃疡论治

消化性溃疡（peptic ulcer，PU）主要指发生在胃和十二指肠的慢性溃疡，因溃疡的形成与胃酸和胃蛋白酶的消化作用有关而得名，属中医学“胃脘痛”、“痞满”、“吐酸”等范畴，其发病系因脾胃虚弱加之恼怒伤肝，造成肝气郁结，横逆犯胃，或饮食不节直伤脾胃，导致脾胃气机失常，或恣食生冷，致脾胃虚寒，或肝气郁结，气滞血瘀，或脾虚不能运化水湿，湿留日久化热，致中焦湿热。种种原因造成中焦失和，脾气虚弱，胃络受损，以致胃气不降，不通则痛而发病。古人认为，胃为水谷之腑，以通为用，以降为顺，降则和，不降则滞，反升则逆，通降是胃生理特点的集中体现。叶天士认为：“脾宜升则健，胃宜降则和”。胃和关键在于胃气通降，降则生化有源，出入有序，不降则壅滞成病，同时气滞、血瘀，湿热壅盛，日久化火，内蕴不解，阻滞胃络，血败肉腐而成溃疡。其发病机制根本在于脾虚。中医学里有“脾主为卫”、“四季脾旺不受邪”,“内伤脾胃,百病丛生”。《脾胃论》曰:“夫饮食不节则胃病……则脾无所禀受……脾亦从而病焉,形体劳役则脾病,脾既病则与胃不能行津液,故胃亦从而病焉。”脾虚既久,脾运失司,升降失调,内湿由生,湿蕴化热,或肝郁日久化热,与湿相搏,湿热壅滞于脾胃,酿生疮疡。

(一)温中益气健脾,理气还防伤阴

本病病程长,反复发作,以十二指肠溃疡为多,往往表现为空腹痛,食后缓解,秋冬季易于发作,夏季发病减少,疼痛喜温喜按,神疲乏力的特点,所以病属中阳不足者为多,由于脾胃阳气亏虚,胃失温煦,寒凝气滞,不通则痛。笔者临证时多采用温中益气健脾的治疗方法,常选用黄芪建中汤、理中汤之类基本方加减化裁,在这两个方剂中,尤喜使用黄芪建中汤。黄芪建中汤出自《金匮要略·血痹虚劳病脉证并治第六》:“虚劳里急,诸不足,黄芪建中汤主之”。全方有温养益气作用,由于它是由桂枝汤倍芍药加饴糖、黄芪组成,所以不仅能建立中气,内调脾胃,还能益阴和阳,温中而不伤阴。理中汤温中止痛作用强于黄芪建中汤,对于脾胃虚寒,湿浊内蕴,便溏泄泻者用之为宜,因人参为贵重药材,常改用党参或太子参,气虚阳弱者多用党参,气阴不足,多用太子参,因太子参药性平和,补气养阴,配干姜、白术可防其温燥伤阴,可使刚柔相济。

胃脘痛责之“不通则痛”,多有气滞存在,PU 多属慢性久痛,应“忌刚用柔”,理气还防伤阴。所以在治疗时,运用理气药时要遵循叶天士的这一原则,笔者常用 3 种方法,一是选用理气不伤阴的药物,如佛手片、绿梅花、代代花、白残花即四花汤,还可以用香橼皮、玫瑰花等;二是通过药物炮制的方法,达到理气不伤阴,如柴胡用醋制,本院名老中医孟河学派传人张泽生教授常用鳖血炒柴胡以制柴胡劫阴之弊端;三是在使用理气药时配伍养阴药,如北沙参、麦冬、石斛、玉竹、天花粉等,著名的方剂麦门冬汤就是采用麦冬配半夏以防理气伤阴。

(二)疏肝还需养肝,随证清化活血

情志失调是 PU 的重要发病因素,而情志由肝所主,肝为藏血之脏,体阴用阳,喜条达恶抑郁,对于肝气不调,木横克土的患者,不仅要采用疏肝理气的治疗方法,使用四逆散、柴胡疏肝散等方药,还要根据肝的生理特性,养血柔肝,以制肝木横逆,笔者在临床上常使用逍遥丸加减治疗肝木犯土的患者,如使用当归、白芍、木瓜等药物,配合疏肝理气的柴胡、郁金、合欢皮、枳壳等药物以调理肝气。本病常兼有湿热、血瘀的病理因素,在溃疡病的活动期,湿热证较为多见;而久病不愈的患者,血瘀证较多。治疗时如兼湿热则需采用清热化湿的治疗方法,如芩连平胃散、王氏连朴饮等,药物有黄连、黄芩、蒲公英、苍术、厚朴、茯苓、薏仁等,但需注意清热不可过于苦寒,因苦燥能伤阴,寒凉可败胃;化

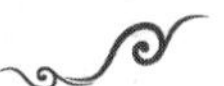

湿不可过于温燥，以免助热伤阴。如胃络瘀阻，则合用丹参饮、活络效灵丹、失笑散等方剂。

（三）辨证结合辨病，兼用护膜制酸

PU的发病机制以往有“无胃酸，无溃疡”的学术观点，认为胃酸是PU形成的重要因素，还有“屋漏”学说，认为PU的形成是由于胃、十二指肠黏膜的保护因子和攻击因子的平衡失调所致。笔者在本病的治疗上主张辨证和辨病结合，即在传统辨证的基础上，根据现代医学对溃疡病发病机制的认识，加用具有抑酸和护膜作用的药物，常用的抑酸药物有煅乌贼骨、煅瓦楞子、煅龙骨、牡蛎，常用的方剂有左金丸，可泻肝和胃，可以制酸，舌红苔黄可用。护膜的药物有凤凰衣、木蝴蝶、白及、象贝等。

（四）加用粉剂调服，提高临床疗效

笔者治疗消化性溃疡在辨证用药基础上，常给病人加用三七粉2g，白及粉2g，用藕粉调服，早晚各服1次。藕有清热凉血之功，藕粉兼能“护膜”，在药糊中加参三七粉，有止血行瘀止痛作用；白及粉苦甘涩，有收敛止血、补肺生肌作用，用于溃疡病不仅可以保护胃黏膜，而且能促进溃疡愈合，防止出血，三药相配，护膜生肌，宁络止血，祛瘀生新止痛，不仅对于消化性溃疡，而且对食管炎、贲门炎也有很好疗效，服用也很方便，口感好，病人易于接受，这也是笔者治疗消化性溃疡病的又一特点。溃疡病人服用上述粉剂后，烧心、胃痛症状明显改善，提高了临床疗效。

（五）变证还需变治，细查寒热虚实

PU每因饮食不节、情志失调或过劳等诱发，变证迭出，既可见出血、穿孔等并发症；又可因手术治疗而引起肠粘连、残胃炎、倾倒综合征、输入袢综合征等诸多后遗症。大抵病情复杂，证型多变，当明辨寒热虚实以治之。

1. 出血论治　有十二指肠球部溃疡患者黄某，男性，23岁，运动员。平素饥饱失常，多于剧烈运动后出现溃疡出血。1975年10月第四次溃疡出血，经西药抑酸、补液及输全血1800ml，仍呕血、便血不止，血压不稳，前来求诊。此乃出血过多，血去气伤，阳气衰惫，不能摄血也。当以温中摄血。急予归脾汤去远志、龙眼肉、木香，加炮姜炭3g、制军炭10g、地榆炭15g、煅乌贼骨30g、白及10g。1剂，分次频服。翌日血止。归脾汤为补脾摄血之剂，正所谓“有形之血不能速生，无形之气所当急固”。加之炮姜炭、制军炭、地榆炭，既温中焦，又入血而凉血止血；白及抑酸护膜止血。该方紧扣溃疡之病机特点，治气、治火并进，三要悉具。溃疡出血，补摄治气为主，抑酸、护膜为次，凉血活血为其佐也。

2. 穿孔论治　溃疡病穿孔重在诊断。膈下游离气体乃确诊穿孔之特殊征象，但偶有无膈下游离气体者。此时，病史、诱因及症状、体征即是诊断的重要依据，且能为治疗选择提供重要参考。凡症状严重，或有出血等并发症，或在饱餐下发生穿孔者，均需施行紧急手术治疗，切勿贻误时机。空腹状态下穿孔，病人来诊时限短，体质好，症状轻的单纯性小穿孔，可通过中西医结合非手术疗法治愈。其治以胃肠减压为要，除针灸、抗生素及支持疗法外，早期大柴胡汤保留灌肠及穿孔闭合后的胃管注入或口服可获良效，以其理气通腑，既能去腑实而减胃压，又能促进胃肠功能之恢复，并可减少并发症的发生。

3. 手术后遗症论治　患者因手术伤络失血耗气，术后当以气虚血瘀为病机特点，益气活血为治疗常法。但在气在血孰轻孰重尚需明辨。虚者当补，瘀者宜通，分清主次缓急，随证施治。如肠粘连者，多气虚血瘀，治以益气活血通络，桃红四物汤最宜；残胃炎者，中虚湿热多见，当补虚清化，且需防出血、恶变。黄芩、仙鹤草清化消炎、凉血而能防其出血，可常用之；白花蛇舌草、半枝莲、薏苡仁清湿热、防恶变，亦为治胃炎之要药。术后亦有以虚见症，而无夹瘀、夹湿之象者，如倾倒综合征，发时症见恶心、呕吐、汗出、肢冷、心慌等气虚、阳虚之象，治当以补为主。1983 年夏，有学生陈某来诊，患者 3 个月前因十二指肠球部溃疡行胃大部切除术，术后半个月，每于餐后 10 分钟许出现恶心、呕吐、汗出、肢冷、心慌、面色㿠白，历时数分钟后方自行缓解。证属术后脾胃虚弱，不胜饮食，故食后胃不能受纳腐熟，脾无力运化升清，脾阳不升无以温煦四末，胃气不降而浊气上逆，是作呕恶肢冷。治当益气健脾升清，拟参苓白术散加荷叶 10g、升麻 10g 投之，日服 1 剂。15 剂后，诸症减轻，继以原方加减调治月余，病愈未作。

（六）重视生活调摄，预防溃疡复发

PU 的治疗难点不仅在于尽快改善症状，而且在于预防复发，除了使用药物维持治疗外，加强生活调摄，祛除诱发因素，也是非常重要的环节。

1. 注意饮食有节　消化性溃疡与饮食关系极为密切，经云“味过于酸，肝气以津，脾气乃绝。”酸性食物可以耗伤脾气，生冷之品易伤中阳，肥甘油腻、辛辣煎炸易于呆胃滞脾，烟、酒、茶、咖啡等皆可损伤脾胃，故当慎之。饮食应定时定量，进食时宜慢宜温宜软，五味不宜过偏，鱼、蛋、瘦肉、新鲜蔬菜、水果、豆浆、面粉等食皆可选用。

2. 保持心情舒畅　PU 的发生与情志因素非常密切，中医认为忧思伤脾，暴怒伤肝，肝脾失调是胃痛的重要机制，因此保持乐观的心理状态，避免过度精神紧张，有助于减少本病发作。

3. 工作有张有弛　脾主四肢、肌肉，适当运动有助于气血流通，有助于脾升胃降的正常生理活动，但过度劳累则可损伤脾气，“劳则气耗”，所以要注意劳逸结合，工作要有弛有度，避免过度劳累，在紧张工作之后要进行休息放松，根据自已的身体状况，参加适当的体育煅炼，如打球、跑步、做操、打太极拳等。

4. 慎防感受外邪　“盖胃者，汇也，乃冲繁要道，为患最易”（《临证指南医案·胃脘痛》）。感受外邪，尤其是感受寒邪是本病的重要病因，因此慎起居，防外感也是本病重要的预防复发措施之一，本病在冬春季节变换时容易发作，所以在以上时令要特别注意保暖，防止复发。

（七）病案举例

胡某，男，24岁，南京人，学生。初诊（2010年7月2日）：胃脘疼痛3个月，空腹明显，食后痛减，喜温喜按，嗳气时作，反酸较频，胃纳尚可，夜寐安和，大便日一行，色黄成形，舌偏红，苔黄腻，脉细弦。胃镜示：十二指肠球部溃疡（A1期）。素体虚弱，中阳不足，湿浊内生，长期学习紧张，肝气不调，气郁化热，热与湿相合，而致湿热内蕴，寒热错杂，拟方温中健脾，清化湿热。方选黄芪建中汤合左金丸加减。处方：炙黄芪10g，炒白芍15g，嫩桂枝5g，炙甘草5g，乌贼骨15g，大贝母6g，仙鹤草15g，生薏仁15g，川百合15g，川黄连3g，吴茱萸1g。14剂。三七粉60g，白及粉60g，每次各2g，藕粉调服，早晚各服1次。

二诊（2010年7月16日）：胃痛不显，仍有反酸，夜寐尚可，苔薄少，脉细。治在益气和胃。原方加竹茹10g，28剂。三七粉60g，白及粉60g，每次各2g，每日3次，藕粉调服。

三诊（2010年8月16日）：现胃痛已缓解，反酸减少，大便时有不成形，舌红，苔薄少，脉细，治再前方出入。复查胃镜：十二指肠球部溃疡（S1期）。原方加葛根10g，14剂。三七粉60g，白及粉60g，早晚各2g，藕粉调服。

按：本案是一名学生，患十二指肠球部溃疡，由于长期伏案，缺乏煅炼，所以体质较差，脾胃阳虚，胃失温煦，寒凝气滞，不通则痛，导致胃脘疼痛。脾主运化水湿，脾运失健，湿浊内生，同时由于学习压力大，长期精神紧张，肝气失调，气郁化火，肝火犯胃，胃气上逆而致反酸、嗳气，正如《素问·至真要大论》所云：“诸逆冲上，皆属于火，诸呕吐酸……皆属于热”。肝火与脾湿相合，导致湿热内蕴，故舌红苔黄腻，证属寒热虚实夹杂，笔者根据《内经》“间者并行”原则，采用益气温中、清化湿热的方法，标本兼顾，用黄芪建中汤温中益气，用左金丸泻肝和胃制酸，加用大贝母、乌贼骨增强护膜抑酸作用，用百合益气养阴，防温燥伤阴，用薏仁健脾利湿，同时用藕粉调白及粉、三七粉加强护膜生肌，止痛宁络，药后胃痛基本缓解，但仍有反酸，胃气未和，原方加竹茹清热和胃，将白及粉、三七粉、藕粉改为每日3次。三诊时胃痛完全缓解，反酸明显减少，但大便不成形，加用葛根升清止泻。复查胃镜示：十二指肠溃疡已进入瘢痕期。本案比较完整地体现了笔者治疗消化性溃疡的治疗特点。

六、反流性食管炎论治

反流性食管炎（reflux esophagitis，RE）是胃食管反流病的一种，胃食管反流病(gastroesophageal reflux disease,GERD)是指胃十二指肠内容物反流至食管,引起食管症状和并发症的一类疾病。其中食管黏膜有组织病理学损伤者称为反流性食管炎(RE)。临床主要表现为胸骨后或剑突下烧灼感,反酸,嗳气,胸骨后疼痛不适,闷塞,或伴有吞咽困难,食管和咽部异物感,甚至哮喘、咳嗽等。现代研究认为,RE 的发病机制主要是抗反流防御机制减弱和反流物对食管黏膜的攻击作用增强所致的食管炎症和黏膜损伤。治疗方面,主要应用改善食管下端括约肌(LES)功能,避免胃内容物反流,降低胃酸分泌等治疗方法,包括生活方式的改变、药物治疗、内镜和手术治疗等。但停药后容易复发,近年来不少学者尝试运用中医药治疗本病,预防复发,并有较多的临床试验报道,亦有研究对这些随机对照试验的研究质量和疗效进行过系统评价,获得中医药治疗本病预防复发的证据。

反流性食管炎是西医病名,中医并无相应的病名,临床医家多根据其主要症状将其归入"泛酸"、"反胃"、"噎膈"、"胸痹"、"嘈杂"、"梅核气"等范畴。笔者临床注重辨证与辨病相结合,中医理论和现代医学理论相结合,认为本病应根据病期及病性特点,病因病机,病位病性,治则治法等分证治疗。

(一)辨别病期,审察虚实

本病初期,患者仅有吞咽不利、嗳气腐臭、口干咽干等症,病理上可见食管黏膜轻度损伤,辨证多属实证;随着病情的进展,吞咽困难渐重,胸骨后疼痛明显,并有泛酸、嘈杂、食纳不香、精神不振,或有吐血、舌红苔薄黄,或舌红苔少或有裂纹、脉细弦等症,病理上多见食管黏膜充血水肿或糜烂,此为病之中期,病机逐渐由实转虚;若病程迁延,病情进一步加重,吞咽更为困难,疼痛频作,甚则表现为稍食易吐,或泛酸、消瘦、气短、四肢不温、舌淡、脉细弱等症,此时食管黏膜可见纤维瘢痕、管腔狭窄,此为病之后期,中医辨证则虚多实少。临床确诊为反流性食管炎的患者,诉述病程一般较长,除了具有嗳气、泛酸、烧心外,常常诉胸骨后及咽部不适,口干欲饮,且舌红苔少或苔剥中有裂纹,脉细多见,盖因久患此病,伤及气阴,胃阴不足,津液不能濡养食管及胃,且气郁而致水湿内停,酿湿生痰,交阻于食管,故见咽部及胸骨后梗阻不适。另有许多患者发病前期多误以慢性咽炎就诊,甚至不予重视,故临床所见该病多为发病中后期,以脾胃虚弱、胃阴不足等虚证多见,或兼有气郁痰阻、肝气犯胃等实证,以致虚实夹杂。

(二)病因复杂,主要有四

1. 脾胃素虚　李东垣云"内伤脾胃,百病由生"。脾气不足、胃阴亏虚、胃中阳气不足,中气虚馁,运化无力,胃失和降,胃气上逆,则出现嗳气、吞酸等症。如《医学传心录》曰:"咽酸者,吐酸者,俱是脾虚不能运化饮食,郁积已久,湿中生热,湿热相蒸,遂作酸也"。脾主运化,脾胃虚弱则运化无力,饮食、水湿

等郁滞，胃气上逆而见泛酸、恶心呕吐等证。《景岳全书·吞酸》云："人之饮食在胃，惟速化为贵，若胃中阳气不衰而健运如常，何酸之有？使火力不到，则其化必迟，食化既迟，则停积不行而为酸为腐，此酸即败之渐也"。正如张景岳在《杂证谟》中曰："吐酸、吞酸等症，总由停积不化而然，而停积不化，又总由脾胃不健而然"。

2. 饮食不节　脾胃为仓廪之官，主受纳和运化水谷。《素问·痹论》云："饮食自倍，肠胃乃伤"。故若由于饮食不节或过饥过饱，致使脾胃渐损，运化失常，久之中焦亏虚，又使运化更加不利，终至恶性循环，使脾失健运，胃失和降，气逆于上，则出现吞酸、嗳气等症。胃为五脏六腑之大源，主受纳腐熟水谷，若恣纵口腹，过食辛辣、肥甘厚腻之品，又进食寒凉生冷，湿热内生，朝食暮损，日积月深，则胃之阴阳失调，纳谷不下；腐熟不及，胃内容物上泛损及食管即可发病。亦可因嗜烟酒辛辣耗损胃阴，失其濡养而致食管部位疼痛。《三因极一病证方论》云："夫中脘有饮则嘈，有宿食则酸，食后噫醋吞酸，皆宿食证，俗谓之咽酸是也"。

3. 情志失调　《素问·举痛论》曰："百病生于气也"；李东垣亦云"喜怒忧恐，损伤元气"。《寿世保元·吞酸》曰："夫酸者肝木之味也，由火盛制金，不能平木，则肝木自甚，故为酸也"。说明吐酸与肝气有关。若平素性情急躁易怒、过度思虑、忧愁抑郁易导致肝失条达，疏泄不利，肝气横逆克脾犯胃，木强乘土，土虚木乘，出现脾气不升，胃气不降反逆，泛于食管及咽，并致气机阻滞，从而出现嗳气、泛酸、呕吐、脘胁胀痛、嘈杂、便秘或腹泻等症；临床发现肝气犯胃或肝胃不和证较多见。如肝气久郁，既可出现化火伤阴，又能导致气郁生痰，痰瘀交阻的局面，此时会出现噎膈、吞咽不利，甚则吞咽困难、梗阻感、饮食难下等较为严重的症状。如《丹溪心法》曰："气血冲和，万病不生，一有怫郁，诸病生焉，故人生诸病多生于郁"。《症因脉治》曰："呕吐酸水之因，思怒忧郁伤肝胆之气，木能生火，乘胃克脾，则饮食不能消化，停积于胃，遂成酸水浸淫之患矣"。肝气郁滞，肝失调达，疏泄不利，横逆犯胃，而食管又自咽系胃，《难经集注》称之为"胃之系"，且胃与食管"以通为用，以降为顺"，因此，肝气横逆犯胃与咽及食管，使其失于通降，产生嗳气、泛酸、恶心呕吐等症。此外，肝胆互为表里，胆附于肝，与肝同主疏泄，肝胆的疏泄功能正常，则胆汁能正常分泌和排泄，从而有助于脾胃的运化；若肝气郁结，疏泄失常，则可影响胆汁的分泌与排泄，从而可出现胆汁上逆或消化不良之象，临床可症见口苦，纳差，腹胀，腹泻，反胃，反酸等症，胆汁合并胃液的反流，进一步加重了食管炎症状的严重程度。

4. 外邪犯胃　风、寒、暑、湿、热邪及秽浊之气，侵犯脾胃导致胃气不和，胃失和降，从而出现吐酸、呕吐等症。如《证治汇补·吞酸》曰："若客寒犯胃，顷刻成酸，本无郁热，因寒所化者，酸之寒也”；寒邪内犯肝胃，肝脉上达巅顶，阴寒之气循经上逆，经气被遏，故头痛甚于巅顶；寒伤中阳，水津不化，气机上逆，则呕吐清稀涎沫、酸水，说明吐酸与寒有关，与胃有关。《症因脉治》云：“呕吐酸水之因，平时郁结，水饮不化，外被风寒所束，上升之气，郁而成积，积之既久，湿能生热，湿盛木荣，肝气太盛，遂成木火之化，因吞酸、吐酸之症作矣。”

（三）胃阴不足，气郁痰阻，气机失调，胃失和降为基本病机

本病初期，多在气分，属肝脾气结，痰气交阻，故见嗳气、泛酸、咽部及胸骨后不适，吞咽不利；随着疾病进展，气郁化热，湿热内蕴或胃阴被耗，食管涩滞，失于濡养，出现口干、吞咽梗阻；迁延日久，则深入血分，可及络脉，致痰瘀交阻。故胃阴不足，气郁痰阻，气机失调，胃失和降可概括为本病的基本病机。

（四）明确病性，分清标本

本病本在脾胃虚弱（脾气虚或胃阴虚），肝气、痰瘀、湿热为其标，上述诸因，可单一出现，亦可兼夹出现，病理性质为本虚标实。单一出现者，其病理变化与临床证候比较单纯，则易治；而兼夹出现者，其病理变化与临床证候比较复杂，则难治。

（五）病位食管，肝脾相关

本病病位在食管，但食管为胃所主，《难经集注》称之为“胃之系”，胃主受纳腐熟水谷，食管及胃皆以通为顺，以降为用；肝主疏泄，调畅气机，调节情志，调理脾胃的运化；脾主为胃行其津液，主运化，主升清，肝气疏泄、脾胃运化功能正常，则食管升降正常。故本病病位虽在食管，但与肝及脾胃休戚相关。

（六）舌镜互参，明确病证

舌为脾之外候，足太阴脾经连舌本、散舌下，阳明胃腑，多气多血，熏蒸水谷之气上潮于舌，也常夹邪气外显于舌，故有“舌为胃之镜”之说。《临症验舌法》云：“内外杂症，无一不呈其形、著其色于舌。”又《形色外诊简摩·舌质舌苔辨》中说：“苔乃胃气熏蒸，五脏皆禀气于胃，故可借以诊五脏之寒热虚实也。”食管为胃之延续，由胃所主，所以舌象为诊察脾胃及食管等疾病的重要手段。余临床尤其重视舌脉征象，常引用《千金要方》名言：“夫脉者医之大业也，既不深究其道，何以为医者哉?”。舌诊辨别疾病证型的特色是强调对舌质、舌苔及舌下脉络的观察，如舌红而苔干中有裂纹或花剥多为胃阴不足；舌苔厚腻多系湿邪困脾；舌红苔黄腻，则辨证多属脾胃湿热；如舌下脉络色深紫而滞、充盈增粗多可辨为血瘀。当然，反流性食管炎的诊断主要依据症状及胃镜检查。胃镜是确定有无反流性食管炎的主要方法，RE 的严重程度常用 1994 年美国洛杉矶世界胃肠病会议制定的标准（LA 分级）分类法分为 4 级（表 1），来判断 RE 的轻中重等不同程度，并结合辨证及舌脉指导临床用药。

表1　反流性食管炎内镜分级

分级	食管黏膜内镜下表现
正常	食管黏膜无破损
A	食管黏膜有破损，但无融合，病灶长径＜0.5cm
B	食管黏膜有破损，但无融合，病灶长径＞0.5cm
C	食管黏膜有破损且有融合，＜食管周径的75%
D	食管黏膜有破损且有融合，＞食管周径的75%

临证之时需注重辨病与辨证、宏观辨证与微观辨证相结合，结合临床症状，紧扣病机，结合胃镜，综合判断，指导治疗，既提高了疗效，又为中西医结合治疗RE开拓了临床科研思路。

（七）"虚则补之，实则泻之"为基本原则；养阴和胃，开郁化痰，制酸护膜为基本治法

本病在病情发展过程中可见气虚、阴虚、气郁、化火、痰阻、血瘀等病机，可分别施以益气健脾，养阴和胃，疏肝理气，化痰解郁，清肝降火，活血化瘀等治法，常需结合应用，补泻以相承，药性忌太偏，喜用太子参、炒白术、茯苓、炒山药、炒薏苡仁等健脾益气，治其本；选黄芩、黄连等泻火清胃，以木蝴蝶、荷叶辈解郁升清，取石见穿、决明子等通幽降逆，共治其标。本病的主要病机是胃阴不足，气郁痰阻，且患者胃镜均示食管黏膜糜烂之象，故养阴和胃，开郁化痰，制酸护膜当为本病的基本治疗大法。笔者根据本病的病因病机，研究清代医家程钟龄对"噎膈"的论述，认为此种证型与之相近，治疗上则师从其法，以启膈散及沙参麦冬汤为基础方化裁，自拟一食管炎方，选用北沙参10g、炒白术10g、法半夏6g、麦冬15g、茯苓12g、砂仁2g（后下）、荷叶15g、木蝴蝶2g、煅乌贼骨15g（先煎）、大贝6g、白及10g等为组方，临床验证效果较好。然患者体质不一，诱因有别，病理侧重不同，故在临床具体治疗时需要分证论治。

1. 痰气交阻证　若体态丰腴，多愁善感之人，症见咽中似有物阻，胸膈痞满，吞咽不利，嗳气、泛酸，胸骨后疼痛，得嗳气后稍舒，情志不遂时加重，口干咽燥，大便艰涩，舌红苔薄腻，脉弦滑，辨证当属痰气交阻证，治当开郁润燥，化痰畅膈，方选启膈散和半夏厚朴汤加减。药用：法半夏、苏梗、茯苓、丹参，浙贝母、郁金、桔梗、枳壳、厚朴、荷叶、急性子、木蝴蝶等。

2. 肝气犯胃证　若素体阳旺，性格急躁而易于发怒之人，症见泛酸、胸骨后及胃脘部烧灼不适，连及两胁，吞咽不利，情志不遂时加重，舌淡苔薄白，脉弦，证属肝气犯胃，治当疏肝理气和胃，以柴胡疏肝散或逍遥散加减。药用：柴胡、白芍、白术、枳壳、陈皮、当归、川芎等。

3. 肝胃郁热证　若肝气犯胃日久或较甚时出现肝郁化火，横逆脾胃，损伤食管，出现胸骨后灼痛，吞咽梗阻，口苦咽干，嗳气泛酸，胁乳作胀，心烦易怒，且每因郁怒则发或加重，食欲不振，大便不畅，舌质红，苔薄黄，脉弦数等症，证属肝胃郁热，治当疏肝清热，和胃降逆。方选左金丸或丹栀逍遥散加减。药用：醋柴胡、炒枳壳、黄连、吴茱萸、丹参、砂仁（后下）、白芍、甘草。

4. 瘀血阻络证　若症见胸骨后及胃脘部烧灼不适、刺痛，痛有定处而拒按，舌质紫黯，脉涩。证属瘀血阻络证，方选桃红四物汤加减，治当活血化瘀，理气止痛。药用：桃仁、红花、当归、川芎、生地黄、赤芍等。

5. 胃阴不足证　若形瘦火较盛之人，表现胸骨后或剑突下隐痛痞胀，有灼热感，泛吐酸水，嘈杂口干，大便偏干，舌质偏红，苔微黄或少苔，脉细数等症者，笔者常从胃阴不足，失于濡润，食管不利论治。方用沙参麦冬汤或益胃汤加减。药用：北沙参、麦冬、法半夏、白术、白芍、木蝴蝶、百合、白及。若阴伤较重，则用一贯煎加味。

6. 脾胃虚寒证　症见胸骨后及胃脘部烧灼不适，疼痛隐隐，吐酸水，喜暖喜按，纳食减少，神疲乏力，甚则手足不温，大便溏薄，舌质淡，脉软细。证属脾胃虚寒证，方选理中汤加减。

临证加减：反酸甚者，加煅瓦楞子 15g；脘胀嗳气频繁者，加佛手 5g、枳壳 10g；口干明显者，加麦冬、玉竹、石斛各 15g；情志抑郁不舒者，加合欢花 5g、绿梅花 5g、玫瑰花 5g；两胁痛明显者，加川楝子 6g，玄胡索 10g；胸痛血瘀明显者，加丹参 10g、川芎 10g；大便干结者，加莱菔子 15g、决明子 15g；大便稀溏者，加葛根 10g、马齿苋 15g；失眠明显者，加百合 15g、夜交藤 15g、酸枣仁 12g、煅龙齿 12g、煅牡蛎 10g。

（八）两粉加一粉，抑酸又护膜

余师从国医大师徐景藩教授多年，根据徐老的经验并结合自己多年治疗反流性食管炎的临床体会，摸索并创制出了治疗本病独特的服药方法。即嘱患者自行购买独立小包装无糖藕粉（因含糖藕粉属甘味甜腻之品，容易加重反酸），先用温水融化，搅拌均匀，再分别放入 2～3g 三七粉和 2～3g 白及粉（院售三七粉和白及粉为每包 5g，故大概各取一半），再充分搅拌均匀，最终共制成约 100ml 的糊状物。早晨起床洗漱后和晚上睡觉前空腹时温服，不要过冷或过烫，过冷则会导致胃部不适，过烫易损伤本就破损的食管黏膜，服药时不应一饮而尽，最好小口频咽，且最好不断变换体位，药物迅即流经食管而入胃中，使该具有黏性的糊状物不仅能直接作用于食管黏膜，而且可以在食管中停留的时间长些，为了使效果更佳，早晨空腹服药后最好再卧床半小时，采取卧位（脚高头低位），并不时翻身变换体位躺卧，然后再进食早餐。晚上临睡前服药后亦采取该法躺卧。这种服药方法，充分利用食管管腔器官的生理特点（《医

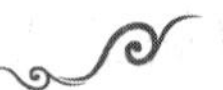

贯》云："咽系柔空，下接胃本，为饮食之路"），能够使药直达病所，疗效颇佳，且药物口感好，易于为患者所接受，病人具有很好的依从性，更有利于提高该病的有效率。该方法中三七粉收敛止血、行瘀止痛，白及粉苦甘涩，有凉血止血，收敛止血，补肺生肌作用。藕粉清热凉血，熟后黏滞，尚有"护膜"之功。三药同为粉状，调服后更奏护膜之功，不仅可以保护食管、咽部及胃黏膜，而且能防止出血。若暂无三七粉可用川贝粉替代之，用法用量相同、功效类似。该法不仅可用于反流性食管炎有食管黏膜损伤的患者，更可推广应用于糜烂性食管炎、疣状胃炎、消化道溃疡的患者，可谓异曲同工之妙。

（九）调摄饮食情志，预防复发

反流性食管炎停药后容易复发，故治疗该病的难点不仅在于缓解症状，更应注重防止复发，所以应特别注意加强生活调摄，祛除诱发因素。饮食上，烟、酒、茶、咖啡等皆可损伤脾胃，故当慎之。应多食蔬菜，保持大便通畅，胃以通为顺，以降为和，大便得以通畅，气机则不上逆。忌烟酒，少进食辛辣、过热、过冷等刺激性食物，更不应在短期内冷热食物交替刺激食管，损伤黏膜。据文献报道以及临床观察，甜食、油腻等食物容易引起胃酸反流，亦属禁忌之列。情志上，应保持乐观，树立生活的信心及战胜疾病的信心。

（十）典型病案

案1　气郁阴伤证

李某，女，57岁。2011年2月出现胃脘部烧灼感，伴脘胀、泛酸，口苦，至我院行胃镜检查：反流性食管炎，胆汁反流性胃炎，Hp（++）。门诊服用中药治疗，症状好转，但停药后症状又作。2012年10月5日又因反酸入住我院消化科，予兰索拉唑抑酸、铝镁加混悬液护胃、莫沙必利促胃动力等药物治疗后泛酸较前好转，但仍影响生活质量，后将兰索拉唑改为埃索美拉唑加强抑酸护胃，但泛酸仍时作。2012年10月18日查24小时pH检查示：胃食管异常酸反流。西医诊断：反流性食管炎，为求系统调理，前来我门诊就诊。症见：反酸频作，伴有嗳气频频，时有胃脘部烧灼感，脘胀、口苦，舌红苔少，脉细弦。中医诊断：反酸；西医诊断：反流性食管炎。证属气郁阴伤，胃失和降。治当养阴和胃，开郁化痰，制酸护膜。药用北沙参15g，白术10g，法半夏6g，麦冬15g，仙鹤草15g，大贝6g，荷叶10g，砂仁3g（后下），乌贼骨15g，白及10g，茯苓12g，加用三七粉、白及粉各2g以藕粉调服，早晚各一次空腹服。并嘱其停用所有西药及注意情志舒畅及饮食清淡，夜间睡觉垫高枕头等。1个月后症状好转，调方后继服，诸症消失。

按：患者久患此病，缠绵难愈，久病多虚，易耗伤气阴，致使胃阴不足，食管与胃失于濡养，气机升降失调，临床嗳气、反酸、烧心等症。阴虚津少，津液不得上承，故见口干，舌红苔少，脉细。辨病：本病病理性质属阴虚，治疗当遵循

“虚者补之”之原则，以养阴和胃为治疗大法，取“沙参麦冬汤”加减益胃生津，止酸护膜。本方以北沙参、麦冬为君药，配以白术、茯苓、半夏、砂仁等臣药，再佐以木蝴蝶、乌贼骨、大贝、白及等，共奏养阴和胃，抑酸护膜之功。北沙参配麦冬功能养阴清肺，益胃生津，脾胃气阴充复，则健运为常，而杜生痰之源。砂仁能理气和胃，荷叶升清降浊，和胃降逆，木蝴蝶清肺利咽，疏肝和胃。半夏、砂仁均性温，行气通降，免久服耗气伤津，故见效后即去掉砂仁，并加白及、乌贼骨。白及性寒味甘苦，既清泄又补收，现代药理示其对食管及胃肠黏膜有保护作用；乌贼骨味涩性微温，能收敛止血，止酸止痛，研究证明其有中和胃酸作用，余常用此二味治疗泛酸、烧心，常效。

案 2　肝胃不和证

初诊（2010 年 8 月 6 日）：叶某，男，61 岁，胸骨后灼痛 3 个月，进食酸甘辛辣食物后疼痛加重，反酸，口干，纳食欠佳，平时性情急躁，易怒，大便尚调，夜寐安和，舌质红，苔薄，脉细弦。腹部查体：腹软，无压痛。查胃镜示：反流性食管炎。治当泄肝和胃。方拟“左金丸”加减：黄连 2g，吴茱萸 1.5g，太子参 10g，白术 10g，半夏 6g，麦冬 10g，大贝 6g，乌贼骨 15g，白及 6g，葛根 10g，玫瑰花 5g。14 剂后尚可，食管烧灼感好转，易怒，大便尚调，舌质红，苔薄，脉细弦。治再理气和胃，去葛根，加木蝴蝶 3g，合欢皮 10g。再进 14 剂后，胸骨后灼痛症状已愈，余症皆消，原方续 14 剂。药后诸症皆平。

按：患者反流性食管炎，年届花甲，中焦脾胃本虚，加之情志不遂，肝胃不和，气郁日久化火，复因饮食辛热之品，热与气结，郁阻于中，胃失和降，热者苦辛通降，治宜泄肝和胃，遂投之左金丸加减而效。该病首起症见肝胃郁热，大凡疏肝理气药，辛香而易耗气伤阴，治当顾护胃阴，用药忌刚宜柔，理气而不伤阴，亦可在理气药中少佐滋阴之品，笔者临证常如此用之，屡用屡效。本案患者为肝胃不和，兼有郁热，主方选左金丸加减，以乌贼骨、象贝合用，取乌贝散之意，发挥其制酸和胃之效。食管失于濡润者，见食管部位灼热、嘈杂，甚则吞咽不利，口干，舌红时，当用滋阴生津之润剂，药可选用麦冬、生地、杏仁等。余治疗本病，喜用麦冬以润养食管，以利食物畅达；润剂之中还当配伍理气药物以利于气机调畅，如橘皮、枳壳等，但恐理气之品香燥伤阴，故佐玫瑰花以理气而不伤阴，木蝴蝶、玫瑰花，疏肝而不刚燥；白及清润而兼护膜。二诊时加用疏肝理气之合欢皮，“萱草忘忧，合欢蠲忿”，合欢皮具有解郁，调节情志功能，临证常用此以理气解郁。

七、功能性消化不良论治

功能性消化不良（functional dyspepsia，FD）是指病人有持续或反复发作性的上腹不适、餐后饱胀、嗳气、早饱、厌食、恶心、呕吐、反酸、烧心以及胸骨后疼

痛等消化不良症状，而未发现有胃肠道溃疡、肿瘤，排除了食管炎和肝、胆、胰等器质性疾病，并且排除了糖尿病、结缔组织病等全身性疾病所表现的一组综合征。本病发病率高，国内人群中患病率在10%~30%，流行病学调查显示，该病近10年的消化门诊就诊率由20%增加到40%，严重影响患者生活质量。又因其易复发，成为消化门诊一大难题。由于FD患者在症状表现上各有不同，故临床上很难将其归属于一个统一的病证，根据其临床表现的轻重不同，中医学将FD归属于"胃脘痛""嗳气""噫气""痞满""反胃""呕吐""吐酸""嘈杂"等范畴。笔者在研读古典文献基础上，潜心研究数十载，对功能性消化不良的病因病机、病位、病性、舌脉及施治等方面积累了一些临床经验，现叙述如下。

（一）病因病机是关键

西医对于FD的病因尚未明了，可能是多种因素综合作用的结果，目前认为，其发病机制有胃酸、幽门螺杆菌感染、精神、环境、消化道功能障碍、内脏感觉异常等多种因素参与。该病中医病因病机在于脾胃虚弱、情志不畅、外邪内积及饮食失节，继而导致中焦气机郁滞，脾胃气机升降失司。中焦气机郁滞又涉及肺的宣发肃降和肝的疏泄功能，气机郁滞导致升降失宜，而以胃气不降为主要表现。如胃"当降不降、不降反升"，可见脘胀早饱、恶心呕吐、嗳气呃逆等；如脾"当升不升、不升反降"，可见肠鸣下利、泄泻等。若病程较长，迁延不愈，致脾胃功能下降，常以脾气虚弱，胃阴亏虚证候出现，表现为食欲不振，神疲乏力，胃脘隐痛，饥不饱食，舌红少津，脉象细弱等。在强调气机升降失调之时，也不可忽视瘀血这一重要病理机制。由于气虚可导致血瘀，且若本病病程长，病情常反复，久病更可致瘀，瘀血停于胃，胃气郁滞，气机不畅，和降失常，遂发本病，表现为反复胃脘疼痛、夜间较甚、饱胀、嗳气等。并且瘀血内停与气机不畅可互为因果。

（二）病位在于肝脾胃

笔者通过对大量临床资料进行总结之后，用叶天士的"肝为起病之源，胃为传病之所"来概括本病的发病部位，认为本病病变部位在胃，与肝密切相关，并强调此处胃当理解为脾胃之功能，肝脾胃同居中焦，脾胃乃后天之本，胃主受纳，脾主运化，吸收水谷之精微，并顺降于肠，其间有赖于肝的疏泄条达，三者功能失调可致气机壅滞，升降失职，出现水谷不腐之痞满证。并指出肝与脾胃功能失调可互为因果，如肝失疏泄，气机郁滞，横逆犯胃，胃失和降，为木强乘土，可出现胃脘饱胀、嗳气、呕吐等症状，属实；脾胃虚弱，运化失常，肝气乘脾，脾土受伐，为土虚木乘，亦可出现上述症状，属虚，临床辨证时，虽症状、病位相同，但其病理性质有虚实之分，治疗前者当以抑木为主，后者当以培土为主。在强调肝与本病的密切关系时，指出在一部分病人尤其是老年病人，可表现为肺脾两虚，脾肾两虚。肺为脾之子，脾胃之纳化，依赖于肺之宣发肃降，如

《素问·经脉别论》:"脾气散精,上归于肺",肺主气,肺气不足,治节不利,使脾胃运化功能失调。老年人肾气自虚,日久气虚及阳,由于肾中真阳,乃奉生化之主,脾之纳化,赖此火以助之,神机鼓动,纳化正常,若火衰而温煦无权,则纳化失常,治疗时当以兼顾肺肾两脏。

(三)寒热虚实辨病性

清代医家林佩琴《类证治裁·痞满》把杂病痞满分作胃中寒滞停痰,饮食寒凉伤胃,脾胃阳微,中气久虚,精微不化,脾虚失运,胃虚气滞等若干证型,指出"亦有寒热虚实之不同,宜分别而论之"。笔者根据临床经验亦强调该病当辨其虚实寒热,以实为主者多见肝郁、气滞、郁热、寒凝、血瘀、食积、痰湿等。以虚为主者多见脾气虚、胃阴虚等。FD 的临床证候中,常见胃脘痞满、反酸、烧心,食后尤甚,纳呆、干哕、食臭,或肠鸣下利,苔薄黄腻,脉弦等寒热错杂,虚实并见之复杂症状。此为虚实夹杂,寒热并见之证,中虚寒热失调,心下痞硬,满闷不舒,中气受伤,邪犯于胃,胃失和降所致之胃痞。

(四)症状舌脉来辨证

1. 2010 年《功能性消化不良的中西医结合诊疗共识意见》西医分型将 FD 为两种:上腹痛综合征及餐后不适综合征。前者指上腹痛和(或)上腹灼热感。后者表现为餐后饱胀和(或)早饱。

2. 中医证型分为 5 种

(1)肝气郁结证:主症:脘胁胀痛,痛无定处;脘闷嗳气;急躁易怒;脉弦。次症:口苦;精神抑郁,善太息;咽部异物感;烧心或泛酸;腹胀纳呆或呕吐;舌淡红或尖边红,苔薄黄。

(2)肝气犯胃证:主症:胃脘痞满,闷胀不舒,胀及两胁,情志不遂易诱发或加重;嗳气、呃逆;烧心泛酸;心烦急躁;脉弦或弦细。次症:两胁气窜走痛;口干口苦;小便淡黄;舌质黯红,苔薄白或白厚。

(3)脾胃气虚证:主症:脘腹痞满隐痛,劳累后加重或饥饿时疼痛;纳差而饱;大便溏软;舌质淡,体胖有齿痕,苔薄白或白腻。次症:泛吐清水;嗳气不爽;口淡不渴;头晕乏力;脉细弱。

(4)湿热滞胃证:主症:胃脘痞满,闷胀不舒;恶心欲吐或呕吐;纳呆食少;嗳气不爽;舌质红,苔黄腻。次症:头身困重,肢软乏力;口苦吐酸;大便不爽而滞;小便黄赤;脉濡数或细数。

(5)寒热错杂证:主症:胃脘痞满或疼痛;胃脘嘈杂不适;心烦、口干、口苦;腹满肠鸣,遇冷加重。次症:腹冷便溏;嗳气纳呆;小便时黄;舌质淡、苔黄;脉弦细或弦滑。

FD 临床常可两种证型同现,如肝气郁结合并脾胃气虚,可称为脾虚气滞证;以上证型也可以兼夹食积、痰湿或血瘀,如脾虚痰阻、脾虚食滞等证,临证

诊治当以辨主证为主。

3. 诊疗脾胃病应重视舌脉之象的诊察情况，辨血瘀不应拘于疼痛固定、刺痛及舌面紫有瘀斑，临床上应重视舌下静脉的望诊，如舌色青紫，舌下静脉瘀紫增粗、扭曲或充盈，脉涩不畅，即是脾胃血瘀的重要标志；舌苔黄腻，脉滑数有力是脾胃湿热之证治要点；舌淡边有齿印，苔薄白，脉细无力多是脾胃气虚证治要点；舌红苔少，中有裂纹或舌光红无苔，兼有脉细数者，辨证多属胃阴亏虚或虚火上炎；舌淡苔白腻或厚腻，脉濡滑者，多是痰湿中阻之辨证要点。临床中若遇证候复杂多变，辨证困难时，可以遵从舍症而从舌脉之原则，故要求我们要较好掌握舌脉之征象。

（五）施治经验是特色

功能性消化不良的中医基本治则和治法当遵《素问·至真要大论》:“谨守病机，各司其属，有者求之，无者求之，盛者责之，虚者责之，必先五胜，疏其血气，令其调达，而致和平，此之谓也”之旨进行调治。笔者遵此原则，针对辨证属不同证型的FD施以不同治则，现将其治疗经验小结如下：

1. 和胃降逆畅中焦，斡旋气机调升降　“斡旋气机升降，务求调气复平，勿使中焦壅滞”是余诊治脾胃病的一大特色，处方用药遵吴鞠通“中焦如衡，非平不安”之旨，常选用轻清灵动之品，少用重浊厚味、刚劲燥烈之药，使理气不伤阴，养阴则柔润不腻，补脾重健运，温阳用甘平微温之药，总以调气复平为要。对于肝胃不和、肝胃郁热、肝郁脾虚等证型，治当疏肝以燮理中焦气机升降，法宗柴胡疏肝散并随证加减。此外，笔者结合现代药理及胃肠病理生理学，从胃肠动力学角度出发，经长期不断临床与实验研究，研制顺气导滞之“和胃方”运用临床，疗效显著。该方现已制成院内制剂“和胃胶囊”广泛用于临床，方中太子参、炒白术益气健脾，先固其本；百合、枳壳调理升降、顺达气机，以清其源；莱菔子、决明子等导滞降逆、理气消胀，以疏其流；木蝴蝶、玫瑰花轻清疏肝、调气畅中；合欢皮疏肝调中，并具镇静抗焦虑、失眠作用；谷麦芽消食开胃、化滞助运。

2. 益气养阴健脾胃，甘缓补中固其本　《脾胃论》云:“善治者，唯有调和脾胃”。“脾贵在运而不在补”，益气当以运脾为先，养阴益胃贵在柔润，且当防滋腻碍脾。脾胃运化正常，气血才能生化无穷，脾胃健则气血旺。FD病程日久，久病必虚，其本在于脾胃气虚，常用黄芪建中汤加减健运中气以固其本；当FD出现胃脘隐痛，饥不饱食，舌红少津，脉象细弱等胃阴不足证时，病程日久，治当缓图，叶天士说“宜用甘药以养胃之阴”。《未刻本叶氏医案》曰:“甘凉益胃阴以制龙相，胃阴自立”。强调用药以南北沙参、石斛、百合、麦冬、玉竹、甘草等甘凉柔润为主，喜用叶氏养胃汤、鞠通益胃汤等。为防阴柔之品呆滞气机，处方中参入佛手花、绿萼梅、生麦芽等顺气和中之品，俾胃气运转药力，调畅枢机，或予养阴药中少佐橘皮络、姜半夏、鸡内金、炒谷麦芽等和胃消导醒脾苏胃，以助流通。少用或忌用滋腻之品，恐壅滞不运，更碍脾胃，所谓“欲速则不达”。另遵《景岳全书》所云：“善补阴者必以阳中求阴”。在养阴益胃时少佐黄芪、党参等甘而微温之品，以期阳生阴长。

3. 虚实寒热当谨守，寒温并用治胃痞　清代医家林佩琴《类证治裁·痞满》把杂病痞满分作若干证型，指出“亦有寒热虚实之不同，宜分别而论之”。对于虚实夹杂，寒热错杂之病症，法当辛开苦降，寒温并用，消痞补中，调和寒热，补泻同施，方用半夏泻心汤加减，取其泻心消痞，补中扶正，调和寒热之义。

4. 兼证杂症要兼顾，随证加减效桴鼓　湿阻中焦脘闷呕恶者加薏苡仁、砂仁；呕吐属热者法半夏配竹茹；属寒者法半夏配干姜、丁香；阴虚舌红口干者加麦冬、北沙参、玉竹养阴和胃；性情急躁易怒者加玫瑰花、合欢皮、醋柴胡疏肝解郁；郁热泛酸者加左金丸清解郁热；舌苔黄腻者，加苍术、厚朴燥湿和胃；反酸烧心者，加煅瓦楞子、白及、乌贼骨抑酸和胃；痞胀较甚者加炒莱菔子、枳实理气消痞；大便干结者加决明子、莱菔子通降肠腑；失眠者百合、夜交藤养心安神；不仅气虚可致血瘀、病久亦可致瘀，临床上酌加丹参、当归、莪术、川芎、赤芍等药行气活血止痛。

5. 针药合用促康复，综合调治显特色　针灸治疗对胃肠运动具有良好的双向调节作用，且基本无副作用，患者易接受。临床研究FD，历史久远，相关论述颇丰，各代医家已逐渐形成了一套完整有效的诊疗理论体系，总结了一系列治疗FD的经验有效方法，但临床治疗难度大，病程长，疗效慢，因此在个体化辨证论治的基础上，还必须采用综合调治手段全面治疗。故在运用中医药治疗的基础上，开展针灸治疗，可直达病所，其作用力强，可促进脾胃运化功能，调达中焦胃腑之气，调理相关脏腑，施以不同手法及特殊选穴，以达到扶正补虚、健脾养胃、疏肝理气、消导化滞、活血通络、平调寒热之目的。临床运用针灸治疗FD时实证常取足厥阴肝经、足阳明胃经穴位为主，以毫针刺，采用泻法；常取足三里、天枢、中脘、内关、期门、阳陵泉等。虚证常取背俞穴、任脉、足太阴脾经、足阳明胃经穴为主，毫针刺，采用补法，常用脾俞、胃俞、中脘、内关、足三里、气海等。辨证选穴施治，临床疗效显著。

6. 怡情悦性调心理，生活调摄重养护　“生物—心理—社会医学”新的医学模式的建立，使人们对调护在疾病的诊治中发挥的作用越来越受到重视。该病多与情志内伤有关，询问病史得知患者经常有焦虑、抑郁易怒、失眠多梦等神经功能失调症状，是导致肝脏疏泄、气机升降失调的重要诱因。孟河医派调治心理以怡情悦志，解除顾虑，耐心细致，精心调护为特色，“告之以其败，语之以其善，导之以其所便，开之以其所苦”（《灵枢·师传》），余临床上谨遵此宗旨，耐心向患者说明疾病的性质及发展规律，引导病人了解并重视疾病，注重

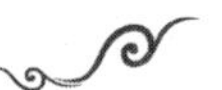

养护，消除紧张、恐惧、消极心理，解除苦恼、接受治疗、愉快生活，保持乐观情绪，怡情养性，以使“气和志达、营卫通利”。并注重饮食有节，勿暴饮暴食、贪凉饮冷，戒烟酒，以免助湿生热，配合食疗，以食代药。“谨和五味、食养尽之”（《内经》）方能顺应自然，防病祛疾。摄生养性，生活有度，起居适宜，因体质制宜，是 FD 的养护之道。上述做到，不仅能调节气机，促进气血畅运，舒筋活络，又能疏肝健脾，调理心态，提高机体免疫功能，从而达到预防疾病的目的。

（六）案例举隅

案 1　徐某，男，88 岁，中国故宫博物院著名研究员

初诊：1997 年夏天来宁讲学。由于天气酷热与使用空调不当，年事已高的徐老先生罹患了重度感冒，发热不退，滴水不进，卧床不起，身体极度衰弱。请余诊治，针对徐老所患暑月感冒，予苏叶、豆豉、薄荷、南沙参等轻透发表之剂。一剂药后，徐老汗出溱溱，病症俱除。欣喜之余，老人挥毫题写道：“老疲渐怯恣行动，长日惟贪高枕眠，喜得回春逢妙手，能驱二竖保余年。”

再诊：1998 年 5 月 15 日，徐老再次来宁时，因饮食不慎，一时出现脘腹胀满不适，隐痛时作，嗳气泛酸，纳食不香，大便干结，苔白腻，脉弦滑。复请笔者再次诊治，分析其病机为饮食不节，停滞胃肠，通降失司，予太子参、炒白术、薏苡仁、茯苓、鸡内金、决明子、莱菔子、川朴共奏健脾消食，化湿通降之功，1 剂药后，大便即转畅，日行 1 次，脘胀、嗳气明显减少；3 剂药后，病即基本告愈，为巩固病情，原方加佛手 5g，百合、夜交藤各 15g 助其睡眠，继服。徐老感慨万分，再次挥毫：“再度沐春风，扁仓洽始终，治病先治脾，一剂凑肤功。”后徐老亲题名匾“济世良医”赠与笔者。

案 2　黄某，女，6 岁

初诊：1998 年 7 月 19 日，患者家人代诉其一月来纳食不香，大便 3～4 日一行，食量明显下降，体重日渐减轻，形体消瘦，苔白厚腻满布舌面，脉濡细。已用抗生素治疗，然效欠佳。追问病史，得知患者嗜食生冷，故分析其病因病机为饮食生冷过度，寒湿内停，遏制脾胃阳气，无力腐熟水谷；脾胃受损，运化失司，故见纳差；脾胃生化乏源，肌体失养，故见消瘦。治当选用苦温燥湿之平胃散，兼以消食导滞，通降胃气，药用如下：炒苍术 5g，川朴 6g，茯苓 12g，炒薏苡仁 15g，莱菔子 15g，决明子 15g，鸡内金 6g，炒建曲 7g，因患者年龄较小，故苦温之川朴、苍术用量宜小，先予 3 剂试服。

复诊：1998 年 7 月 23 日，患者白腻苔已化，大便通畅，日行 1 次，纳食转佳，体重有所上升。调方后继服，后再诊时诉病告痊愈，不胜感激。

八、慢性结肠炎论治

慢性结肠炎是临床常见病，随着纤维结肠镜的普及，检出频率增高，发病

率呈上升趋势，常兼有肠易激综合征的临床表现。张锦坤在《中华消化志》上曾对慢性结肠炎提出如下诊断标准：①慢性腹泻，粪便带黏液甚至脓血；②粪便检查未发现痢疾杆菌及阿米巴原虫；③ X线钡剂灌肠提示黏膜象紊乱；④纤维结肠镜仅见黏膜充血、水肿、出血、糜烂、增生，但无溃疡；⑤结肠黏膜活检示有慢性炎症。该病属中医"泄泻"、"久泄"范畴，部分患者在病程中又兼有久痢。病位主要在脾，可涉及肝肾。治疗当健脾化湿，结合抑木补肾，部分病人需要配合中药保留灌肠。在生活上要谨慎调摄，防治并举。

（一）脾虚湿盛为主，兼夹湿热瘀血是其主要病机

1. 脾虚湿盛为其病理基础　脾居中焦，与胃相合，为后天之本，气血生化之源。若脾失健运则水反为湿，谷反为滞，清浊相混，水走肠间而为泄泻。故张景岳曾谓"泄泻之本，无不出于脾胃"。若湿浊内停，肠腑传导失司，通降不利，气血壅滞，脂膜血络受损，则便血赤白黏冻，状若"痢疾"。慢性结肠病程较长，反复发作，久病脾虚，运化失健，而致水湿内生。脾喜燥恶湿，湿邪困遏中土，则复伤于脾，以致脾胃日益虚弱，湿滞不化，迁延难愈。故脾虚湿盛是慢性结肠炎的病理基础。

2. 以脾为主，恙及肝肾　肝属木，主疏泄，喜条达，恶抑郁，有调畅气机功能；脾属土，其运化、升清有赖肝之疏泄，固有"土得木而达"之说。若情志忧郁，肝失条达，气机郁滞，横逆犯脾，则可使脾运失健，导致泄泻；或久泄脾虚，土虚木贼，肝木乘土，而成脾虚肝郁之证。脾为后天之本，肾为先天之本，命门之火能助脾胃腐熟水谷。若年迈体弱，或久病之后，损伤肾阳，肾阳虚衰，命火不足，不能温煦脾土，脾运失健而致水湿停聚，下注大肠而泄泻，《素问·水热穴论》说"肾者，胃之关也，关门不利，故聚水而从其类也。"部分患者可在脾虚基础上出现肝木乘脾、脾病及肾的病理变化，久则病机错杂，脾、肝、肾三脏相互影响，最终导致三脏同病。

3. 兼夹湿热、瘀血　《素问·阴阳应象大论》云："湿胜则濡泻"，湿邪是导致泄主要的病理因素。慢性结肠炎患者，由于脾胃虚弱，不能运化水谷，因而水湿内生，湿邪久蕴肠腑，每易郁而化热，若热伤血络，则可出现便血。慢性结肠炎患者临床常表现出大便带有黏液、脓血、口苦、舌红、苔黄腻的肠腑湿热症状。本病也可因脾气亏虚，推动无力，肝失疏泄，气滞血瘀，肾阳虚不能温煦而致肠络瘀阻。部分患者兼有腹痛如刺如绞、舌黯、舌下青紫等血瘀征象。所以湿热、血瘀是本病主要兼证。

（二）健脾化湿是主法，不忘调理肝气

1. 健运脾胃法　脾胃虚弱证是慢性结肠炎最常见的证型。而脾胃虚弱证有气虚、阳虚、阴虚之别，临床当需细辨，方能药证相符，丝丝入扣。脾气虚证，大便时溏时泄，水谷不化，稍进油腻之物，便次增多，饮食减少，脘腹胀闷，面色

萎黄，肢倦乏力，舌淡苔白，脉细弱。治疗当健脾化湿，用香砂六君子汤加减；脾阳不足证，大便溏泄，脘腹胀满，肠鸣辘辘，腹痛喜温，形寒肢冷，舌淡苔薄白，脉沉缓。治拟温中健脾，方选附子理中汤加减；脾阴不足证，大便时干时溏，形瘦神疲，口干欲饮，舌红少苔，脉细数，此证型临床亦较常见。治当健脾养胃，可选参苓白术散或《慎柔五书》中的慎柔养真汤加减。在选养阴药时需注意避免易加重腹泻的药物，常用药物有山药、扁豆、薏苡仁、白芍、白术、黄精、乌梅等；如久泻脾虚气陷，肛门下坠可宗东垣之法，升阳举陷，用补中益气汤加减，常用的补气之品有荷叶、葛根、升麻、桔梗等。曾治一患者葛某，女，35 岁，2013 年 11 月诊。大便溏，日行 1 次，腹痛腹鸣，大便不尽感，饮食生冷后明显，小便黄，舌红，苔薄少，脉弦。2010 年 6 月 22 日查肠镜：回肠末段炎症，直肠、乙状结肠炎症。方选参苓白术散加减，施用太子参 10g、炒白术 10g、淮山药 15g、薏苡仁（炒）15g、葛根 10g、大贝 6g、马齿苋 15g、升麻 5g、荷叶 15g。1 周后大便成形，每日一次，腹胀减轻，唯久立稍感腹作胀，纳谷不香，原方加煨木香 5g。药后诸症悉除。嗣后服用健脾丸，每服 5g，每日 2 次，调理而愈。

2. 调理肝脾法　肝脾失调证有土虚木侮和木横克土两个证型，前者偏于虚，后者偏于实。土虚木侮是在脾虚基础上，肝木乘土，临床表现为大便溏泄，腹胀腹痛，胸胁痞满，饮食减少，神疲乏力，面色萎黄，舌淡苔薄，脉细弦。治疗以健脾为主，佐以疏肝，常用参苓白术丸或香砂六君子汤加佛手片、香橼皮等疏肝理气之品。木横克土证则是由于七情内伤，肝气郁结，木旺乘脾，脾失健运，症见平时多有胸胁胀闷，嗳气食少，每因抑郁恼怒或情绪紧张发作或加重，发时腹痛泄泻，舌淡红，苔薄白，脉弦。治疗以疏肝为主，佐以健脾，可选用痛泻要方或柴胡疏肝散加健脾药组方。

（三）虚极主以温肾，适时收涩固脱

1. 温阳补肾法　肾虚泄泻多在黎明之前、阴寒极盛，阳气未复之时，每日必泻，累月连年，久久不止。肾阳虚衰则命火无以温煦脾土，水湿不化而下趋；肾虚开合失司、胃关不固，故泻久难愈。临床见症，黎明之时脐周疼痛，腹痛即泻，泻后则安，大便完谷不化，滑脱不禁，甚则脱肛，腰膝酸软，畏寒肢冷，舌淡苔白，脉沉细无力。治当温补肾阳。用四神丸加附子、肉桂或附子理中汤加淫羊藿、仙茅、仙灵脾，亦可用张景岳“九丹”合理中汤去荜茇，加茯苓、诃子。对于高龄老人，脾肾阳虚，大便或完谷不化，滑脱失禁，或便秘者，笔者常用半硫丸治疗。半硫丸出自《太平惠民和剂局方》，由硫黄、半夏、姜汁组成，也可用细辛、鹿角霜、淫羊藿先煎，再用硫黄 0.6g，装胶囊吞服，每日 1 次，颇有良效。常用药物有熟地（砂仁拌炒）、制附子、肉豆蔻、五味子、吴茱萸、补骨脂、党参、白术、茯苓、伏龙肝（煎汤代水）。而五更泄泻不全是肾虚，亦可由肝郁引起。正如《张聿青医案》说“肾泄又名晨泄，每至黎明，则暴迫而注者是也，然亦有至

晨而泄者,以寅卯属木,于旺时辄乘土也。疑似之症,将何以辨之哉,盖肾泄是命火衰微而无抑郁之气”。临床不可不知。

2. 收涩止泻法　对于洞泄已久,或滑脱不禁者,可使用收敛固涩止泻法,方用真人养脏汤、赤石脂禹余粮汤、桃花汤等。真人养脏汤系《太平惠民和剂局方》方,由诃子肉、罂粟壳、肉豆蔻、人参、当归、白术、木香、官桂、炙甘草、生姜、大枣组成。其中罂粟壳用量最大,为白术的6倍、诃子的3倍。罂粟壳的用量以10g为宜,无外邪积滞时可用,收效甚捷,不可久用,以防成瘾。赤石脂禹余粮丸及桃花汤均系《伤寒论》方。笔者对久泻不止,滑脱不禁,腹痛隐隐,喜温喜按,畏寒肢冷,舌淡,脉迟而弱或微细者,于上述二方加人参、肉豆蔻益气涩肠,固脱止泻。临床并见久泻患者,滑脱不禁,而舌苔又腻。一般认为舌腻为兼夹湿邪,用收涩药有闭门留寇之弊,易致湿邪难去。此时泄泻不止,正气已虚,若径用苦燥化湿之品,则更伤正气,病体难复,当收涩为主,酌配化湿药同用,每能收到很好效果。

(四)慢性结肠炎病在广肠,灌肠给药,直达病所

药液灌肠可直达病所,发挥疗效,对于肠道炎症、溃疡有较好疗效,故对于一些病在左半结肠、病情缠绵难愈的患者,笔者主张采用内服结合灌肠的方法。灌肠的具体方法是:病人取左侧卧位,臀部垫高20cm,药液温度以40℃为宜,灌肠药液用量为100~200ml为宜,常用方:地榆30g、白及10g、石菖蒲20g。如有脓血便加云南白药1g、锡类散1g、黄柏20g、败酱草30g。曾治胡姓男士,45岁,教师,南京溧水人。1990年5月诊。多次查纤维结肠镜慢性结肠炎,长期服用中西药物,无明显疗效,大便稀薄,日行4~5次,夹有黏液,左下腹痛,胃纳欠香,舌质红,舌苔薄,脉细滑数。予中药保留灌肠,药用地榆30g、白及10g、石菖蒲20g,每日1剂。3天后腹痛明显减轻,大便每日2次。继续灌肠15天,腹痛缓解,大便日行1次,基本成形。

(五)注意生活调摄,可防病情复发

慢性结肠炎常可因饮食不节、情志不畅、劳倦过度、感受外寒而诱发或加重,因此笔者常嘱患者在生活上谨慎调摄,防治并举。经云“饮食自倍,肠胃乃伤”,慢性结肠炎患者尤应注意饮食有节。苔腻者不可服用滋腻之品,阴虚者少食辛辣之物;脾肾阳虚者不要贪凉饮冷;大便稀薄者少食粗纤维蔬菜。并要劳逸结合,保持心情舒畅,防止外感。平时可用山药、薏苡仁、白术磨粉,调米汤常服,有健脾止泻作用;脾肾阳虚的患者每日可用硫黄0.6g喂鸡,1个月后杀鸡炖汤服用。连服3只这样的鸡,有很好的效果。

九、消化道肿瘤及其术后论治

消化道肿瘤发病率高,常见的有食管癌、胃癌、结肠癌、直肠癌等。关于其

证治，散见于“噎膈”、“反胃”、“胃脘痛”、“胃痞”、“积聚”、“癌病”、“痢疾”、“便血”等病证中。早期消化道肿瘤经过治疗大多预后良好，但对于不需手术、不愿手术或广泛转移、失去手术时机者，或术后经过化疗、放疗、靶向治疗等之后出现体质虚弱、白细胞减少等毒副作用明显者或不能耐受这些治疗的患者，均可配合中药辨证施治，扶正抗癌，提高机体免疫功能，能减轻其临床症状，减轻化疗、放疗等的毒副反应，防止肿瘤复发，增强体质，延长生命。笔者在近50年的从医生涯中，在消化道肿瘤治疗方面累积了大量的临床经验，兹与读者共飨。

（一）发病部位虽异，病机特点则同

《素问·评热病论》云：“邪之所凑，其气必虚”。机体正气亏损，正不胜邪，各种致病因素才能入侵而发生肿瘤。正如古人所云：“壮人无积，虚人则有之”。由此可见，消化道肿瘤虽有食管、胃、肠等发病部位之异，但“正气耗损，正不胜邪”却是其相同的病机特点。究其病因，主要是饮食不节，情志失调，感受邪毒，或久病失养所致，涉及的脏腑主要是脾、胃、肝、肾，正气不足，脾胃虚弱，邪毒侵袭，生痰成瘀，积湿成浊，郁久化热，积久蕴热成毒，以脾虚、湿热、痰瘀最为重要。迁延日久，伤阴耗血，脾胃升降失司，脾胃受损，病机重点在痰、湿、瘀、热、虚。

一方面，肿瘤的生长需耗损大量的气、血、津液，而另一方面，“脾胃为气虚生化之源”，素体亏虚，脾胃运化功能减退，又影响人体营养物质的生成，导致全身正气更加亏虚。正气愈虚，抗邪乏力，则邪实留着尤不易消，形成“虚虚实实”的恶性循环。对于经过手术，化疗、放疗、靶向治疗等治疗的肿瘤患者而言，“正气亏虚，余毒未尽，伏邪内蕴”是肿瘤复发与转移的前提，“正气亏虚，正不胜邪”仍是肿瘤复发与转移的关键。

（二）证辨虚实主次，治当邪正兼顾

所有消化道肿瘤的患者，无一不表现为正虚邪恋，虚实夹杂。但本虚与标实之间尚有主次之分，临证当详察细辨。首先就局部和整体的关系而言，局部为实，整体为虚。其实有热毒、气滞、血瘀、痰凝之辨，其虚则有气血阴阳之别。其次，就肿瘤的病程阶段性而言，早期以实为主，病久正虚为主。肿瘤的发生，虽总属本虚标实，虚实夹杂，但因其发展的阶段不同，而有虚实主次之分。

另外，笔者尤为重视察舌脉辨虚实，认为舌脉在中医辨证中占有重要的位置，能充分反映机体虚实的情况。《临症验舌法》云：“即凡内外杂症，亦无一不呈其形、著其色于其舌。是以验舌一法，临症者不可不讲也……于是临症之下，于舌必看其形、审其色，合诸脉症，而有心得其秘焉。据舌以分虚实，而虚实不爽焉；据舌以分阴阳，而阴阳不谬焉；据舌以分脏腑、配主方，而脏腑不差、主方不误焉。”大凡脉弦、滑、数、大者，多属邪实，为病进之象；脉细、弱、沉、缓者，多为正虚；若虚体见有实脉，乃为肿瘤迅速发展之象，多预后不良。古人云："舌为胃之镜、脾之外候"，《辨舌指南·辨舌质生苔之原理》云："舌之苔，胃蒸脾湿上潮而生。"可见舌诊在消化道肿瘤的辨证中尤其重要，舌淡、舌体胖大、舌边有齿印为气血不足；舌红或红绛为内有郁热毒火；舌黯或紫，舌面有瘀斑瘀点，或舌下静脉纡曲、增粗、紫黯，甚则延至舌尖者，为夹瘀血。舌苔白属寒，黄腻苔属湿热，灰黑水滑属阳虚，苔花剥甚或舌光红、无苔，舌中部有裂纹者为阴虚。

消化道肿瘤术后属正虚和邪实并存，且互为因果，故治疗当邪正兼顾，扶正与祛邪并施。手术和放、化疗，分子靶向治疗均是祛邪的治疗手段。众所周知，手术虽可直接祛除肿瘤的实体，但是其对人体元气的损伤也是显而易见的，而放、化疗则对肿瘤细胞和正常细胞缺乏理想的靶向作用，因而在杀伤肿瘤细胞的同时，不可避免地损害某些正常组织，产生一些毒副作用，如抑制骨髓导致造血功能障碍，作用于呕吐中枢引起胃肠道反应，对肝、肾功能的损害及神经毒性反应等，迫使多数病人无法坚持而不得不中断治疗，其主要原因则是一味地祛邪损伤了正气，即使是现今流行的分子靶向治疗，虽然是针对肿瘤细胞而产生杀伤作用，不会损伤正常细胞，但由于其靶点相对简单，对比肿瘤的多靶点分子表达而言，常常显得微不足道，且其费用很高，绝大多数的病人难以承受，在治疗效果上也逊于化疗，在很大程度上仍不是消化道肿瘤的治疗首选方案，且其仍存在一定的副反应。若单纯扶正则有恋邪之弊，一味祛邪则正气愈伤，邪更难除，反易促其复发、转移。邪正兼顾不仅能增强机体免疫功能，修复手术或放、化疗等对机体的组织损伤，而且能够杀灭肿瘤细胞，或抑制残留肿瘤细胞的增殖、浸润、转移，延长患者生命，提高患者的生活质量。故扶正和祛邪是消化道肿瘤术后的两大治则，应贯穿始终，不可偏废。

（三）益气养阴活血，抗癌防止复发

笔者通过对消化道肿瘤多年的临床经验探讨，发现气阴两虚、痰湿内阻、血瘀热郁是消化道肿瘤的主要病机，并因此研制了益气养阴清热、活血抗癌抗复发为主的芪竹汤，该方由黄芪、玉竹、法半夏、麦冬、仙鹤草、薏苡仁、莪术、蛇舌草、灵芝等药组成，并通过临床试验证明了芪竹汤可明显降低人胃腺癌细胞MGC-803细胞Caspase-3及端粒酶的活性，对MGC-803细胞VEGF表达具有下调作用，对胃癌SGC7901细胞PPARγ基因表达有上调作用并可下调COX-2表达，通过多途径、多靶点而实现其抗肿瘤的作用。方解：胃癌患者术后或放化疗后多体虚，故用黄芪、灵芝益气扶正；玉竹、麦冬清养胃阴；久病入络，癌肿多由痰瘀热毒互结所致，故用莪术活血化瘀；法半夏燥湿化痰；薏苡仁清热利湿，健脾化痰；仙鹤草补虚消积；蛇舌草清热解毒。其中薏苡仁、蛇舌草、半枝莲、灵芝等均有抗肿瘤防止复发的作用。该方至平至缓，药味醇正，扶正而不碍邪，祛邪而不伤正。

验案:李某,男,50岁,2008年4月8日初诊。患者胃脘胀满疼痛半年余,2个月前在江苏省人民医院查胃镜诊断为贲门癌,随即住院手术治疗。术后病理示贲门腺癌。现上腹部胀满,纳食不香,时有嗳气,口干,神疲乏力,形体消瘦,有时咯白色黏稠痰,量多,夜寐不佳,大便干结,3日一行,舌暗红,苔薄黄腻少津,脉细。证属气阴两虚,湿热痰瘀,治以益气养阴,清热利湿,化痰活血,处以芪竹汤加减。处方:黄芪10g,玉竹15g,法半夏6g,麦冬15g,仙鹤草15g,薏苡仁15g,莪术10g,蛇舌草15g,灵芝10g,大贝10g,炙远志6g,炒莱菔子15g,炒谷麦芽(各)15g。服药7剂。二诊:胃脘胀满不适较前稍好转,饮食稍增,夜寐转香,精神转佳,咯痰较前明显减少,仍大便干结,3日一行,舌暗红,苔薄少,脉细。治再前方出入,原方加杏桃仁(各)10g,继服14剂。三诊:胃脘胀满不适较前又有好转,饮食转香,夜寐尚安,偶有咯痰,大便渐畅,1～2日一行,舌暗红,苔薄少,脉细。上方去远志,加炒枳壳10g。再进14剂。四诊:胃脘稍有胀满不适,纳食尚可,夜寐安,无咯痰,大便畅,日行1次。此后用上方加减出入,共调理半年余,患者精神可,纳食香,二便调,夜寐安。

胃癌术后患者胃气多弱,用药不宜剂量过大,用药不可过猛,宜缓图之以收佳效,正如费伯雄所曰:“天下无神奇之法,只有平淡之法,平淡之极,乃为神奇”。一诊因患者痰多色白黏稠,胃纳不香,故初诊用芪竹汤加用大贝润肺化痰,炙远志化痰兼以安神,炒莱菔子降气化痰,兼以消食和胃通便,炒谷麦芽消食和胃,本案辨证准确,且所加药物多一药多功,故服药7剂咯痰、脘胀、夜寐等不适即见好转;二诊患者仍大便干结不畅,故加杏桃仁既降气化痰,又润肠通便;三诊因患者夜寐尚安,故去化痰安神之远志,改为降气化痰、消痞通便的炒枳壳;后继用芪竹汤加减,缓缓图之,以收全功。

(四)同病不同治法,贵在对症治疗

辨病与辨证是中医治疗疾病的基本原则,在明确诊断的前提下进行中医的辨证施治,对每一位消化道肿瘤的患者,西医辨病主要是根据患者的病理、临床分析及整体状况,采用手术或放疗、化疗等方法治疗,中医根据疾病全身和局部的症状,结合舌苔、脉象,辨证选用不同的方药进行施治,同时注意随症加减,运用中医理论,指导临床用药,参考现代药理研究,处方中常加入几味具有抑制肿瘤细胞生长、抗癌抗复发的药物,如灵芝、半枝莲、白花蛇舌草等。如患者有胃脘疼痛,痞满,苔黄腻,多为脾胃湿热证,治宜合用连朴饮加减;痞满,苔黄腻伴有厌食生冷或畏寒、四肢不温,多为寒热错杂证,治宜合用半夏泻心汤加减;胃脘隐痛,舌淡苔白,舌边有齿印,苔薄黄,多为脾虚湿热证,治宜合用香砂六君子汤加减;口干喜饮,舌红苔少或苔花剥,多为胃阴亏虚证,治宜合用慎柔养真汤加减;胃脘刺痛,痛有定处,夜间痛甚,舌淡紫或紫黯,舌下静脉怒张,多为瘀血内阻证,治宜合用丹参饮或活络效灵丹等。

中药治疗是否有效，决定于辨证是否精当。立法应消补并用，通补兼施，时时注意顾护胃气，制定理、法、方、药，是为正道。处方不在大，用药不在多，药物对症，抓住主要矛盾，也可轻可去实，起到四两拨千斤的作用，兹以一例随症加减变换处方的案例与读者共飨。

验案：王某，女，59岁，2008年8月18日初诊。患者胃脘胀痛间作10年余，自诉七八年前曾查胃镜诊断为慢性萎缩性胃炎伴肠化，3个月前因呕吐时作，时有吞咽困难，遂至淮安人民医院查胃镜诊断为贲门癌，随即住院手术治疗，术后病理示贲门腺癌，并行化疗1个疗程。因患者呕吐等反应较重，不能耐受，遂要求中医治疗。就诊时患者时有呕吐，呕吐物为胃内容物，夹有少量白色黏稠痰，不思饮食，稍多食则胃脘胀满，甚则呕吐，时有嗳气，口干，神疲乏力，有时咯白色黏稠痰，夜寐不佳，大便干结量少，3～4日一行，舌暗红，苔薄黄腻，脉细。证属气阴两虚，胃失和降，治以益气养阴，清热和胃，处以《济生》橘皮竹茹汤加减。处方：橘皮10g，竹茹10g，枇杷叶10g，麦冬15g，姜半夏10g，生甘草5g，太子参10g，茯苓10g，芦根15g，莱菔子15g，炒谷麦芽（各）15g。服药14剂。二诊：呕吐未作，咯痰已愈，饮食稍增，有时嗳气，口干，乏力，夜寐转香，大便干结3日一行，舌暗红，苔薄少，脉细。治以益气养阴，清热和胃，扶正祛邪，处以芪竹汤加减。处方：黄芪10g，玉竹15g，法半夏6g，麦冬15g，仙鹤草15g，炒薏苡仁15g，莪术10g，蛇舌草15g，灵芝10g，炒莱菔子15g，炒谷麦芽（各）15g。继服28剂。三诊：患者服完上药后纳食转香，偶有嗳气，乏力好转，大便调，日行一次。此后继用芪竹汤加减出入治疗2个月后患者无明显自觉不适症状，纳食香，二便调，夜寐安。嘱原方续服巩固治疗，定期随访。

本案患者初诊时以呕吐为著，辨为胃热失和，气阴两伤，故首诊用了《济生》橘皮竹茹汤。该方清热和胃，降气化痰，益气养阴，用于该患甚为合适。方中橘皮、姜半夏降气和胃化痰止呕，竹茹、枇杷叶清热和胃，化痰止呕，四药相合止呕效佳。太子参、麦冬、生甘草益气养阴，茯苓利湿健脾以杜生痰之源，加用芦根清热生津和胃止呕，莱菔子消食除胀降气化痰，炒谷麦芽消食和胃。后患者呕吐止，咯痰愈，遂改用芪竹汤加减，益气养阴，扶正抗复发治疗，经调理治疗后患者症状消失，精神好转，纳寐香，二便调。因辨证准确，选方用药严谨有度，故取得了良好的效果。

胃癌术后患者多本虚标实，虚实夹杂。治疗时当扶正祛邪兼顾。以正虚为主者，当以扶正为首；以邪盛为主者，当以祛邪为要。如案例中先用《济生》橘皮竹茹汤祛邪扶正，次用芪竹汤扶正祛邪，故我们在临证时要灵活变通，使方随证转，绝不可胶柱鼓瑟，机械套方。

（五）定期体检复查，坚持长期治疗

笔者根据"未病先防，既病防变，已病防传"的治未病思想，主张消化道肿

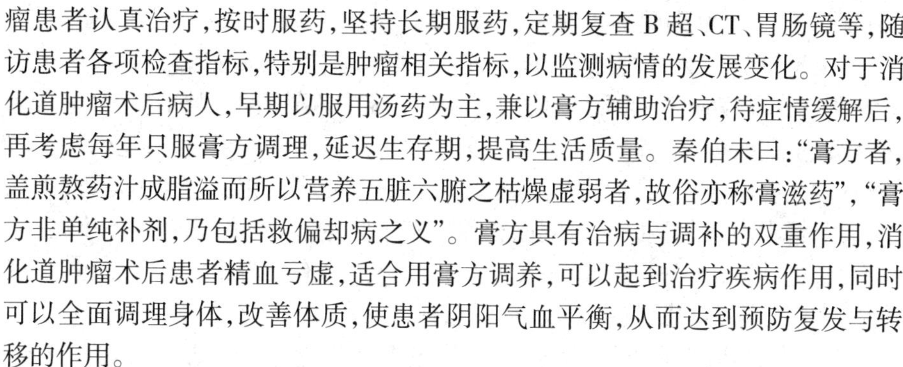

瘤患者认真治疗，按时服药，坚持长期服药，定期复查B超、CT、胃肠镜等，随访患者各项检查指标，特别是肿瘤相关指标，以监测病情的发展变化。对于消化道肿瘤术后病人，早期以服用汤药为主，兼以膏方辅助治疗，待症情缓解后，再考虑每年只服膏方调理，延迟生存期，提高生活质量。秦伯未曰："膏方者，盖煎熬药汁成脂溢而所以营养五脏六腑之枯燥虚弱者，故俗亦称膏滋药"，"膏方非单纯补剂，乃包括救偏却病之义"。膏方具有治病与调补的双重作用，消化道肿瘤术后患者精血亏虚，适合用膏方调养，可以起到治疗疾病作用，同时可以全面调理身体，改善体质，使患者阴阳气血平衡，从而达到预防复发与转移的作用。

（六）注意饮食摄生，调畅精神情志

消化道肿瘤患者由于部分或全胃被切除，甚则部分小肠也被切除，因此，出现暂时或永久性的消化功能障碍，李东垣《脾胃论》曰："内伤脾胃，百病由生。"因此，饮食调节对于消化道肿瘤患者非常重要，笔者用药常处以药性平和之品，重视药食同源之品，以顾护胃气，在长期用药过程中使患者能够坚持服药而不戕伐胃气，嘱咐饮食宜清淡、易消化之品，逐步增加食量和食物种类，可食用百合、山药、薏米等药食同源、益胃健脾之品，起到食疗的作用，同时嘱患者"忌辛辣刺激、坚硬粗糙、油腻之品、发物"等，戒烟限酒，养成良好的饮食习惯，情志抑郁的患者，笔者常引用魏·嵇康《养生论》"合欢蠲忿，萱草忘忧，愚智所共知也"，说道"金针菜即黄花菜，又名忘忧草"，而嘱患者可多食金针菜。

此外，消化道肿瘤术后患者思想负担重，精神压力大，常表现为性情急躁或抑郁等不良情绪，消化道系统存在脑—肠轴神经网络，情绪不佳影响消化液的分泌及胃肠的蠕动，进而出现或加重某些胃肠道症状，如恶心、呕吐、食欲不佳、腹痛腹泻等。不良情绪还可以导致大脑皮质神经以及内分泌系统功能异常，引起疾病。因此，笔者常通过移情、疏导等方法消除恐癌心理，以达精神养生调摄的目的，指导病人根据个人喜好，适当做一些有益健康的娱乐活动，转移悲观情绪，保持健康的心态，从而达到延长患者生存期并改善生活质量的目的。

十、胃脘痞胀论治

"痞胀"是"痞满"与"胀满"的合称。痞满是指心下（即胃脘部）闭塞不通，胸膈满闷不舒，外无胀急之形，触之满软，按之不痛；而胀满是指腹内胀急，外见腹部膨隆，腹满拒按，按之则痛。《丹溪心法·痞》云："胀满内胀而外亦有形，痞则内觉痞闷而外无胀急之形也。"

对于痞与胀早在《内经》即有阐发，《内经》称痞为"否"、"满"、"否膈"、"否塞"。《素问·太阴阳明论》云："食饮不节，起居不时者，阴受之……阴受之，则入五脏……入五脏则䐜满闭塞……”《素问·异法方宜论》云:“脏寒生满病。”

《灵枢·胀论》云:“脾胀者,善哕,四肢烦悗,体重不能胜衣,卧不安……胃胀者,腹满,胃脘痛,鼻闻焦臭。妨于食,大便难。”“黄帝问于岐伯曰:胀论言无问虚实,工在疾泻,近者一下,远者三下。今有其三下而不下者,其过焉在?岐伯对曰:此言陷于肉、肓而中气穴者也。不中气穴,则气内闭;针不陷肓,则气不行;上越中肉,则卫气相乱,阴阳相逐。其于胀也,当泻不泻,气故不下,三而不下,必更其道,气下乃止,不下复始,可以万全,乌有殆者乎?其于胀也,必审其脉,当泻则泻,当补则补,如鼓应桴,恶有不下者乎?”

古今多将痞满、胀满二者分门而治,笔者认为应合而治之。无论痞与胀,在患者的主诉中,都有腹胀这一症状,西医胃肠病学认为,腹胀可以是一个主观感觉,一部分或全腹部胀满,可以是客观检查所见,即发现一部分或全腹部胀满;腹胀可以是生理性的,如晚期妊娠,也可以是病理性的,如腹水、胃肠胀气、腹腔内巨大肿物。有时自觉有胀满感,但检查无阳性发现。胃肠道胀气的原因有:①咽入胃内的空气过多,如吞气症;②胃肠道产气过多;③肺排 CO_2 障碍;④肠道气体不能从肛门排出体外;⑤胃肠道穿孔。除胃肠胀气外,消化液分泌异常、胃肠激素分泌异常、胃肠电生理异常均可影响胃肠动力,胃肠内容物推进异常,出现动力障碍性疾病。对于腹胀症状的讨论,由于腹水属中医“鼓胀”范畴,而腹腔肿物属“癥积”范畴,因此胃脘痞胀所主要讨论的内容多为胃肠道胀气及胃肠电生理、消化液、胃肠激素的异常所致动力障碍。

(一)痞、胀症状不同,其理却一

痞与胀,两者病因病机不尽相同,因湿、因郁、因寒、因热、因气、因血、因痰、因积,均可见痞胀。《类证治裁·痞满论治》云:“心下满而硬痛,为结胸;满而不痛,为痞。痞则闭而不开,满则闷而不舒。病在胸膈气分而外不胀急,但不知饥,不欲食,脉缓弱或虚弦。不宜过用消耗,重损元气。经云:太阴所至为痞满。《保命集》曰:“脾不能行气于肺胃,结而不散,则为痞。”而《类证治裁·肿胀论治》则云:“……胀在内属气……胀别气实气虚……浊气在上为实胀。中气不运为虚胀。辨其位,则脏腑、脉络、皮肤、上下、表里皆有之。辨其因,则寒热、湿痰、气血、郁滞、虫积皆致之”,徐灵胎曰:“胀满症,即使正虚,终属邪实,古人慎用补法。又胀必有湿热,倘胀满或有有形之物,宜缓下之。湿热无形,滞积有质,宜辨。按胀在肠胃,则食入胀加,治在通腑。若二便通调,则胀在脏,即肝脾肾等脏,如《灵枢》所论。或胀在肠外三焦脂膜间。《灵枢》所以谓胀皆在脏腑之外,排脏腑而廓胸胁也。治在辨其阴阳虚实,上下表里,皮肤经络,气分,血分,水分。因寒因热,因湿因郁,因痰饮,因积滞。或有形无形,宜汗宜利,宜分消,宜辛泄,宜清肃,宜温通,宜升举,宜疏利,宜补摄,宜开郁,宜缓攻,宜软坚化痞,宜理瘀导滞。要在宣通,勿用守补。若肿症身面大势已退,其肢节

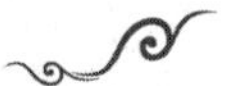

足跗之水湿浸润未消，宜针刺以决其流，此出路也。”

（二）痞胀首分虚实两端

今言胃脘痞胀则实者多为食滞、气郁、湿热、血瘀于胃肠；虚者脾虚不运，纳化失常，或肾阳亏虚，火不暖土；但胃阴亏虚，胃失濡润，亦见虚胀。临床治疗胃脘胀满当首先分清虚实，切不可滥用“流气之剂”而致虚虚之弊。

尝治一化工厂陈姓女青工，患浅表性胃炎伴胆汁反流 3 年。胃胀，食入作堵，嗳气不多，口苦，气短，胃纳不香，大便自通，夜寐多梦，舌质略红，苔薄白，脉细。前医治以理气消胀，方用苏梗 10g、炒白术 10g、厚朴 5g、炒枳壳 10g、代赭石 30g、枸橘李 10g、川楝子 10g、干姜 5g、佛手 5g、夜交藤 30g。7 剂后，胃胀、口苦、作堵较轻，胃纳增加，但口干较著，大便偏干，三四日一行，夜寐多梦。继以原方去枳壳，加枳实 10g，全瓜蒌 15g。患者未尽剂而自停之。因胃脘作胀，懊侬不适，难以名状，嗳气泛酸，大便干结，前来投医。症见舌红、苔薄少，脉细。初见之以为血虚肝旺，肝胃不和，治拟疏和为主。方用柴胡 5g，当归 10g、炒白芍 20g、百合 20g、黄芩 10g、仙鹤草 15g、决明子 15g、法半夏 10g、佛手 5g、莱菔子 5g、炙鸡金 10g、玫瑰花 7 朵。药进 7 剂，诸症依然，尤以胀满为最苦。复思前贤曰：“审其阴阳，以别柔刚，阳病治阴，阴病治阳。定其血气，各守其乡，血实宜决之，气虚宜掣引之”（《素问·阴阳应象大论》）。再诊，斟酌良久，推敲“胃脘作胀，嗳气，纳谷不香，苔少，脉细弦”诸症，拟方养阴和胃为主。药用南北沙参各 10g，麦冬 20g，百合 20g、炙草 5g，佛手 5g，炙鸡金 5g，炒谷麦芽各 10g，夜交藤 15g，灵磁石 15g，木蝴蝶 3g，玫瑰花 3g。守方 14 剂，症情向愈。更以原方去夜交藤、灵磁石、木蝴蝶、玫瑰花，益以健中和胃之品（太子参 15g、炒白术 10g、炒白芍 20g，法半夏 10g、黄芩 10g、仙鹤草 15g），接服 7 剂而告痊愈。

患者为青年女子，确乎有肝气郁结之虞，疏肝理气本为常法，加之罹患胆汁反流之症，当用理气之品以促进胃肠动力。然前医未能详查诸症苔脉，患者舌质略红，已有阴伤之兆。施以治标之法，胃脘胀满稍减，胃纳稍增，但口干较著，大便偏干，三四日一行，夜寐多梦，已明确提示胃阴已伤，肠道失润，肝阴劫耗，心神失养。此时已当慎用香燥苦寒之品，又增破气之枳实，可谓雪上加霜。首诊考虑为主病在肝，肝胃不和，治以养肝疏和为法，然疗效不确。复思华岫云在《临证指南医案》的按语中曾写到：“太阴湿土，得阳始运，阳明阳土，得阴自安，以脾喜刚燥，胃喜柔润也。仲景急下存津，其治在胃；东垣大举升阳，其治在脾。此种议论，实超出千古。故凡遇禀质木火之体，患燥热之证，或病后热伤肺胃津液，以致虚痞不食，舌绛咽干，烦渴不寐，肌燥熇热，便不通爽，此九窍不和，都属胃病也，岂可以芪、术、升、柴治之乎，故先生必用降胃之法。所谓胃宜降则和者，非用辛开苦降，亦非苦寒下夺，以损胃气，不过甘平，或甘凉濡润，以养胃阴，则津液来复，使之通降而已矣。”所谓“阳土喜柔，偏恶刚燥，若四君、异功等，竟是治脾之药。腑宜通即是补，甘凉濡润，胃气下行，则有效验”。细审病因，当为原有阴液不足之底，又经过剂耗损，故处养阴和胃，兼以疏肝之法，选沙参、麦冬、百合为主药，清养胃阴以除胀；佛手、木蝴蝶、玫瑰花轻疏肝胃之气，而不刚燥；鸡内金、谷麦芽消食助运，麦芽更兼疏肝解郁，夜交藤、灵磁石养阴宁心安神，甘草和合诸药。

常理谓养益胃阴，多从酸甘化阴法，如甘草与白芍，乌梅等相配，此处却不相宜。因本证虽有阴液不足，却也有气机郁滞之根，加用酸味药物，恐生凝滞，更碍胃气之升降，与病无补。俟胃阴恢复，脾气又得转枢之机，故调气和胃，数剂即可收功。评述这一病例，意在启迪后学，勿忘《素问·疏五过论》所云：“治病之道，气内为宝，循求其理，求之不得，过在表里；守数据治，无失俞理，能行此术，终身不殆。不知俞理，五藏菀热，痈发六腑，诊病不审，是谓失常。谨守此治，与经相明。《上经》、《下经》，揆度阴阳，奇恒五中，决以明堂，审于终始，可以横行。”

（三）痞胀辨治，观舌为要

胃脘痞胀的辨证虽与其他疾病一样，也需四诊合参，但笔者首重辨舌。通过辨舌之荣晦、苔之多寡、厚薄，即可约略度之。

1. 舌苔黄腻是脾胃湿热之证治要一点　一般认为，萎缩性胃炎胃酸分泌减少，影响消化功能，多见胃阴亏虚，胃脘胀满，治当酸甘，而证之临床却并非如此。很多萎缩性胃炎患者却表现为湿热内蕴之象，胃脘胀满，口干口苦，大便秘结或溏垢，舌苔黄腻，而其中舌苔的变化最为重要。

曾治任某，患萎缩性胃炎伴肠化。胃脘作胀，隐痛，苔黄腻，脉小弦，大便干结，2~3日一行。治以清化为主，炒苍术10g、厚朴10g、姜半夏10g、黄芩10g、黄连2g、茯苓12g、生苡仁15g、丹参15g、红花10g、石见穿15g、炒枳壳6g、决明子15g。7剂。药后便溏，日行2次，苔黄腻不化，脉小弦，口干，胃痛作胀，纳谷不香，仍以清化为法，去枳壳、决明子，加太子参15g，九节蒲5g。药用14剂，苔腻渐化，脘胀亦除。方中苍术为治疗脾胃湿热之要药，很多舌苔垢腻之脾胃湿热痞胀，非此不除。苍术性味辛苦而温，归脾、胃经。功能健脾、燥湿、解郁、辟秽。治湿盛困脾，倦怠嗜卧，脘痞腹胀，食欲不振，呕吐，泄泻，痢疾，疟疾，痰饮，水肿，时气感冒，足痿，夜盲。李杲谓之“除湿发汗，健胃安脾，治痿要药。”朱震亨谓之“散风益气，总解诸郁。”苍术之用必见苔黏腻，若苔少或见苔燥而见裂纹，则不宜用之。然热病之后期，虽见舌苔厚腻，却不可滥用燥湿之品，因邪去正安，腻苔自除。若一见腻苔，即用大队燥湿之品，胃阴耗伤，恐难恢复。如素体痰湿内盛，或因饮食失节，恣食肥甘、炙煿、醇酒厚味等物，或劳倦、或郁怒、忧思之扰，以致脾不运化，胃失和降，使痰湿内生为患，故见胸脘痞塞、满闷不舒；痰湿阻于中焦，湿性重着，所以身重倦怠、苔浊腻、脉滑。健脾和胃化湿除痞，以升降气机。而苍术则是方中要药。朱震亨认为“苍术治湿，上、中、下皆可有用，又能总解诸郁，痰、火、湿、食、气、血六郁，皆因传化失常，不得升降，病在中焦，故药必兼升降，将欲升之，必先降之，将欲降之，必先升之，故苍术为足阳明经药，气味辛烈，强胃健脾，发谷之气，能径入诸药，疏泄阳明之湿，香附乃阴中快气之药，下气最速，一升一降，故郁散而平。”

2. 辨舌色及舌下脉络　舌色青紫、舌下脉络纡曲是胃脘痞胀辨证的重要方面，它不仅体现在治疗上，也体现在对疾病的诊断及对其预后的判断上。通常患者就诊出现这些症状，即当仔细检查相关系统，以防遗漏重大器质性疾病的早期发现。对于胃脘痞胀的患者见舌色青紫或舌下脉络纡曲，在治疗上活血化瘀必不可少，但不同病情则各有特点。曾治一江姓女士，患中度萎缩性胃炎伴肠化，脘胀连胁，嗳气频频，苔薄白、舌偏紫，脉小弦。肝胃不和，气滞血瘀，治以疏和通络方。用党参15g、炒白术10g、炒白芍20g、法半夏10g、陈皮6g、黄芩10g、仙鹤草15g、炒山药15g，炒薏苡仁15g、丹参15g、莪术10g、百合20g、白花蛇舌草15g。7剂，药后脘胀稍轻，隐痛又有。原方去莪术，加九香虫10g。药用旬余，诸症均减。方中莪术与九香虫虽都可活血理气，但前者偏治胀痞，后者偏于止痛。活血化瘀之品可长期选用丹参、红花而无耗血伤气之虞。

（四）治疗痞胀恒以调气复平为要

痞胀治疗重在调气，气机调畅，则百邪不生。“脾胃者，仓廪之官。”《内经》即明确认识到脾胃乃机体生、长、化、收、藏之源泉，而为“后天之本”、“气血生化之源”。治脾胃之疾，名医辈出，如攻下之张从正，温补之李杲，养胃阴之叶桂等，堪称一代宗师。攻下、温补、养阴诸法，或抑或扬，无一定则，然无不以流通脾胃气机为要旨。脾胃位居中焦，如气机升降失司则百病皆生。俾气机斡旋，升降功能复常，方能自行仓廪之职。处方用药当遵“治中焦如衡，非平不安”之旨，处处维护脾胃生理特性，务求其平，不可偏执。

在胃脘痞胀的患者中，多数患者有功能性消化不良。功能性消化不良是一种多因素导致的疾病，实际上它不仅是消化系统的问题，有可能也涵盖了精神、心理、神经、平滑肌运动及幽门螺杆菌感染等多方面的因素。西医目前对症治疗往往仅能解决其中一两个主要方面的问题，但却很难最终根治该疾。笔者依据中医整体观念、辨证论治的原则，结合自己多年的临床诊治经验。认为该病病因病机在七情所伤及饮食失节，继而导致脾胃气机升降失常使然。脾气不升无以游溢精气，输承精微；胃气不降无以腐熟水谷，纳化运转。故见胃脘胀满、食难用饱、纳呆、嗳气等症。临床施以自创“和胃方”。方中以百合、枳壳等清其源；决明子、莱菔子疏其流；太子参、炒白术等固其本。结合心理疏导治疗，嘱患者牢记“坦之、淡之”四字，收效甚佳。

痞胀为消化系统疾病中较难处理的症状之一。病家甚感痛苦，却不易为

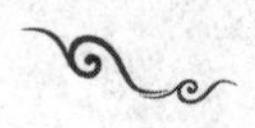

他人所理解。在临床治疗中,医家易犯虚虚实实之弊。只要把握前面所述四个要点,就能正确处理,并取得良好的疗效。

十一、胃脘痛论治

胃脘痛即指脘部作痛。脘有上、中、下之分,泛指上腹部而言。自《内经》而下很长一段时间,前人一直根据病因病位不同,而立“九种心痛”之说,后经虞抟阐述云“古方九种心痛,详其所由,皆在胃脘,而实不在心”,从而区分了与“真心痛”、“厥心痛”等胸痹心痛之别。笔者多年来一直从事脾胃病的研究,在胃脘病的论治方面,积累了一些临证经验。

(一)辨胃脘痛,当先审因析机

临证首先必须责查病因,这是辨证论治原则之肇始。不明其发病的原因,也就无法得出正确辨证。胃脘痛的成因多且复杂。胃腑喜润喜降,凡打破这一特性致痛者,均为其致病因素。从临床来看,初起多由情志郁结,肝逆犯胃,脾胃纳运受制,气机阻滞而痛;或饮食不节,饥饱失常,胃腑和降不能而致痛;或寒温失调,寒凝气血不通则痛。病久则气郁化火,或湿聚久而化热,可灼扰胃腑而痛;又湿聚生痰,蕴郁于中,胃腑不降而痛;或气滞不运血行、久病入络而致胃腑络脉瘀阻而痛。以上病因可单一致痛,亦可相杂转化而痛,但最终导致胃痛的病理机制是一致的,即胃中气血阻滞,胃腑失于和降,不通则痛。

(二)临床辨证,应须掌握要点

胃脘痛成因复杂,病机纷繁,在临床辨证中必须掌握以下要点,则可处施不乱,执简驭繁。

1. 辨缓急　一般来讲,邪气犯胃所致胃脘痛多为急性胃脘痛;脏腑失调,胃脘痛反复发作,时轻时重则多为慢性胃脘痛。如慢性胃脘痛出现呕血、便血者,应属急证范畴。另外,亦可根据疼痛的性质确定缓急,如病人诉说钻顶样痛、刀割样痛、绞痛、拧痛、咬痛、撕裂样痛、灼痛等为急性胃脘痛,如果脘腹部疼痛伴有板状腹、拒按、反跳痛等,则提示病情较重,乃属外科急腹症范畴,另当别论。

2. 辨虚实　“辨之之法,但当察其可按者为虚,拒按者为实;久痛者多虚,暴痛者多实,得食稍可者为虚,胀满畏食者为实,痛徐而缓,莫得其处者多虚,痛剧而坚,一定不移者为实……脉与证参,虚实自辨”(《景岳全书》)。凡胃脘痛病程较长,痛处喜按,饥时痛甚,纳后痛减,面色少华,体疲乏力者,均属虚证,虚候尚有气虚不运、中气下陷、血虚不荣、阴虚不润、阳虚寒凝、气血两虚之分;凡病程较短,痛处拒按,饥时痛轻,纳后痛甚,食少腹胀等均为实候,有肝郁、食滞、火郁、湿热、血瘀、痰湿、寒客、虫扰之别。

3. 辨寒热　寒热是鉴别疾病属性的两大纲领。临床上,胃脘疼痛也不外

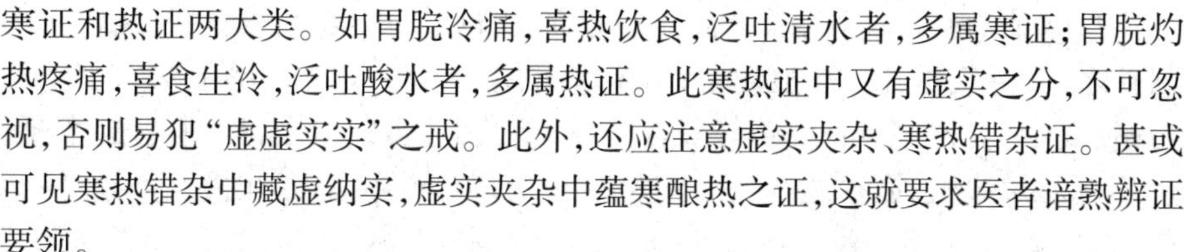

寒证和热证两大类。如胃脘冷痛，喜热饮食，泛吐清水者，多属寒证；胃脘灼热疼痛，喜食生冷，泛吐酸水者，多属热证。此寒热证中又有虚实之分，不可忽视，否则易犯"虚虚实实"之戒。此外，还应注意虚实夹杂、寒热错杂证。甚或可见寒热错杂中藏虚纳实，虚实夹杂中蕴寒酿热之证，这就要求医者谙熟辨证要领。

4. 辨气血　"治病之要识，在于明白气血"（《医林改错》），故辨清胃脘痛属气属血十分重要。胃脘痛气证包括气虚、气滞、气陷、气逆等，各有其要。气虚证为脘痛绵绵不休，面黄乏力等；气滞证多胃脘胀痛，攻窜胁背等；气陷证表现为脘部坠胀疼痛，喜按喜卧；气逆证可见胃痛食后尤甚，嗳气频频，时作呕恶等。血证包括血虚、血瘀二证。血虚不荣者见胃脘隐隐掣痛，喜按，面唇爪甲无华等候；血瘀阻络者为胃痛如刺如割，疼痛持续，痛处不移，入夜痛甚等特点。出血证常伴发于气虚、阴虚、湿热、火郁、热血等证型中。

5. 辨证与辨病相结合　中医治病素以辨证为中心，但随着各种理化检查手段的不断介入与更新，人们对疾病的认识，不仅要识证，还要辨病。笔者诊治胃脘痛，辨证与辨病相结合，借助于胃镜、B超、X线、CT、生化指标等明确是单纯胃腑本体疾病，还是兼夹有肝、胆、胰腺等其他脏器疾病，然后针对性地用药。如兼肝胆疾病可适加清利肝胆药；兼胰腺炎则合施清泄通腑。做到明确诊断，不延误病情。

（三）临证施治，衡以"通"字为要

叶天士曰"脾宜升则健，胃宜降则和。"脾升胃降则生化有源，而胃和的关键在于胃气润降，出入有序。如胃腑不降则传化无由，而成壅滞不通，不通则痛。胃痛的成因很多，有外感，有内伤；有寒，有热；有虚，有实；或在气，或在血，复杂多变，所以通法当随其因而异。正如《医学正传》云："夫通则不痛，理也，但通之法，各有不同。调气以和血，调血以和气，通也，上逆者使之下行，中结者使之旁达，亦通也，虚者助之使通，寒者温之使通，无非通之之法也。若必以泻下为通，妄矣。"亦即叶天上所说："通字须究气血阴阳"。"通"字内涵丰富，必须深刻领会其中深邃之义。

（四）辨证用药，贯于分型论治

1. 疼痛　疼痛为胃脘病之主症。引起胃脘痛之病因繁杂多样，然其病理基础，始终为胃气不降，气机郁滞而致不通。所以理气止痛药是治疗任何证型胃脘痛之必用之品。临床常选枳壳、枳实、木香、香附、青皮、陈皮、降香、檀香、乌药、九香虫、厚朴等。从现代药理来看，这类药均有抑制胃肠平滑肌、降低胃肠紧张性、对抗乙酰胆碱引起的胃肠平滑肌痉挛性收缩等作用。亦常用芍药、甘草以缓急止痛。此外，对胃痛日久，遵"久痛入络"之理，酌加和血止痛之当归、丹参、延胡索、急性子、莪术等。

2. 痞满　痞满之因，缘于胃气不降，或由虚、或由实，引发虚痞、实痞。虚则补之，又分气虚、阴虚、血虚之别，笔者喜用太子参、白术、山药、百合、茯苓、石斛、麦冬、玉竹、当归、地黄等以补其虚，复其顺；实则泻之，且别气滞、寒凝、热郁、食积、湿阻、血瘀之异，常用佛手、厚朴花、草果、荜茇、山栀、黄芩、仙鹤草、鸡内金、谷麦芽、莱菔子、决明子、苡仁、苍术、石菖蒲、莪术、丹参等以泻其实，归其旧。

3. 泛酸　泛酸乃伴发于胃脘痛的常见症状，西药常用氢氧化铝、硫糖铝、H_2受体拮抗剂、质子泵抑制剂等，其远期疗效不甚理想，且有一定副作用。笔者常选用乌贼骨、瓦楞子、牡蛎等配合于中药促胃动力药（如枳实、川朴、青皮等）取效甚妙。

此外，如见恶心呕吐者，可选加半夏、旋覆花、黄连、苏叶、白蔻仁等；胃酸缺乏，适用乌梅、大枣；腹泻稀水便者，可用煨葛根、荷叶、白扁豆等；如见出血者，以三七、白及、地榆、制大黄、仙鹤草等用之；伴有胆囊炎、胆石症，常酌加川楝子、金钱草、海金砂等以利胆和胃；Hp 检查阳性者，则以黄连、蒲公英、黄芩等用之，且加服据笔者经验方制成的清幽养胃胶囊；萎缩性胃炎伴肠上皮化生或异型增生者，可酌加半枝莲、白花蛇舌草等。

（五）分型论治，注意病证兼夹

1. 肝胃气滞型　此型乃胃脘痛最常见的证型。为肝气郁结，横逆犯胃所致，颇合叶氏“肝为起病之源，胃为传病之所”之论。笔者以四逆散合四磨汤化裁制成理气和胃口服液治之，取效甚著。1998 年初春曾治魏姓女，42 岁。因此前与他人合伙经营生意，遭骗后数日，即觉脘部胀痛，胸闷叹息，不能睡卧，嗳气频频不休，不思纳谷，便干难解，苔薄黄，脉细弦。笔者诊后，晓之以理，使之思想疏通，再施以调和肝胃之柴胡疏肝散，并同时服用理气和胃口服液。1 周后病者来诉，疾去大半。继以原方化裁周日而愈。

2. 寒邪客胃型　此型多发生于夏、秋、冬季，临床表现为脘部冷痛，倦卧，得热则舒，呕恶清水。治以散寒止痛。此型不难诊治，可以良附丸合香苏饮加味理之。并常合用外治疗法，如热敷、温灸，或以丁桂散炒热外敷等，获效良捷。

3. 湿热内阻型　患者嗜食辛辣、肥甘、炙煿之品，致使湿热内阻中焦而作胃痛，伴见口苦、口干不多饮、苔黄腻、舌红、脉滑数等症，临床施以连朴饮加减而治，常得佳效。但必须注意该证型的演变情况，大致有 3 种倾向，一为湿热蕴久耗灼阴液；其次可因湿热阻络而致瘀；再则湿热灼伤胃络可致出血。一旦出现变证，当兼而治之，酌加一些养阴不腻、和血止血之药，先安其未病之所。1996 年初夏曾治一女，王某，42 岁，南京人。脘痛月余加重 1 周来治，伴见痞满作胀，口干而苦，时作泛恶，不思纳谷，大便干结，溲黄赤，苔黄腻中厚，脉滑。

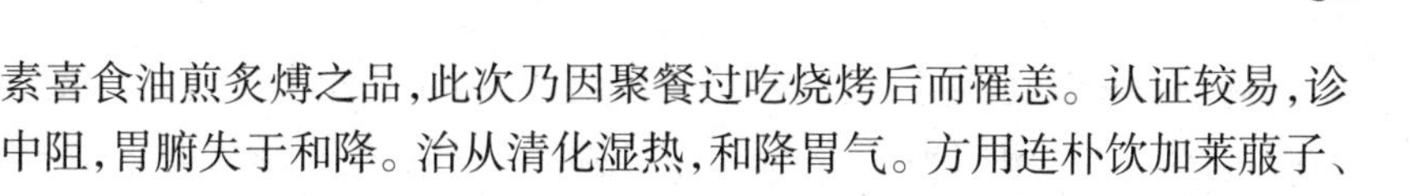

询得平素喜食油煎炙煿之品，此次乃因聚餐过吃烧烤后而罹恙。认证较易，诊为湿热中阻，胃腑失于和降。治从清化湿热，和降胃气。方用连朴饮加莱菔子、山楂、冬瓜子，再添性凉入血和络之仙鹤草，以防湿热伤络动血。1贴药后，大便得行2次，脘部痞胀疼痛得缓。1周后诸症悉除。再以和胃胶囊（笔者经验方，由太子参、百合、枳壳、莱菔子等组成）调理月余而瘥。

4. 瘀血阻络型　瘀血既是致病因素，又是病理产物，肝郁、食滞、寒凝、湿热、气虚、阴虚、阳虚、出血等均可致瘀。瘀血阻络，不通则痛。笔者辨识此证除症状外，必察舌下脉络之变化。瘀血证之舌下脉络常表现为延伸、增粗、扭曲、分支增多、色紫黑等。认证后则以失笑散合以丹参、仙鹤草、延胡索参施于对因治疗中，瘀血重者可加凌霄花、莪术、红花、九香虫、刺猬皮等。然必须注意大便颜色、次数，以防化瘀动血。南京退休工人曹某，男，64岁，1997年初春诊治。自觉脘痞作胀疼痛年余，曾查胃镜4次均示慢性萎缩性胃炎伴中、重度肠上皮化生，门诊治疗从未间断，或以中药，或以西药，取效均寡。遂请笔者诊治。自诉近两月来精神疲乏无力，不思纳谷，脘痛隐隐，时呈针刺状，入夜尤甚，大便时干时溏，舌质淡有紫，苔黄白相兼根腻，舌下脉络紫滞延伸，寸口脉细。笔者从病久中焦气虚湿热内阻，胃络瘀滞不通则痛论治，药取太子参15g、炒白术12g、炒白芍20g、黄芩10g、仙鹤草15g、薏苡仁30g、丹参12g、百合20g、陈皮6g、鸡内金5g、白花蛇舌草15g、延胡索10g、生甘草5g。服用1周后，脘中隐痛已除，精神好转。再进2周，余证又减大半。后去延胡索调理7个月，再以此方为基础作膏药治养一个冬季。1998年3月5日做胃镜示，慢性浅表性胃炎。凡此有效病案，不胜枚举。

5. 脾胃虚弱型　中土本虚是导致诸多脾胃疾病之本源，又是产生致病因素湿、痰、瘀等的基础，其虚弱表现在气、血、阴、阳4个方面。气虚体现在中气不足和中气下陷，常施六君、补中益气之类，如兼见湿阻、食滞、痰饮、瘀血等证则酌加而治；血虚不荣也是致使胃痛之因，伴发于气虚、出血等证，临床中笔者喜用归芍六君化裁；阴虚乃由长年饮食失节或病久他证衍化或失治、误治等所致，常兼夹湿热、气虚、瘀血等证候，施用慎柔养真汤之时，每每参合清化、益气、化瘀等法。阳虚乃为气虚日久、寒邪太甚、误用寒凉所致，又可兼见痰饮、瘀血等证，施以黄芪建中汤及理中汤。补益中阳之时，必佐温补肾阳方得佳效，盖肾阳为命门之火也。曾治李某，男，36岁，江苏启东人，1980年初诊。5年前因早期胃窦癌做毕氏Ⅱ式手术，术后一直自觉胃脘隐痛，绵绵不休，脘胀不甚，食少形瘦，近来畏寒较甚，便溏日行三四次，量少，苔薄白腻、舌质淡边有齿印，脉细无力，进多种中西药不效。请得笔者诊治，始以参苓白术、理中辈亦起效不显。虑其畏寒以腰以下为甚，舌苔薄白腻舌中微呈淡灰色，良由术后中焦脾胃元气大伤，病久及阳，由脾及肾，故投黄芪建中合金匮肾气丸化裁。药服5

贴，畏寒减，合符机宜。故连服此方月余，肢温痛除，便干。后以参苓白术丸与金匮肾气丸交替服用半年而愈。1年后随访，疼痛未作，形体渐丰。

（六）注意调摄，情志饮食为要

古人云“三分治疗，七分调理”。对于胃脘痛，笔者临证，每每询问患者的情志、饮食以及其他方面的情况，常常不厌其烦地反复交代注意事项，并常嘱咐年轻医师，生活的调节在治疗胃脘痛中起到很重要的作用，切不可忽略这一环节，尤其要在情志和饮食方面加以调摄。

1. 调节情志　胃脘痛的病理基础乃是胃气失降、郁阻为滞，而肝气疏泄又直接影响着脾胃气机的调节，所以如果情志不遂，而致肝气不舒，或升发太过，均可影响胃腑的气机和降。胃气以降为顺，不降而郁滞为痛。可见胃气和降，大都依赖肝气的条达，而肝气的畅和，又须有良好的精神状态。故情志的调节在胃脘痛的调治中具有重要的意义。

2. 饮食有节　饮食不当亦是胃脘痛的重要致病因素。因此，遵循饮食宜忌而调理是治疗胃脘痛的重要措施，并可与药物治疗起到相得益彰的作用。如能长期注意坚持，亦可防止胃脘痛反复。所以笔者十分强调饮食的调节。一忌坚硬、粗糙、刺激性食物（如过酸、过辣、过冷、过烫、炙煿等）；二忌烟酒；三是进食方式，应从容不迫，细嚼慢咽，不可狼吞虎咽；四是忌过饱、过饥；五是可配合一定的食疗（视病证而定）方法。

十二、虚秘论治

虚秘即指大便秘结不通，排便时间延长，或欲大便而艰涩不畅，同时兼有虚证的一种病证。是临床上的常见病，尤其以老年、久病及产后为多见。笔者治疗本病屡获佳效。

（一）病在大肠，与脾肾关系密切

正常情况下，饮食入胃，经过脾胃运化、吸收其精华之后，所剩糟粕最后由大肠传送而出。即《素问·灵兰秘典论》所谓“大肠者，传导之官，变化出焉。”若大肠传导功能失常即可导致大便秘结不通。大肠的正常传导变化，必须依赖津液濡润和阳气推动。脾胃为后天之本，气血生化之源，胃腑津液充足，脾脏输津正常，可使津液下润肠道，排便通畅。若饮食不节，脾胃受损，或劳倦过度，内伤脾气，或老年病后，脾气亏虚，以致脾之运化失常，大肠传送无力，糟粕内停，而成便秘；或脾虚生化乏源，气血不足，血虚则津枯不能滋润大肠，而使大便排出困难，以致便结不通。虚秘的发生不仅与中焦脾胃功能失常有关，下焦肾之阴阳亏虚也可导致虚秘。

肾主五液，司二便。肾阴不虚，则精血充足，津液不竭，大肠自能得其濡养；肾之阴阳虚衰，肾精亏耗，肠津涩少，肠道失润则便干难行；肾阳一亏，命门

火衰，不能蒸化津液，温润肠道，或阳虚阴寒凝结，气机不畅，传导失职，而为便秘。正如《杂病源流犀烛·大便秘结源流》所云："大便秘结，肾病也。经曰：北方黑水，入通于肾，开窍于二阴，盖此肾主五液，津液盛，则大便调和。"

《医学正传·秘结》中指出："原其所有，皆房事过度，饮食过节，或恣饮酒浆，过食辛热，饮食之火起于脾胃，淫欲之火起于命门，以致火盛水亏，津液不生，故传道失常，渐成结燥之证。"可见虚秘一证，虽病在大肠，但其发生与脾、肾功能失调也密切相关。

（二）诊重病史，辨舌分虚实寒热

临床上有相当一部分便秘者，除大便秘结外，无其他任何症状可辨。此时，应详细询问病史，为辨证提供依据。一般便秘起于产后或失血之后者，多为血虚，气血两虚；病发于热病之后，或有糖尿病、高血压等病便秘者，多为阴液亏少；老年体弱、大病久病之后，常为阳气不足。临证时，在详问病史，四诊合参的同时，还需注意望舌。一般而言。有苔多属实，无苔多属虚，舌质红而少苔或无苔者多为血枯津竭；舌质淡而无苔者多血虚气弱；舌质淡而胖或边有齿痕者多为气虚或阳虚；苔白滑而不腻者多为寒秘；苔黄厚而腻者多为热秘。

（三）虚则补之，兼顾宣肺理气调摄

虚秘之病，以虚为本。根据"虚者补之，损者益之"的原则，治疗虚秘应以扶正补益为大法，但须分清气虚、血虚、阴虚、阳虚不同而分别施治，方能奏效。

1. 气虚便秘　本证特点是患者虽有便意，但临厕努挣乏力，挣则汗出气短，便后疲乏，伴面色苍白，神疲气怯，舌质淡嫩、苔薄，脉虚。多因久病劳损，饮食失节，肺脾气虚，肠道传送无力所致。治当益气润肠。常用药如黄芪、党参、白术、麻仁、郁李仁等。如气虚下陷，肛门坠胀，可合用补中益气汤以益气举陷，使脾肺之气得以内充，则传送有力，大便通畅。若气虚兼有阳虚，可加肉苁蓉以温阳通便；若气虚兼有血虚者，加首乌、当归、杞子等以养血润肠。

验案：王某，男，78岁，南京人，1992年10月6日诊。患便秘10余年，询得其便虽不干，临厕却努挣无力，难以解出，肛门坠胀，小便频多，动则汗出，舌质淡胖，舌苔薄白，脉细弱。既往有前列腺增生病史。综合分析，病机总属脾气亏虚，中气下陷，推动无力。治拟益气升阳，润肠通便。药用：黄芪15g、党参12g、生白术15g、升麻4g、柴胡3g、当归10g、决明子15g、火麻仁30g。服药7剂后，大便通畅，每日1次。效不更方，再以原方调治而愈。笔者治疗气虚便秘，白术多用生品，用量15～30g，有时用至60g，收效甚佳。

2. 血虚便秘　血虚便秘多见于产妇及久病、失血之后。因血虚津亏，肠道失润所致。临床除大便干结外，常伴有头晕心悸、面色无华、夜寐不宁、唇甲色淡等症状。治疗以养血润肠为法，常用当归、熟地、川芎、生首乌、玄参、白芍、白蜜等药。若大便干结如球，可合用五仁丸以加强润肠通便之功。补血之品，

每多滋腻碍胃，用之不当，可致腹胀纳减，处方时可酌加陈皮、砂仁等理气和胃之品，使补而不滞，无碍胃之虑。另外还需注意血与气的关系，气能生血，补血的同时适当用些党参、黄芪等补气之药，可提高疗效。对于产妇，又当注意夹滞的问题。由于产时出血较多，产后体虚未复，为了早日康复，常频频进食滋补之物。殊不知滋补之品多肥甘油腻，食之过多势必影响脾胃运化功能，以致湿热内生，食滞中阻，气机不利，而见腹胀满，纳谷不馨，大便干结，舌苔黄腻等症。遇此等症笔者强调要辨证求因，审因论治，不可一见产后就归血虚，而一味养血补血，往往乏效。

验案：赵某，女，25岁，服务员，南京人，1995年4月3日诊。产后一月，大便干结难解已两周，5～6日一次，必用“开塞露”方解。腹胀口苦，头晕目眩，面色少华，舌苔黄腻，舌质淡红，脉细濡。询问近期饮食情况，家人诉患者平素体质较弱，此次虽足月顺产，但出血较多，查血红蛋白70g/L，为补养身体，每日均吃鸡、肉及桂圆、莲子、人参等。由于峻补不当，内生湿滞，虚中夹实，治当养血润肠，清化消导。药用：当归10g、白芍10g、生首乌10g、苍术10g、厚朴6g、黄芩6g、砂仁5g、陈皮6g、鸡内金10g、决明子30g、莱菔子15g、枳壳10g。并嘱病人清淡饮食，多吃蔬菜。服药3剂后，大便隔日一次，腹胀减轻，舌苔转清，湿滞渐消，唯血虚之象未复，上方去苍术、厚朴、黄芩，加黄芪10g补气生血，熟地6g以养血补血，调治一月而病瘥。

3. 阴虚便秘　热病之后，热盛伤阴，阴液亏虚；或老年阴虚，津液干枯，以致肠道干涩，燥结便秘。此类病人大便干结如羊屎，数日一次，同时伴有烦热口干、舌红少津、脉细数等阴虚内热之象。治当滋阴清热，润肠通便，增液汤加味以增水行舟，便自通也。并常嘱病人用西洋参、石斛、麦冬、决明子，泡茶频饮，以增强滋阴生津之力。

验案：胥某，男，56岁，工人，1996年9月4日诊。有糖尿病史5年，习惯性便秘3年，大便干结如羊屎，4～5日一次，口干腹胀，舌红前半无苔，脉细数。笔者分析该病人为阴虚燥热之体，阴液不足，无水行舟，则便结腹胀；虚热内生，则烦热口干。治当增液行舟。药用：生地12g、枸杞子10g、首乌10g、玄参15g、当归10g、枳壳10g、知母10g、决明子30g、莱菔子15g、瓜蒌仁12g。7剂，每日1剂，分2次水煎服。复诊时患者诉服药4剂后，大便每日3～4次，但量少不畅，粪质干结，余症同前。阴液未复，原方去枳壳，加南北沙参、麦冬各10g、芦根30g，另嘱病人每日泡服西洋参2g、石斛6g、决明子10g。调治一月，大便质软通畅，每日1次。效不更方，继服上药巩固。笔者以为，阴虚便秘，往往与体质、年龄及糖尿病等病史有关，治疗取效比较缓慢，需坚持服药，俟阴复肠润，则燥结之症得除。

4. 阳虚便秘　阳气虚衰，寒自内生，肠道传送无力，故大便艰涩，排出困

难。治当温阳通便。常用肉苁蓉、牛膝、肉桂、鹿角胶、巴戟天、补骨脂等；也可用半硫丸（硫黄 0.6g、半夏 5g）每日 1 次，温通寒凝而开闭结，尤其是对老年阳虚便秘，疗效更佳。

虚秘有气虚、血虚、阴虚、阳虚之分，四者之间有时单独出现，有时相兼而至，治应互相参合，按其气、血、阴、阳偏虚的程度而论治；对气血两虚、气阴两虚、阴虚血少、阴阳两虚者，又当并调共治，不可执一而论。

（四）虚实夹杂，攻补兼施

虚秘一证，虽以虚证为主，但又常兼夹实证。若脾气亏虚，运化失职，湿从内生，阻于中焦，胃气失和，则见腹胀苔腻、嗳气呃逆等症，可于补气方中酌加苍术、厚朴、陈皮、莱菔子等化湿和胃，降气通便之品。阴虚便秘，多夹燥热，滋阴同时，加知母、玄参、黄柏以清热泻火，热清阴复，大便自通。阳虚气衰，寒凝气结，而为冷秘。如《金匮翼·冷秘》所谓："冷秘者，寒冷之气，横于肠胃，凝阴固结，阳气不行，津液不通。"治疗于温阳益气之中少佐祛寒之品，如干姜、附子等。

验案：女，56 岁，南斯拉夫人，1998 年 3 月 20 日诊。患便秘 20 余年，每日需服西药后方可通便。形体肥胖，动则汗出，腹胀气短，舌质淡胖，舌苔白腻，脉沉细。证属气虚便秘，兼夹湿浊，治当益气化湿通便。药用：党参、白术、半夏、陈皮、厚朴、茯苓各 10g，苡仁、决明子各 30g，枳实 10g，莱菔子 15g，槟榔 10g。并嘱其停服西药。服中药 3 剂后，苔腻渐化，腹胀减轻，大便隔日一次，质偏干。前方有效，击鼓再进，原方加火麻仁 15g，5 剂。药后大便通畅，每日 1 次，苔腻化净，腹胀已除，再以益气健脾法调治巩固而愈。

对于本虚标实，标实明显，症见大便秘结，腹胀腹痛，口苦苔腻者，宜急则治标，先拟通下为法，药如大黄、枳实、厚朴、木香、麻仁等。但须注意中病即止，不必尽剂，一旦便通，即转以扶正为主，以治其本，方能取效持久。

（五）治秘勿忘宣肺

肺为华盖，主一身之气，肺与大肠相表里。肺之肃降与大肠传导息息相关。肺气壅滞，气机升降失常，则大肠传导迟缓；肺为水之上源，脾之运化水液的作用，有赖于肺气宣发和肃降功能的协调，肺失宣降，水液不行，则肠道干枯而大便艰行。对于这一类型便秘，笔者常在汤剂中酌加紫菀、桔梗、杏仁、枇杷叶等宣降肺气之品，以利津液输布，大肠传导。

验案：韦某，82 岁，1987 年 8 月 6 日诊。大便秘结 20 余年，每次解大便时均需用"开塞露"，多次求医，效果不著。观前人所用方药，均为滋阴润肠之剂。询得其症，大便干结如羊屎，腹胀不适，动则微喘，口干欲饮，头晕耳鸣，腰酸乏力，舌红少苔，脉细数。笔者即于前医方药中加紫菀 10g、桔梗 5g。服药 7 剂后，大便顺畅，每日 1 次，此即宣上通下、腑病治脏之治。临床上便秘兼有咳喘、胸闷等肺气不宣症状者，或常规治疗乏效者，切勿忘记宣肺降气，开上窍以通下窍之法。如是常奏奇效。

（六）理气通降，贯穿始终

虚秘一病，或因气虚传导无力，或血虚津不润肠，或阴虚燥结，或阳虚寒凝，终致大便滞而不通。治疗当以“虚则补之”为原则，气虚补气，血虚补血，阴虚滋阴，阳虚温阳。笔者并认为，虚人便秘与气机不调、津液不能四布、肠道失养也有密切关系，犹如舟之无帆，在当补即补的基础上，稍佐理气通降之品，如莱菔子、枳壳等，以导舟行，每每获效。

验案：徐某，女，27岁，南京市郊人，1997年1月25日诊。便秘病史2年，病起于产后3月，大便干结难解，状如羊屎，日行1次，曾予西沙必利、麻仁丸等治疗，效果不著。恙由气血亏虚，肠失濡润，通降失司。治当养血润肠通便。药用：生地10g、当归10g、仙鹤草15g、何首乌10g、百合30g、黑芝麻10g、玄参10g、决明子30g、莱菔子15g。服上方7剂，大便顺畅。即以原方续服5剂巩固疗效而愈。

本例患者病起于产后，产后血虚，大肠失润。医者屡用西沙必利、麻仁丸促胃肠动力及润肠通便均未获效，而用养血润肠少佐莱菔子行气通降之剂立竿见影，说明气行则舟行，增水行舟，尚需气导舟行，动静结合，方获灵验。

（七）摄生得宜，治秘之要

《重订严氏济生方·秘结论治》谓：“《素问》云：大肠者，传导之官，变化出焉。平居之人，五脏之气，贵乎平顺，阴阳二气，贵乎不偏，然后津液流通，肠胃益润，则传送如经矣。摄养乖理，三焦气涩，运掉不行，于是乎壅结于肠胃之间，遂成五秘之患。”说明若摄养合理，起居规律，则气机调畅，肠胃濡润，大肠传导正常，自无便秘之患。若起居无度，或嗜食精米玉面、炙煿厚味辛辣燥烈之品，或好逸恶劳，久坐少动，则便秘易发。因此，治疗同时，患者还要摄生得宜。首先，做到生活起居有度，劳逸结合，增加户外活动时间，并根据体质状况进行适当的体育锻炼，如慢跑、打拳、气功、跳舞等，均能流通气血，促进排便。其次，每日早晚各按摩腹部一次，使气机通畅，大肠传导功能得以改善。再次，要养成每日定时排便的习惯，形成条件反射，对防止便秘很有益处。最后，要戒忧思恼怒，保持精神舒畅，心情愉快。

饮食方面笔者常嘱病人不偏食，粮食粗细搭配，多食杂粮糙米及富含纤维素的蔬菜、水果，如芹菜、韭菜、萝卜、香蕉等。避免过食辛辣厚味、或饮酒无度、或过食生冷。另可选用富含油脂、性质滑利食品，如黑芝麻、麻子仁、杏仁、蜂蜜、决明子等，对供给全身营养，改善便秘均有良好的作用。对一些老年患者，平时用黑芝麻、花生仁研细，加蜂蜜适量，每日2次，酌量服食；或用决明子开水浸泡代茶饮，每有良效。

十三、老年胃病病机探讨

慢性胃病为老年人常见疾病之一。由于老年人多气血不足，脏气虚衰，其胃病在症状、病机上具有自身特点，和中、青年胃病相比有一定区别。因此，探讨总结老年胃病的病机特点对提高治疗效果，有一定意义。

（一）病位在胃，涉及五脏

病在胃腑，毋用赘述。但在其病变过程中，常涉及五脏，互为影响，错综复杂。

1. 脾失健运　胃为阳腑，脾为阴脏，两者同居中焦，共主纳化，且升降相因，燥湿相宜，互为表里。胃腑一病，受纳失司，和降有碍，必将影响到脾的运化功能；脾气虚弱，运化不健，升清不能，也会导致胃失和降，从而出现气机升降失常郁滞中焦的病理变化。临床除表现胃脘疼痛外，还常见食欲不振、食后腹胀、大便干稀不调、体倦乏力等脾失健运的症状，日久气血生化不足，或脾虚不能统血，尚可出现血虚、血瘀、出血之候。老年人多脾气不足，脾失健运当为老年胃病的主要病机。

2. 肝郁不达　肝主疏泄，调畅气机，具有协助脾胃运化的作用。如《血证论》所云："木之性主于疏泄，食气入胃，全赖肝木之气疏泄之，而水谷乃化。"老年人多有性格变化，善思好疑，悒悒不乐，肝气易于郁滞。肝郁则疏泄失司，影响脾胃的运化和升降，促使胃病的发生和加重，而脾胃虚弱，中土壅滞。又易招致肝木横逆旁乘，彼此互相影响，加重病情。

3. 肾元亏虚　随着年龄的增长，老年人常存在精血不足，肾元亏虚的亚临床状态。由于"脾胃之腐化，尤赖肾中之一点真阳蒸变"，"肾旺，则胃阴充足，胃阴充足则思食"。老年人肾阳不足，命门火衰，不能暖土，或肾阴不足，不能滋充胃津，易出现脾阳虚衰，胃阴不足，运化失健，升降乖常的病理变化，且调治不易，成为老年胃病的又一个特点。况先天之精赖后天水谷滋充，脾胃虚弱，生化乏源，无以填补肾精，往往加重肾元亏虚的病理变化。此外，肾水不足，无以涵木，易致肝阳上亢，故老年胃病患者常兼见头晕头痛、耳鸣目眩等症。

4. 肺失宣肃　《素问·五脏生成》指出："诸气者，皆属于肺。"肺主宣发、肃降，为主气之枢。老年人多肺气不足，宣肃失司，除表现本经的症状外，还常影响到脾胃的运化和气机的升降，导致气血不调，升降失常，成为老年人发生胃病的又一个重要因素。脾胃既病，运化失健，酿痰生浊，上贮于肺，或气血不足，土不生金，又可加重肺失宣肃、主气不能的病理变化，常相互影响，互为因果。

5. 心气不足　心属火脏，脾为阴土，火能生土，故脾胃之运化亦赖心阳之温煦。高年之体，阴气自半，心气每多不足。心气不足，鼓动血脉无力，气血运行不畅则有碍于脾胃的升降，或心阳偏衰，不能温煦中州，致其运化无力，都可导致老年胃病的发生和加重。胃居心下，“足阳明之正……上通于心”(《灵枢·经别》)；脾主运化，“脾足太阴之脉……注心中”(《灵枢·经脉》)。脾胃一病，气机郁滞，心脉亦受影响，临床常表现心胃俱痛，心胃同病。

此外，胆胃相关，胆随胃降。如胃失和降，则胆汁易于逆胃，或胆有湿热结石，失于疏和清降，也易致胆火犯胃，所谓“邪在胆，逆在胃”而致患胃病，或胆胃同病。

（二）正虚为本，邪滞为标

老年胃病以正虚为本，在某些情况下常夹邪滞，错杂为病。因此，本虚标实是老年胃病的病机特点。

1. 正虚为本

（1）气虚：老年五脏之气皆衰，胃病则以中气不足为主。由于升降之机在于中气之健运，中气不足，升降失常，气机郁滞，故老年胃病常表现为胃脘疼痛，嗳气腹胀，甚则恶心呕吐。又气虚为阳虚之渐，阳虚为气虚之甚，老年胃病患者还常可见到畏寒怕冷，脘痛喜按，大便溏薄等气虚阳衰之候。另外，老年脏气虚衰，反应低下，胃脘症状常不太典型。

（2）阴虚：老年胃阴不足者，多乏肾阴滋充，恢复不易。因胃主受纳磨谷，需阴液为之濡润，胃阴不足，功能自受影响，常表现为胃脘灼痛，嘈杂易饥，但不欲饮食，大硬干结难行。进一步的发展，可致虚火内炽，津枯血燥，酿生他变。

（3）血虚：老年人脾胃虚衰，运化不健，饮食减少，气血生化不足，或失血之后，恢复不良，或肾精不足，化精生血功能减弱，均可导致血虚。故老年胃病患者常伴见头晕眼花、心悸不宁、失眠多梦等血虚不荣之证。

2. 邪滞为标

（1）气滞：气机郁滞，不通则痛，为胃脘痛之基本病机。不同的是，老年胃病的气滞多是因虚而滞，且与脏腑功能减退有关，如脾胃虚弱，升降失常而滞；土壅木郁，肝失条达而滞；肺气不足，宣肃失司而滞；心气不足，推动无力而滞等。

（2）血瘀：老年人气血不足，脉道不利，故血行不畅常贯彻其中。其形成因素较为复杂，主要有：①病程较久，久病入络；②脏气衰微，鼓动无力，血行不畅；③气机郁滞，气不帅血，血着不行；④血去络损，瘀血停留；⑤阴血不足，脉涩不畅。而瘀血既成，反碍气机升降，常见疼痛如刺，部位固定，大便色黑，舌紫黯或有瘀斑等，治疗上较为棘手，也易致他变。

（3）湿阻：湿阻之证，也常见于老年胃病患者。其形成也多与老年人脾胃虚弱有关。脾胃虚弱，运化失健，饮食易滞，水谷精微不归正化，反酿为湿浊，郁久可从热化，或偏嗜辛辣煎炸之品，酿湿生热，形成湿热中阻证。又老年人肾元不足，气化无力，亦常为湿浊形成的原因之一。

（三）气血违和，易生他变

老年胃病正虚邪滞，气血违和，湿瘀胶着，常易发生变证。

1. 出血　老年人脏腑功能衰退，气血运行失调，出血变证尤为常见。盖心气不足，推动无力，血失所主，脉络不畅，血易外溢；肝失条达，疏泄失司，主藏血不能，溢于脉外；脾气虚弱，无力统摄血液，血不循经，均可出现吐血、便血之证，其中又以脾虚统血失司为主导因素。在病变过程中，如气郁日久化火，阴虚内热偏盛，也可灼伤胃络，迫血外出，导致出血。又老年胃病常夹瘀血，瘀血阻于胃络，气血运行不畅，以致络损血溢，而血溢又易停滞成瘀，彼此互为因果，成为老年胃病反复出血的原因。

老年人脏气衰微，代偿能力低下，治疗反应较差，出血不易停止，故常出现气随血脱之危象，甚则一脱不复，阴竭阳亡，导致死亡。

2. 癌变　老年人正气不足，免疫功能减退，气滞、血瘀、湿阻等病邪不易祛除，随着病程的延长，常致“膈塞闭绝，上下不通”（《素问·通评虚实论》），发生癌变。如脏腑气机郁滞，升降失调，津液不能正常输布，而凝聚成痰，血液不能正常运行而停滞为瘀，痰瘀搏结，阻于胃腑，日久成积，转为噎膈之证，所谓：“血气稽留不得行，故宿昔而成积矣”（《素问·举痛论》）。“块乃有形之物，痰与食积死血而成”（《丹溪心法·积聚痞块》）。又老年胃病常夹湿浊、湿热，日久形成顽痰，或久蕴化生湿毒，损伤气血，也可产生恶变。值得强调的是，这些病理变化，都是在正气虚弱的基础上发生的，如脾虚不运，邪易滞胃腑；阴虚不濡，痰瘀易于停留。由于胃肾相关，老年人多有肾虚，而“关门枯槁，肾水不能上达”（高鼓峰《四明心法·膈证》），故老年胃病的恶变与肾虚亦有密切的关系，诚如《医贯》所云：“肾水既干，阳火偏盛，熬煎津液，三阳热结，则前后闭塞，下既不通，必反于上，直犯清道，上冲吸门咽喉，所以噎食不下也。”而恶变既成，更易耗伤正气，后期常形成气虚阳微，阴津枯槁之证，终致不治。

此外，老年胃病患者由于肾阳虚衰，釜底无火，脾阳虚馁，不能化谷，还可出现朝食暮吐等反胃见症。

总之，老年胃病以正虚为本，涉及五脏，常夹气滞、血瘀、湿阻为患，易出现出血、癌变等变证。治疗上应根据这些病机特点，采取相应的治疗方法，以提高临床疗效。

十四、妇人胃病诊治规律探析

古人云：宁治十男子，不治一妇人。妇女由于月经、妊娠、分娩、哺乳等生理特点，使其更易受到致病因素的侵袭，患病后病情复杂多变。且反复难愈，故为历代医家所重视。笔者在几十年的临床实践中，逐渐总结出妇人胃病诊治规律，并不断探讨行之有效的治疗方法。认为治疗妇人胃病必须紧扣病因病机，抓住疾病本质，在药物治疗的同时，注重心理调治。

（一）推病因，情志不和居先

导致妇人胃病的病因很多，饮食不节、情志所伤、外邪侵袭等均可直接或间接地导致妇人胃病的发生，而尤以情志所伤最为突出。《灵枢·百病始生》说："喜怒不节则伤脏，脏伤则病。"情志异常，伤及内脏，主要影响内脏气机，使气机升降失常，气血功能紊乱。正如《素问·疏五过论》说："离绝菀结，忧恐喜怒，五脏空虚，血气离守。"妇人多愁善感者居多，遇事难解，情志不和，气血运行遂受影响。胃本为多气多血之腑，主纳主降，若气血转运乖戾，日久其功能失常，易导致疾病发生。

现代医学认为，紧张、焦虑、恐惧等强烈感情与不良的情绪使大脑皮质兴奋过度，可引起神经细胞衰竭，以致发生超限制性抑制，从而使皮质产生停滞性兴奋灶。而皮质中枢神经发生紊乱，尤其是自主神经中枢失常可引起胃肠功能障碍，使胃肠功能失调，随后可发展为胃或十二指肠溃疡病。待溃疡已经形成，则病灶又可通过体内感受器不断向大脑皮质发出不良信号，加深皮质功能的损害，造成恶性循环。如果高级中枢神经损害不严重，没有引起器质性病变，有时导致胃肠分泌与运动功能的紊乱，成为胃肠神经官能症状。在胃部主要表现为反酸、嗳气、厌食、上腹饱胀疼痛等症状，在笔者治疗慢性胃炎的验案中，多数为女性，一般治前均有胃肠动力障碍或慢性胃炎反复发作史。所以在治疗用药的同时，笔者一般都要考虑其有无情志不和的诱因，适当给予心理疏导。

（二）举病机，胃病常及肝胆

情志不舒，郁郁寡欢或情绪紧张，肝气郁结，疏泄无能，或急躁易怒，疏泄太过，横逆乘脾犯胃，脾胃受伤，运化失常，可见胸闷太息、胃脘疼痛胀满等症；胃气失于和降，可致呃逆、呕吐、嗳气等症；或暴怒之下，肝气暴张，火动于内，气逆于上，胃络受伤而致吐血。情志失常，引起肝胆疏泄不利，气机失调，而导致胃疾者不胜枚举。曾治王某，女，26岁，亲属与农民吵架后，呕吐不止，不思饮食，苔腻脉弦，后经笔者施以疏肝顺气和胃之法而愈。另一点值得注意的是，很多因情志因素导致胃疾屡发的患者，同时多伴有肝胆疾患，如伴胁痛、黄疸之证。曾治刘某，女，24岁，工人。性格内向，不善言谈，胃痛频发，伴有右胁作痛，且与情绪关系密切。B超检查结果显示：胆囊内结石，胃排空延缓。采用疏肝和胃之剂，药施：柴胡5g、枳壳10g、佛手5g、陈皮5g、炒白芍12g、合欢花5g、茯苓15g、炒麦芽15g、百合30g。前后调治2月余，症情稳定。对于此类患者笔者强调，不要为病象所迷惑，应力求抓住共同病机，解决主要矛盾，即使是多脏腑同病，也未必难治。

（三）析症状，把握病情本质

妇人胃病往往症状复杂多端，轻重差别很大。因受情志因素影响，妇人胃

病往往并不是单纯地表现为胃的功能异常，更多的是伴发郁证、脏躁、梅核气等精神类疾病症状。所以从实质上讲，相当一部分妇人胃病是复合病例，且疾病间相互影响，使症状更为错综复杂。因此不能仅从症状表现来判断病情轻重，而要四诊合参，紧抓疾病实质，不为主诉症状所困惑。曾治一女，胃痛时作，发时疼痛难忍，精神抑郁，胸闷，善太息，屡查胃镜，结果均显示为慢性浅表性胃炎伴局部萎缩。患者常与人言，自己胃病多年，胃疾深重，恐为不治，每逢来诊，泪水涟涟。笔者每次接诊均耐心抚慰，详析病情，同时给予疏肝解郁之法，后其病渐复，精神亦有转佳。此例患者郁证病情甚于胃病，所以治疗重在疏肝解郁，而不能因其胃痛夸张而舍本逐末。

（四）论治疗，重视心理疏导

妇人胃病，病情复杂，治疗用药改善症状容易，真正痊愈很难，往往病情反反复复，用药或情绪好转后病情减轻，一遇情志不遂又复发作。所以治疗上常应配合心理疏导疗法。曾治一老妪，胃痛反复发作病史逾 30 年，每因情绪失意而作。虽屡经名医诊治，难以痊愈。经笔者诊治 10 余次，每次皆因胃痛而来，服 7 剂水药病情好转后，即自行停药，再发再诊。笔者以为：此妪欲根治其疾，唯移情易性，别无他法。所以心理疏导治疗历来是笔者治疗妇人胃病的一个重要方面。经常揣摩病人心理，给其耐心引导，在此基础上配合方药，收效确佳。“人之情莫不恶死而乐生”，所以对病人应该“告之以其败，语之以其善，导之以其所便，开之以其所苦，虽有无道之人，恶有不听者乎”（《灵枢·师传》）。

十五、肝硬化腹水论治

肝硬化腹水，属“鼓胀”范畴。鼓胀历来被称为风、劳、鼓、膈四大顽症之一，以“腹胀大”为主要见症，如《灵枢·水胀》云“鼓胀如何……腹胀身皆大，大与肤胀等也，色苍黄，腹筋起，此其候也”。现今本病仍是临床常见的难治病证，由于病深势笃，证候复杂，虚实兼夹，预后欠佳，所以临床如何在辨证上把握病理机制，治疗上中其肯綮，逆转病势，多年来一直是临床研究的重要内容。笔者根据多年的临床经验，总结了一套辨治肝硬化腹水的经验。

（一）本责肝脾肾，标为气血水

肝硬化腹水首先责之于肝硬化，而导致肝硬化的原因是多方面的，如湿热黄疸、水毒、蛊毒、长期饮酒，饥饱失常、营养不良等。起始表现为肝气不舒，久则气滞而血郁成瘀，即成癥积（肝硬化），这一过程较为漫长，正如《格致余论》所云：“此病之起，或三五年、或十余年，根深矣，势笃矣”。肝硬化腹水临床是以单腹胀大为主症的，大腹乃肝、脾、肾三阴脏器聚集之处，肝脏气滞血郁瘀积日久，一则肝木克伐脾土；二为疏泄不利，不能助土运化，均致脾失健运。脾为三阴之长，乃阴中之至阴，如脾不运化，水邪始得窃踞腹中。故前人多认为鼓胀病根在脾,如沈金鳌在《杂病源流犀烛》中指出“鼓胀病根在脾,由脾阴受伤,胃虽纳谷,脾不运化,或由怒气伤肝,渐蚀其脾,脾虚之极,故阴阳不交,清浊相混,隧道不通,郁而生热,热留为湿,湿热相生,故其腹胀大”。从中看出引起鼓胀的基本点为脾虚不运。但肝硬化腹水隶属于“鼓胀”,而“鼓胀”不等于‘“肝硬化腹水”,所以肝硬化腹水的病根主要在肝,由肝及脾。如果肝脾损伤不复,病必传肾,肾虚亦有阴亏阳虚两途,由于水液虽受制于脾而实统于肾,肾开窍于二阴,肾气足则二阴通,一旦肾气不足,则气化无力,膀胱开合失利,水液不待正常排泄而蕴积成胀。

肝硬化腹水之病本在肝,连带脾与肾;性质以虚为主,其标为气、血、水,其中水为标中之标。病理机制为肝脾肾三脏失调,气血水相互交错,虚实夹杂全病程。其中气病包括气虚、气滞、气陷,血病为血虚和血瘀等。

此外,由此而引起的变证更是凶险莫测。瘀久阻络,络脉不和可致呕血、便血;水积不泄,更致阴水损气耗阳之重候;水毒攻心,湿浊蒙蔽清窍可发为神昏谵语等险证,不可不防。

(二)标本并兼顾,虚实同施治

肝硬化腹水病因多端,机制复杂,笔者探本求源,认为肝脾肾三脏失调为本,以虚为基础,水积为其标,经过长期临床观察,分气虚水泛、阴虚水聚、瘀结化水3型来论治,而每型中必寓虚实同治之法,取效甚良。

1. 气虚水泛型　肝硬化腹水病程长,每多肝、脾、肾三脏同病。脾气虚则不能制水,肾气虚则不能化水,致患者脘腹胀大,纳谷难化,体倦腰酸,溲少便溏,舌体淡胖,苔薄白或腻,脉细缓。治宗“塞因塞用”之旨,补益脾肾,以制水泛,兼治肝之本脏,佐以化滞利水。笔者常选参苓白术散合真武汤化裁治之。

验案:杨某,男,48岁,南通县人,1986年5月11日初诊。肝病起于10年前,肝功能反复异常,每次尚能用中西药控制,一直饮食不香,便溏。近两月来突感腹部胀大,起始自以为发胖,然渐次精神疲乏无力,四肢瘦弱,腰酸,纳呆,双下肢浮肿,大便溏薄,日行2~3次,且以早晨为多。B超示:肝硬化,大量腹水,脾肿大肋下6cm,门静脉增宽;肝功能检查异常,其中白、球蛋白比例倒置,白蛋白低下及HBsAg阳性等,在当地医院医治无效,而来求治。测得腹围106cm,面色㿠白,舌淡胖边有齿印,舌下脉络瘀滞,苔薄白腻,脉沉细。辨为肝病日久,气血暗耗,瘀阻肝络,脾肾虚损,水泛无制亡,治从肝脾肾三脏同治,益气以制水,停服西药利水剂。药遣太子参15g、炒山药30g、炒白术12g、炒薏苡仁30g、泽兰20g、泽泻20g、陈皮、桂枝各5g、附子5g、黄芪20g、炒白芍、猪茯苓各15g、桔梗5g、鸡内金5g、地骷髅30g、马鞭草15g。药服两旬,鼓胀显消,腹围测得78cm。效不更方,再服半月,复查B超示肝硬化、腹水已无,门静脉0.6cm、脾肿大肋下5cm;肝功能趋于正常,HBsAg仍为阳性。因肝硬化脾大,

表现为癥积，故以原方去桂枝、桔梗，加丹参、莪术，于补气中寓化瘀消癥，调理月余。后服参苓白术丸合鳖甲煎丸1年余，形健神旺而瘥，随访2年病证未复。

此案为慢性乙型肝炎肝硬化引发的腹水，其病理机制虽为肝病损及脾肾气虚，不得制水，引起气虚水泛之证。但病证起始为肝病，有气滞血郁之实，病久加之西药通利之剂更损脾肾，气虚至甚可及阳，又能致使血瘀更重，病证复杂。所以临证应执简驭繁，抓住主要矛盾，兼顾其他，着眼于补益脾肾而不废攻利之法，虚实同治，故在参苓白术、真武汤之基本方中复加泽兰、泽泻、地骷髅、马鞭草、猪苓活血利水，以扶正祛邪并举，而收脾肾复健、邪水退却之功。

2. 阴虚水结型　肝为刚脏，体阴而用阳，赖肾阴以涵育。各种因素致患肝病久延不愈，肝之阴血耗劫，络脉不和而致硬化。穷必汲损肾之阴精，开合不利，聚水而从其类，得见腹部胀大，下肢或肿，面黧色悴，腰膝酸软，溲少，爪甲不荣，或见右胁肋隐痛，手足心热，舌苔少或光剥，舌红或见裂纹，脉细弦。笔者喜以麦味地黄汤加味，补乙癸之阴血，复约水之能力，佐以健脾固堤，和络止血之品。

验案：陈某，女，78岁，南京人，1988年8月15日诊。5年前因“肝硬化腹水”经治水退。今年立春又作，经用中西多种利水药剂无效。此次来诊查B超示：肝硬化，脾肿大平脐，门静脉不增宽，中等量腹水。肝功能轻度异常，白蛋白低下，心电图ST段下移0.05mV。刻下腹胀大，头昏目花，腰酸耳鸣，手足心热，尤以夜晚为甚，时有齿龈出血，口干不欲饮。溲少，便稍干，脉细弦，舌红中有裂纹，苔花剥。辨为肝肾阴虚，阴水内结。拟用滋补肝肾之阴精，和血利水而祛邪，佐施固护中土，以健气血生化之源，制约水液，施用：麦冬10g、五味子6g、生熟地各12g、山萸肉10g、山药30g、赤白芍各12g、丹皮10g、猪茯苓各15g、泽兰10g、泽泻30g、丹参10g、马鞭草15g、地骷髅30g、太子参15g、仙鹤草15g。前后以此方稍加出入治疗1月有余，患者渐觉胀消，低热得退，B超腹水已减，肝功能恢复正常。继守上方去地骷髅、麦冬、五味子，加薏苡仁、百合各30g，再行调理2个月，并坚持服用六味地黄丸及鳖甲煎丸半年余，随访未见反复。

有谓“阳虚易治，阴虚难调”，而“阴虚水结”则难之又难。本案患者年事高，肝肾亏虚，复因利水太过，雪上加霜，致成“虚虚”之候、肝肾阴血亏竭，水液痼结难解。笔者施以滋补肝肾见长之麦味地黄充济肾阴，又因患者有“冠心病”之嫌，更添和血之赤芍、丹参、泽兰，并加用猪苓、马鞭草、地骷髅以利水结之标；同时以太子参配合茯苓、山药崇土泄浊以制邪水，仙鹤草配丹皮凉血止血而安络。此方集滋阴、健脾、和血、安络、利水诸法于一体，全面而不繁杂，统顾而有重点，滋而不腻，利而不伐，其效亦彰。

3. 瘀积化水型　肝硬化腹水缘由肝硬化，病为“癥块癖积”，肝郁血瘀，瘀结肝体，肝之疏泄功能不利，脾肾制约失司，加之瘀阻脉络，三焦阻塞，决渎无权，水液不得排泄而聚集于腹，即仲景“血不利则为水”之谓。临床表现为面色黧黑，唇甲青紫，面颊部有血缕红痣，腹大胀急，或胁下隐痛，青筋显露，四肢常有瘀斑，齿龈或鼻内时或衄血，溲少，纳差，神倦，便或干，舌质紫黯，苔薄白或黄白相兼，脉细涩等。此证最为凶险，时刻有出血之险，施治亦较棘手。临证常以仲景之当归芍药散为基本方随证加减，徐以图之，不可急功近利。

验案：莫某，南京六合人，年近半百，1992年5月初诊。患“慢性乙型肝炎”已逾10载，肝功能反复异常，去年又现腹水，经多家医院治疗未果，耗资已六七万之巨，心灰意冷之时，经他人介绍，来笔者处一试。询得腹胀大，右胁肋部隐隐刺痛，不思纳谷，溲少，便溏，日行一次。观其面色黧黑，状若涂炭，颈、胸部有蜘蛛痣，唇甲乌紫，齿衄，形瘦，舌质紫黯，苔黄白相兼，脉细。查腹部膨隆，静脉显露，移动性浊音(+)，肝脾触诊不满意，两下肢浮肿(++)。B超示：肝硬化，脾肿大，门静脉增宽，中等量腹水，胆囊壁水肿。血清A/G = 3.0/3.5，γ-GT：362U/L，两对半：HBsAg(+)、HBeAb(+)，余阴性。脉证合参，诊断已基本明确，然病已入深，盛候之中寓极虚，不可急进，唯以缓图为法。治以和血利水、养血安络、益肝扶脾，药用：当归10g、赤白芍各12g、川芎10g、白术15g、佛手6g、猪茯苓15g、马鞭草15g、地骷髅20g、仙鹤草15g、花蕊石15g、党参18g、黄芪15g、泽兰泻15g。服5剂后，溲多，双下肢肿退大半，齿衄亦失。药合机宜，上方化裁出入2个月，诸症均减，B超示肝硬化、脾肿大，腹水已无，血清A/G = 3.8/3.8。原方继服2个月后，再以上方为基本方加调补肝、脾、肾之品制膏，调理3个月，并持续服用鳖甲煎丸。2年后随访，病情稳定。

此案经多家医院诊治，服用众多中、西药未效，而笔者遵叶天士“气分不效，宜治血络，所谓络瘀则胀”之论，改用仲景之当归芍药散以和血祛瘀而芟其根，利水以祛标实，养肝健脾。增猪苓、马鞭草、泽兰、地骷髅加强和血利水之功。其中猪苓利水而不伤阴，现代药理研究认为，猪苓有较好的增强免疫功能的作用。泽兰、马鞭草善通肝脾之血脉，活血不伤正，利水而不伤阴，药力呈横向作用，对“门静脉循环障碍”确有通达之力；并以仙鹤草、花蕊石用在活血之剂中，止血和络，且安未伤之脉；党参、黄芪实补中土脾虚，以养极虚之脏，而制泛滥之水。是方活血而不动血，利水却不伤阴，攻实不忘扶正，补脾以实四旁。

（三）有关治疗肝硬化腹水的几个问题

1. 早期肝硬化及退水后的治疗　笔者对早期肝硬化及腹水消退后的调治有些体会，常依据其肝硬化肝、脾、肾三脏失调，气血阴阳亏虚所致的气虚血瘀之基本病理过程，设立协定方结合辨证进行加减论治。基本处方为太子参、丹参、猪苓、茯苓、白术、黄芪、冬虫夏草、当归、鸡内金。方剂包括益气补脾、养柔肝肾、和血利水、健胃消积诸法，配伍严谨合理，乃调和气血阴阳之平剂。从现代药理研究来看，方中绝大多数药物均能明显抑制肝脏胶原纤维的合成与分解，稳定肝脏硬化甚至使之逆转。配服的鳖甲煎丸亦有较好软化肝脾肿大的疗效，从笔者多年用于临床来看，疗效是确切的。再则方中太子参、白术、猪苓、黄芪、冬虫夏草等又有明显提高血浆白蛋白及细胞免疫、体液免疫功能的作用，这对长期肝病之血浆白蛋白低下、免疫功能下降者有显著疗效。

2. 攻逐利水剂的运用　对于腹水的治疗，从古迄今历代医家众说纷纭，各有见解。张子和《儒门事亲》中云“陈莝去而肠胃洁，癥瘕尽而营卫昌”，则主张攻破；然朱丹溪《丹溪心法》中认为“若喜行快利，不审元气而用峻剂攻之，殊不知宽得一日半日，其胀转甚，病邪转深，真气愈伤，再不可救，哀哉！”。作为标证，不治腹水难解其急，但掌握攻逐利水之法度应依据病情而论，原则上先用利水之剂，不效再予攻逐之轻剂和重剂。然无论是轻利，还是攻逐，均应在运用补虚法（常合健脾益气之品）的同时遣用，不可单施，以免走泄真气，更损阴精，致生“虚虚”之弊。笔者临床常用攻逐利水药如下：

（1）利水之轻剂：以猪苓、泽兰、马鞭草、地骷髅为主。笔者在肝硬化腹水所有证型的治疗中，均加是药。认为猪苓甘寒利水而不伤阴，现代药理研究证实其有调整免疫功能的作用；泽兰苦辛微温，善入肝、脾二经，具有活血养血，行水消肿之效，“消中有补，不致损真，诚佳品也”（《本草求真》）；马鞭草味苦微寒，善入血分，活血利水消肿，《补缺肘后方》以此药与鼠尾草治大腹水病，神验；地骷髅甘辛平，善入气分，化痰消积利水，《现代实用中药》载其具有较强的利尿消肿作用。四药配用药性平和不峻，利水消肿而不伤正。

（2）逐水之轻剂：适用于体质尚可，肝、脾、肾三脏之气血阴液亏损不甚者。笔者以黑丑、白丑、槟榔为主药。其中黑丑、白丑具有较强泻下逐水之功，使水湿从二便而去，乃鼓胀正气尚盛之首选药物。正如《本草纲目》曰“东垣治脾湿太过，通身浮肿，喘不得卧，腹如鼓……亦以牵牛为君”；槟榔辛苦温，“宣利五脏六腑壅滞……下水肿”（《药性论》）。二药虽与甘遂、大戟、芫花同为攻下之品，但其势较缓，所以笔者将其列为逐水之轻剂。然虽为轻剂，亦须中病即止，不可迷功。

（3）逐水之重剂：对于少数病证初起，腹水重笃，正气尚未有虚损之象，或虚损轻微，施以利水及逐水之轻剂，其效犹不尽然者，可予逐水之重剂一击，收效则止。在运用前后还须服用扶正健脾之品，如西洋参、米粥汤、红枣汤等，切莫重标遗正，尽施孟浪。重逐之药物常用甘遂、大戟、芫花、蝼蛄、蟋蟀等，研极细末，或单用，或合用。其中蝼蛄、蟋蟀属虫类逐水药，善入血分，以活血利水消肿见长，每服 3g 左右，1 日 1～2 次。余药用之宜慎，皆以“衰其大半而止”为度。

此外，笔者并认为肝硬化腹水并发症，诸如上消化道出血、肺部感染、肝性脑病、肝肾综合征等，症情凶险重笃，非单纯中药之所能，宜中西医结合以救治。

第三章　脾胃病治法运用集萃

一、升降相宜除呃逆

呃逆，以气逆上冲，喉间呃呃连声，声短而频，不能自制为主证，古称之"哕"。《素问·宣明五气》云："胃为气逆为哕……"一般认为，呃逆由胃失和降，胃气上逆动膈而成。临床常在辨证的基础上配用降逆之品，如丁香、沉香、旋覆花、刀豆壳之类，甚者用镇逆之代赭石、紫石英之属，以达气降呃止。然有时疗效并不满意，何哉？脾升胃降，升降相因，脾气不升可引起胃气不降，同样胃失和降亦可影响脾气升清。所以，在治疗呃逆，尤其是久治不愈的顽固性呃逆时，在注意和降胃气的同时，宜根据病情稍佐升提脾气之品，如升麻、柴胡、荷叶等，可利于胃气的和降。另外，肺的宣通也有利于呃逆的治疗。《医部全录·呃门》陈梦雷注："阳明所受谷气，欲从肺而达表，肺气逆还于胃，气并相逆，复出于胃，故为哕。以草刺鼻，取嚏以通肺，肺气疏通，则谷气得以转输而呃逆止矣。"笔者遵其旨，认为呃逆跟肺气的宣通有密切的联系，故而治疗顽固性呃逆时，常加入宣肺的桔梗、杏仁等，宣通肺气，以降上逆之胃气，此也寓"升"之意。如此降中有升，升降相因，则逆气可降，顽呃能止。

验案：史某，男，29岁。反复阵发性呃逆1年余，加重2个月入院。患者经常出差，平素饮食不调。1992年3月间，洗冷水澡后，出现阵发性呃逆，伴胸闷脘痞。服中药降逆和胃剂，西药吗丁啉、胃复安、安定、肌注利他林，兼做针灸等无效，胃镜示：中度浅表性胃炎。入院时，呃逆时作，呃声沉缓不畅，伴胸脘闷痞，嗳气不畅，纳差乏味，神疲乏力，舌苔薄黄质淡，脉细弦。辨证为中虚气滞，寒热错杂，胃气上逆。治以益气升清，苦辛通降。药用：旋覆花（包）6g，代赭石（先煎）、党参、苍白术各15g，陈皮、法半夏各6g，升麻3g，荷叶1角，桔梗10g，谷麦芽各15g，黄芩10g，炙甘草5g。服5剂，呃逆得减，再服7剂，顽呃止，诸症悉除。停服汤剂，予香砂六君丸，每次6g，1日3次，以善其后。

二、养温结合治胃痛

善补阴者，必以阳中求阴，则阴得阳生而泉源不竭。一般在补肾阴之阴常于滋阴药中少佐温阳之品，如附桂八味丸之属，然对于胃阴虚之证，则很少用或不用性温之药，恐其温燥伤阴，笔者不拘于此，在养胃阴药中，少佐温阳之菟丝子、肉苁蓉等，以助胃阴的来复。菟丝子，性味辛甘平，具有补阳益阴之功，

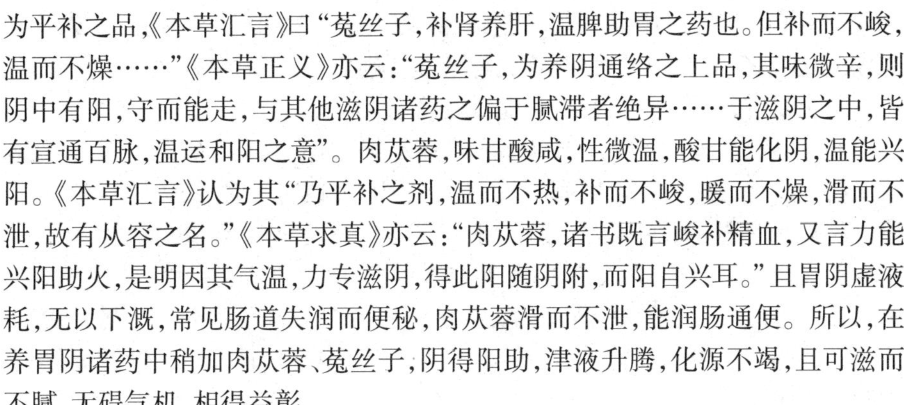

为平补之品,《本草汇言》曰"菟丝子,补肾养肝,温脾助胃之药也。但补而不峻,温而不燥……"《本草正义》亦云:"菟丝子,为养阴通络之上品,其味微辛,则阴中有阳,守而能走,与其他滋阴诸药之偏于腻滞者绝异……于滋阴之中,皆有宣通百脉,温运和阳之意"。肉苁蓉,味甘酸咸,性微温,酸甘能化阴,温能兴阳。《本草汇言》认为其"乃平补之剂,温而不热,补而不峻,暖而不燥,滑而不泄,故有从容之名。"《本草求真》亦云:"肉苁蓉,诸书既言峻补精血,又言力能兴阳助火,是明因其气温,力专滋阴,得此阳随阴附,而阳自兴耳。"且胃阴虚液耗,无以下溉,常见肠道失润而便秘,肉苁蓉滑而不泄,能润肠通便。所以,在养胃阴诸药中稍加肉苁蓉、菟丝子,阴得阳助,津液升腾,化源不竭,且可滋而不腻,无碍气机,相得益彰。

验案:范某,女,57 岁。胃脘隐痛 4 年,胃镜示:浅表性胃窦炎。刻诊:胃脘隐痛胀满,有嘈杂之感,口干不欲饮,大便秘结,数日一行。舌红少苔,中有裂纹,脉细弦。辨证为胃阴亏虚,胃失濡润。治以养胃益阴。药用:南北沙参各 15g,麦冬、玉竹、石斛、乌梅各 10g,炙甘草 5g。服 7 剂大便得通,日一行,胀满亦除,隐痛减,唯仍口干、舌红苔少中有裂纹,继守原方加减 1 个月,口干消失,舌苔正常。3 个月后复查胃镜正常。

三、益气活血疗胃痞

中华中医药学会内科分会脾胃组将慢性萎缩性胃炎定名为"胃痞",以示和其他慢性胃炎相区别。一般认为,本病以胃阴亏虚为主,但笔者通过多年的研究提出,本病的主要病理关键乃脾胃气虚,气滞血瘀。以益气活血为旨治疗此疾,疗效满意。中医学认为,"久病必虚",清代叶天士在《临证指南医案·胃脘痛》中亦提出了"初病在经,久病入络"之见解。慢性萎缩性胃炎病程迁延,多由饮食不节、情志所伤和劳逸失当而致,久则脾胃损伤,脾胃既损,中气亏虚,推动无力,气血运行不畅,则血行瘀滞。故脾胃气虚血瘀乃是萎缩性胃炎的主要病理表现。而辨血瘀不应拘于疼痛固定、刺痛及舌质紫有瘀斑等,临床上尤重视舌下静脉的望诊。《灵枢·经脉》曰:"足太阴之脉……连舌本,散舌下"。萎缩性胃炎患者普遍存在着舌下静脉瘀紫增粗或曲张,这是脾胃血瘀的重要标志。结合西医学检查萎缩性胃炎患者大多数都有免疫功能失调和血液黏滞度增高,胃镜示胃黏膜红白相间或苍白以及肠上皮化生、不典型增生。这些都提示气虚血瘀的存在。针对这一病理表现,常选用黄芪、党参、白术三药相配,仿东垣补中益气汤之法,扶正固本,达到气充则血行,血行则瘀祛,意在"助之使通";气虚日久,必致血亏,加当归、白芍、黄芪相伍,补气养血和络;用丹参、檀香二味取丹参饮之意,此为治血瘀胃脘痛,历验有效之方剂,丹参破宿瘀而利生新血;檀香入血分,逐冷除郁理气,并制丹参寒凉之性;选仙鹤草健脾

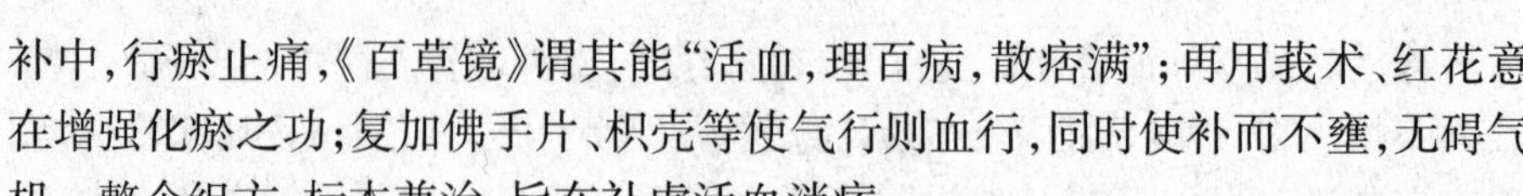

补中,行瘀止痛,《百草镜》谓其能“活血,理百病,散痞满”;再用莪术、红花意在增强化瘀之功;复加佛手片、枳壳等使气行则血行,同时使补而不壅,无碍气机。整个组方,标本兼治,旨在补虚活血消痞。

验案:陈某,女,44岁。胃脘作胀隐痛5年,加重1个月来诊。刻下:胃脘胀满时有隐痛,纳谷不馨,时有嗳气,神疲乏力,大便时干时稀,舌淡苔薄白,舌下脉络增粗瘀紫,脉细弦。胃镜示:重度萎缩性胃炎伴中度肠上皮化生。证属中虚气滞血瘀。药用:黄芪20g,党参15g,白术、白芍、当归各10g,紫丹参15g,檀香1g,红花6g,莪术10g,仙鹤草、炒谷麦芽各15g,佛手片6g。7剂后,痛除胀减,大便正常,继以原方加减治疗3个月。复查胃镜:轻度浅表性胃炎,肠上皮化生消失。

四、升阳清化愈久痢

久痢,乃湿热不清,余邪未尽,脾胃亏虚而成。经云:“清气在下,则生飧泄。”脾虚气馁,清气下陷,若单用黄芪、党参、白术等守补中土,甘温壅气,可致中土气滞,所以宜兼用升补之法,补中有升,清气得升,脾运复来,则浊阴自降。常于补中的黄芪、党参、白术之外,加入升麻或荷叶等,引清阳之气上行阳道。而久痢既有正虚的一面,也有邪滞的一面,笔者在升补的同时注意“清化”。“清”为清余邪,常用地榆、石榴皮。地榆,《本草求真》载“既能清降,又能收涩,则清不虑其过泄,涩亦不虑其滞……”,实为久痢之良品。石榴皮,涩肠止痢清邪,现代研究其对痢疾杆菌和阿米巴原虫有良好的抑制作用。“化”即化积消滞,常用白芍、陈皮、木香,所谓“行血则便脓自愈,调气则后重自除”。

验案:王某,男,42岁。左下腹隐痛伴大便稀溏夹黏冻5载。刻诊:左下腹隐痛,大便日行2次,夹黏冻,时有里急后重之感,伴神疲乏力,胃纳不馨,食入则胀,舌淡,苔薄黄,脉沉细。年前有菌痢病史,大便培养为志贺痢疾杆菌。证属脾胃气虚,余邪留滞。药用党参15g,炒白术、茯苓、白芍、木香各10g,石榴皮、地榆、淮山药各15g,陈皮6g,荷叶1角,炙甘草5g。7剂痛除,大便转干,日一行,又服7剂,大便黏液消失,里急后重亦除,大便培养正常,精神转佳,纳谷亦馨。

五、益气养阴愈吐酸

单纯吐酸一证,临床并不复杂,《内经》主热,东垣主寒。热者苦辛通降,泄肝和胃,左金丸加味;寒者温中散寒,和胃降气,香砂六君、理中汤之类。然从临床中观察到,亦不乏有阴虚吐酸者。气阴不足,脾津无以上升,胃腑失于和降,上逆而为吐酸之症。此当以滋养胃阴为要,兼以益气,用药忌刚宜柔,胃阴一复,脾胃气虚之象当现,再从补脾益气,从本缓图。津液来源于脾胃运化的水谷,脾胃气旺,脾可升清,胃可降浊,痛证自愈。据此,笔者提出“益气养阴”

亦可制酸的观点，确是长期医疗实践中获得的体会。

验案：梅某，女，54岁，干部。1996年6月17日诊。泛吐酸水年余，自服法莫替丁、得乐冲剂等鲜效，3月份以来，吐酸加重，呕吐黏液及胃内容物，嗳气腹胀，曾在山东某地服用疏肝理气和胃之剂，泛酸先缓后益重，口干而渴，纳谷尚可。二便正常，舌质红有裂纹，苔少，脉细。钡餐提示：食管下段炎，贲门痉挛。证属气阴两虚，胃气上逆，治宜补气养阴，和胃通降，方选沙参麦冬汤、益胃汤。处方：①南北沙参各12g、麦冬15g、半夏6g、石斛15g、、玉竹15g、生地12g、黄芩10g、仙鹤草15g、炒谷麦芽各12g、煅乌贼骨15g、白及10g、炒白芍20g、甘草3g、姜竹茹5g，5剂。②西洋参2g，泡茶，每日1剂。二诊（6月23日）：药后泛酸不明显，口干亦有改善，治宗原方出入，上方去竹茹、玉竹，加百合20g，炒白术10g，14剂。四诊（7月11日）：泛酸不显，纳谷亦香，仍感口干舌燥，疲倦乏力，舌淡胖苔薄白，脉细。阴液渐复，胃气仍虚，治拟补益脾胃为主，取“益气亦可养阴”之意。处方：①太子参12g、炒白术10g、炒白芍20g、法半夏10g、陈皮6g、黄芩10g、仙鹤草15g、煅乌贼骨15g、白及10g、炙黄芪10g、百合20g、甘草5g、麦冬10g、石斛10g。7剂。②西洋参胶囊，2粒，每日2次。五诊（7月20日）：口干口苦好转，饮水不多，纳谷可，泛酸未作，舌胖大，边有齿印，苔薄白，脉细。脾胃气虚之象渐显，治从补益脾胃，益气养阴，从本缓图。嘱调情志，慎饮食。处方：党参15g、炙黄芪15g、炒白术10g、炒白芍20g、当归10g、枸杞子10g、麦冬15g、仙鹤草15g、煅乌贼骨15g、白及10g、炙甘草5g、百合20g，14剂调服。

六、忌刚用柔理脘胀

气贵于行，行则流通，不行则滞，滞则壅塞不通，中焦脾胃气滞不通则胃脘胀满疼痛。导致中焦气机郁滞者有虚实两端，虚为脾胃气虚、阳虚、阴虚等；实为食滞、痰阻、湿遏、肝郁等，均可表现为“胀”，所以治疗胃胀无论虚实，必施以理气和胃之法，然用药则忌刚用柔，选用质轻、性平、温和类的理气药，如佛手（花）、枳壳、香橼皮、陈皮、合欢花（皮）、厚朴花、绿萼梅等，切忌辛窜香燥苦温刚猛破气之品，如气虚则配用补脾益气，如四君、补中益气等；如兼胃阴虚则配用养胃汤、慎柔养真汤等；如兼食滞可佐保和、枳术等；如兼湿热则可配用黄芩、仙鹤草、薏苡仁等。总之临证脘胀则用理气和胃法，而理气必须忌刚用柔。

验案：邓某，38岁，南京人。1998年1月21日诊。自觉脘胀嘈杂不适2年，曾作多项检查，西医诊为“慢性浅表性胃炎伴胆汁反流”，服泰胃美、吗丁啉、西沙必利等药效鲜，脘胀嘈杂，纳谷不香，口干不多饮，溲赤便干苔黄腻，舌质偏红，脉细弦。中焦脾胃郁热，胃气不和。治拟清化和胃。药用：太子参10g、薏苡仁20g、茯苓15g、黄芩10g、仙鹤草15g、蒲公英10g、百合20g。3帖药后脘胀嘈杂解，然因饮食渐开而进食元宵，脘胀又甚，故二诊时，在原方基础上去蒲公英，加莱菔子15g、佛手5g、炒谷麦芽各15g，7帖而安。后以上方化裁治疗2个月，查胃镜示“慢性浅表性胃炎”，胆汁反流已无。

七、益气清化除Hp

幽门螺杆菌（Hp）是一种重要的胃病致病因素，其与胃炎、溃疡病的关系已被确认，目前的研究显示它与胃癌的发生有十分密切的关系。如何根除幽门螺杆菌一直是消化领域关注的热点。西医的抗菌治疗根除率虽高，但其复发率、耐药性及副作用等问题不可避免。长期的临床及实验研究表明，幽门螺杆菌当属中医“邪气”范畴，其病因病机不出本虚标实两端，脾胃虚弱、正气不足为其本，热郁、湿阻为其标，在宏观与微观辨证相结合的基础上，以扶正祛邪为基本原则，立益气健脾、清热除湿之法。以党参、白术健脾益气，黄芩、黄连、薏苡仁、仙鹤草清热除湿，木香理气化湿，标本兼顾。此外，针对幽门螺杆菌致病多具有“热”、“毒”表现的性质，结合现代药理研究成果，适当佐用清热解毒且有杀菌、抑菌作用之中药，以冀提高疗效，如黄芩、黄连、大黄、蒲公英、槟榔等，均有明显的抑杀Hp功效。但若将幽门螺杆菌感染归之湿热壅盛一途，径投清热解毒之剂，则有失偏颇，易致苦寒败胃，中气受伐，缠绵难愈，而犯虚虚之戒。“正气存内，邪不可干”，“邪之所凑，其气必虚”，脾胃之气不虚，则Hp也无以生存，或即使存在也不致病，所以笔者对Hp相关性胃病治疗常以益脾健胃与清化湿热同处而收显效，并以此配伍为准则研制了清幽养胃胶囊（本院制剂），根据临床观察，总有效率达90%以上，副作用小，安全可靠，复发率低。

八、塞因塞用治便秘

塞因塞用，指用补塞的方法，治疗闭塞不通之病证。笔者临证在脾胃病施治方面，常以此法治疗便秘，此处便秘实乃虚秘也。便秘因虚所致，常见于老年、久病、产后等，虚秘之因，不外气、血、阴、阳之虚也，虚则补之，可施益气、养血、滋阴、温阳等法，并配润肠之品，笔者常用润肠药有决明子、莱菔子、当归、郁李仁、肉苁蓉等，同时佐以益气升清之补中益气汤、参苓白术散以治气虚便秘；配用归脾汤、当归补血汤等治血虚便秘；合用增液汤、益胃汤等以治阴虚便秘；同施济川煎、右归丸、半硫丸等用治阳虚便秘。

验案：王某，男，78岁，南京江浦人。1998年3月24日诊。习惯性便秘10余年，平素常以果导、番泻叶等方能行圊，近2个月来即用上法亦乏效，每次均以开塞露得解少许，今请笔者诊治，询其便秘10余天一解，临厕努挣难解，肛坠溲频，动则汗出，察舌淡胖，苔薄白，脉细弱无力。辨为便秘日久，常用攻下，伤及脾胃，气虚下陷，不得升清，降浊不能。治拟益气升阳，和胃润肠。药用黄芪15g、太子参15g、生白术15g、升麻5g、当归10g、决明子15g、火麻仁20g、百

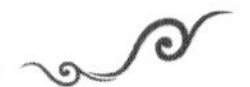

合 20g。服药 7 剂后来诊诉大便通畅，1～2 日一次，效不更方，再以原方调治月余而愈。

九、顺气导滞愈 FD

功能性消化不良（FD），临床上腹部隐痛或不通、腹胀、早饱、嗳气、恶心、呕吐、泛酸、烧心等 4 个月以上，各项检查排除溃疡、肿瘤等器质性疾患。中焦气机郁滞、升降失司是其总的病机，中焦气机郁滞又涉及肺的宣发肃降和肝的疏泄功能，气机郁滞导致升、降失宜，而以胃气不降为主要表现。笔者对此病立顺达中焦气机，导降胃气下行之法则，结合现代药理及胃肠病理生理学，从胃肠动力学角度出发，经过长期不断的临床与实验研究，研制了“和胃胶囊”运用于临床，收到了很好疗效，4 周总有效率达 95.6%。其方剂以枳壳、桔梗等顺达气机；以石菖蒲、莱菔子、决明子等导滞降逆，并配用健胃之品，以增疗效。

验案：刁某，女，42 岁，南京人，会计。1997 年 9 月 8 初诊。患者自觉脘胀不适，嗳气频多，纳少，症随情绪变化而波动两年，曾作多项检查，除胃镜示慢性浅表性胃炎之外，无其他器质性病变，他院诊断为功能性消化不良，曾不规律服用吗丁啉、西沙必利、多酶片等，病情时轻时重。近月来，脘胀较甚，嗳气频作，不思纳谷，偶有泛酸，口干苦，大便干，二三日一行，舌偏红，苔薄黄，脉细弦，辨为肝胃不和，中焦气机郁滞，胃失和降。处以和胃胶囊，配以疏肝和胃汤剂。1 周后上述病变明显减轻，因出差学习 1 个月，带和胃胶囊服用，回来诉病情大减，后以和胃胶囊又服月余而愈。

十、甘温益气除胃热

胃热临证遇之多矣，究其因不外虚实两端。实热表现为胃中实热，临床见胃中灼热如火炙，口渴思冷饮，消谷善饥，呕吐嘈杂，或食入即吐，口臭，或牙龈肿痛，便干，舌赤苔黄脉数，笔者常以清胃散化裁治之。虚热则分气虚、阴虚。阴虚生热众所周知，临床治疗大都以沙参麦冬汤、益胃汤、慎柔养真汤等治之而效。胃中虚热为脾胃气虚所致的提法不多，然临床确常遇之，乃合李东垣之“脾胃下流之湿气闷塞其下，致阴火上冲，作蒸蒸燥热”（《脾胃论·内外伤辨惑论》）之说，是为中焦脾胃元气大虚，清阳不得升发，浊阴不能顺降，水谷精微反下流成湿，闭塞气机，胃中阳气抑遏，郁而生热，其临床表现为胃中温温烦热，反喜热饮，形寒或神疲，面黄，舌淡苔薄，脉细弱无力等，治疗则宗“甘温除热”法，常遣补中益气汤、六君子汤、参苓白术散、圣愈汤等化裁治之，每获良效。

验案：孟某，女，45 岁，教师。1992 年 10 月 4 日诊。“胃炎”病史 1 年余，1991 年查胃镜示：慢性萎缩性胃炎。近两三个月来因教学繁忙，以致胃病复作，自觉胃中隐隐作痛，脘部烦热，不喜冷饮，面黄神疲，夜寐不实，噩梦纷纭。

两天前再做胃镜示:慢性萎缩性胃炎伴轻度肠上皮化生。笔者察其舌淡胖,边有齿印,脉细弱,按之虚软无力。久病中焦气虚,胃中虚阳内郁,治拟甘温益气。药用党参10g、陈皮5g、炒白术10g、茯苓10g、炙黄芪15g、炒当归10g、百合30g、黄精6g、仙鹤草15g、炙升麻5g、荷叶6g。7帖药后脘中烦热即无,胃中时有隐隐作痛,上方有效。原方加佛手5g继服7帖,脘痛亦除,后以上方化裁共治3个月,继改服参芪精口服液(医院制剂)3个月,查胃镜示:慢性浅表性胃炎。

十一、护膜生肌愈溃疡

消化道溃疡是由于食管、胃、十二指肠、小肠、结肠等黏膜的保护因素和损害因素失调所致的疾病,除合并大出血(每次出血量大于400ml)可合用西药止血外,一般情况下笔者将西医的发病机制与中医的辨证用药相结合,在辨证基础上,辨病与辨证互参,在治疗方面突出体现了护膜制酸、生肌敛疮、止血止痛等法。护膜就是加强黏膜的保护屏障作用,直接护膜的中药有凤凰衣、木蝴蝶、白及等;再就是通过抑酸减弱黏膜的损害因素而起间接保护食管、胃、十二指肠黏膜的作用,药物如煅乌贼骨、瓦楞子等;还有通过抑杀Hp保护胃、十二指肠黏膜,如黄芩、黄连、仙鹤草等;并以三七、白及等生肌敛疮、活血化瘀、止血止痛以促进溃疡的愈合。

验案:黄某,男,23岁,运动员。1995年10月诊。平素饥饱失常,有"十二指肠球部溃疡"病史2年,曾出血3次。此次出血又作,呕血、便血并见,住院经西药抑酸、止血5天及输全血1800ml,呕血已止,然便血不止,请中医会诊。他因致伤脾胃,脾不统血,治从健脾益气摄血为治,加用护膜、生肌之品,急予归脾汤去远志、龙眼肉、木香,加炮姜炭3g、乌贼骨20g、白及15g、地榆炭30g、三七粉5g(冲),1帖浓煎200ml,分5次服用,翌日已无肠鸣,未再便血,药用有效,效不更方,又服2帖,去炮姜炭,加百合30g调治周余而愈,后以上方为基础制膏调制,并嘱饮食起居调节,随访两年未作。

第四章　脾胃病养生宜忌及中医膏方琐谈

一、脾胃病养生宜忌

大多数脾胃病属身心疾病，情志不遂，饮食失节，劳逸不均，起居失常，乃至脾胃病发生或复发。现代社会的激烈竞争，工作节奏加快，精神紧张焦虑，恐病心态等，情志因素颇多，特别是治疗萎缩性胃炎、复发性溃疡、慢性结肠炎、慢性肝病肝硬化、功能性消化不良及妇人、老人、久病之脾胃病，《灵枢·百病始生》说："喜怒不节则伤脏，脏伤则病"、情志异常，伤及内脏，主要影响内脏气机，使升降出入失常，气血紊乱。

笔者诊疾经常揣摩病人心理，给以耐心引导，详析病情，健康宣教，疏导心理，克服障碍，怡情悦志"告之以其败，语之以其善，导之以其所便，开之以其所苦，虽有无道之人，恶有不听者乎"(《灵枢·师传》)，治疗亦重在疏肝解郁，保持乐观、愉快心情，注意避免精神过度紧张，则百病消除。

注重生活调摄，尤其是饮食有节，常要求清淡普食、结构合理，烟酒、茶、咖啡以及油炸、辛辣等食品可伤胃之阴津，化生湿热、壅滞胃肠发病，崇尚荤素搭配、粗细相配、饮食规律、定时定量，治疗亦不主张长期服用中、西药物，以免形成毒副作用，常建议患者在病情控制症状稳定时即停用药物，可以饮食疗法替代治疗。摄生得宜，生活起居有度，劳逸结合，因体质制宜是脾胃养护之道，提倡适当增加体育锻炼，以增强体质，如慢跑、打拳、气功、跳舞等均能促使气血畅运，舒筋活络，健运脾胃，加强新陈代谢。

每每门诊遇到新病人之时，笔者总会给病人一张健康教育处方，现摘抄如下，兹与同道共飨：

1. 保持心情愉快，树立战胜疾病的信心。"百病皆生于气"，众多消化系统疾病与情志不畅均可导致病情加重。保持精神愉快不失为根治疾病的无价良药。

2. 饮食有节，定时定量，养成良好的饮食习惯。溃疡病患者避免过度少食多餐导致频发胃酸刺激，细嚼慢咽有助于胃排空，不必局限于进食稀饭、烂面条等细软之物。

3. 饮食宜清淡，富有营养。宜食新鲜蔬菜、水果、荤菜搭配，如适量猪、牛肉、鸡蛋、鱼、虾等及玉米、麦片、花生、土豆、豆制品、胡萝卜、西红柿、山药、百合、黑木耳等。

4. 忌食过量生冷、腌制、油炸、辛辣、浓茶、咖啡，戒烟、少饮酒，少食海鲜、公鸡、鲤鱼、竹笋等，避免过饥过饱，饮食偏嗜，过多零食，预防幽门螺杆菌感染，建议餐具及时消毒并采用分餐制。

5. 注意气候变化，及时增减衣着，预防感冒。

6. 劳逸结合，适度锻炼，保证充足睡眠。

7. 治疗方法与具体使用药物，必须在医师指导下进行，切忌杂药众投，避免使用对胃肠道有刺激的药物，如消炎痛、甲硝唑等。众多抗生素一齐上，易产生不良毒副作用。

8.《内经》谓："能知七损八益，则二者可调，不知用此，则早衰之节也。年四十，而阴气自半也，起居衰矣；年五十，体重，耳目不聪明矣；年六十，阴痿，气大衰，九窍不利，下虚上实，涕泣俱出矣。故曰：知之则强，不知则老，故同出而名异耳……是以圣人为无为之事，乐恬憺之能，从欲快志于虚无之守，故寿命无穷，与天地终，此圣人之治也。"（《素问·阴阳应象大论》）养生之则无出其右，谨守心得，可以百年。笔者在长期的医疗实践中，始终遵循此道，不仅对问病求医者如此，即使是在平素，亦常以此告诫其友。一企业经理，正值壮年，事业如日中天，春风得意，为商场应酬，每日来往奔波，酒食无度。笔者每每劝之无效，自以为精力充沛，身强力壮，不会有大碍，一意孤行，年余之后，于暴饮之际忽觉脘痛，未予重视，继之数日便血，诊断为十二指肠球部溃疡，人如大厦倾覆，面色苍白，数度厥脱，病情危在旦夕，历经中西医抢救，才得以保全性命，此时方幡然醒悟，悔不当初。

人非圣人，总有七情六欲，要做到恬憺虚守，实非易事。但凡事皆有度，一旦失去节度则必生病变。酒本"得天地之和，高下之宜，故能至完，伐取得时，故能至坚也。"（《素问·汤液醪醴论》）。酒之本性甘苦辛温，入心、肝、肺、胃经。主通血脉，御寒气，行药势。治风寒痹痛，筋脉挛急，胸痹，心腹冷痛。然"酒者，能益人，亦能损人，节其分剂而饮之，宣和百脉，消邪却冷也。若升量转久，饮之失度，体气使弱，精神侵昏。宜慎，无失节度。"（《养生要集》）。《本草衍义补遗》认为酒"湿中发热近于相火，大醉后振寒战栗者可见矣。又酒性善升，气必随之，痰郁于上，溺涩于下，肺受贼邪，金体火燥，恣饮寒凉，其热内郁，肺气得热，必大伤耗，其始也病浅，或呕吐，或自汗，或疼痒，或鼻齄，或自泄，或心脾痛，尚可散而出也，病深，或消渴，或内疸，为肺痿，为内痔，为鼓胀，为失明，为哮喘，为劳嗽，为癫痫，为难明之病，倘非具眼，未易处治，可不谨乎。"酒之为药，徐大椿在其《医学源流论·卷上·汤药不足尽病论》中即提出："《内经》治病之法，针灸为本，而佐之以砭石、熨浴、导引、按摩、酒醴等法，病各有宜，缺一不可。盖服药之功，入肠胃而气四达，未尝不能行于脏腑经络，若邪在筋骨肌肉之中，则病属有形，药之气味，不能奏功也。"因此在有些疾病中酒的运用是十分必要的。尝治一癫痫患者，汤药服之3个月，继以红花、钩藤加白酒500ml

浸半个月，日饮 50ml。俗常认为酒为热性，有动风动痰之嫌，但酒性入络，癫痫这一疾病病变日久，病势深入，非酒之走窜不能引领诸药达至病所，患者服之日久，果效，癫痫发作渐减渐止。

不独癫痫之患可用酒，其他脾胃病非湿热阴虚者，酒亦为良药。笔者倡导用果酒，每日以二两为宜，亦即稍稍饮之，但以之舒筋活血健胃尔。倘若不知自节，狂饮烂醉，加之嗜啖肥甘辛辣，轻则胃脘疼痛，重则见癥瘕、鼓胀、腹水等，后果为穷途末路，不堪设想。

"脾胃者，仓廪之官"，"脾胃乃后天之本"，"脾宜升则健，胃宜降则和"，凡此等等，不一而足。似若为中医人士，尽人皆知，但对于脾胃病的治疗或调摄是否依靠通补即可？答案是"否"。一个脾胃病患者，应注意适当用药，简而言之"平淡"。脾胃病尤宜简约，大队补剂，只有碍胃之虞，大辛大苦大寒之剂，只有戕胃之弊。

孟河学派素尚轻灵婉约，不喜蛮剂，先哲张泽生教授便是如此，笔者承其心法，用药亦喜轻灵之品。

正如《兰室秘藏·饮食劳倦门·饮食所伤论》所述"然而不可过剂，过剂则反伤肠胃。盖先因饮食自伤，又加之以药过，故肠胃复伤而气不能化，食愈难消矣，渐至羸困，故《素问·五常政大论》云大毒治病十去其六，小毒治病十去其七，凡毒治病不可过之，此圣人之深戒也。"脾胃为水谷之海，仓廪之官，各种饮食物日日经此，脾胃难逃酒毒药剂戕害，脾胃病患常为慢性病，萎缩性胃炎伴肠上皮化生等癌前期病变尤其如此，患者常因恐惧癌变而长年累月服用中药。笔者并不主张如此，常建议患者在症情控制，症状稳定时，即停用中药，仅以饮食调节为法，况有的中药长期使用也有致癌之嫌，或引起其他不良毒副反应，例如石菖蒲有致癌作用，而黄芪、丹参、人参等也曾有引发过敏的报道。故在后期的临床实践中，在临证时虽坚持"有是证则用是药"、"守方不变"等原则，但同一中药或方剂，往往不会长期使用，以免形成毒副作用。对于一些便秘患者，他医常善用番泻叶泡茶饮，以期泄热行滞，通便利水，然而笔者发现此治有百害而无一利，易使患者形成药物依赖，不仅如此，据报道，服大剂量番泻叶引起尿潴留、皮肤病变或胃肠道不良反应的情况也屡见不鲜。我院也曾见 1 例在肠镜检查前准备时泡服番泻叶引起疼痛性休克的病例。便秘的患者长期服用麻仁丸等含有大黄等泻剂，则会导致大肠黑变病，亦即在肠镜下见到有豹纹状黑斑，自回盲部至直肠皆是如此。

笔者用药追求轻灵婉约，不喜苦寒、辛燥之重剂。对于病势轻浅病患，则每每以数克茶剂而收功。尝治一气滞兼以湿热的胃脘疼痛患者，脘痛连胁，嗳气频频，口干口苦，舌红苔薄黄，脉细弦，病起与人争执，情绪波动。诉症情颇重，胀痛难忍。前来求治，诉不畏药之苦涩，但求速效。笔者笑而答之，"并非每种病证均需苦寒重剂,你的病只需以药泡茶饮之,兼以舒畅情怀,即可。”遂处以连苏饮,黄连1.5g、苏叶5g,泡茶饮之,日1剂,不日即愈,胀痛皆除,口中异味亦去。

对病势较重而体弱较著,既难受补,又难以攻逐的病患,笔者用药也注重轻灵。曾治一老妪,八十有余,病起热病之后,不思饮食,食则即吐,舌质光红无苔,脉象沉细,汤剂难进。笔者接诊,认为患者年事已高,热病之后,脾胃阴伤,但倘若拘泥于养阴益胃,取方用如益胃汤之石斛、玉竹等,理论上虽然很合适,但过于滋腻,且煎汤成300ml,患者一则虚难受补,一则胃腑难以受纳,必悉数吐出,难以吸收。笔者则处方如下,南沙参10g、西洋参2g、枸杞子10g、麦冬10g,洗净泡茶,少量频服,所泡西洋参亦可嚼服。1周之后家人代诉,饮食已恢复正常,知饥索食,且希望继进数剂以巩固疗效。方中南沙参、西洋参、麦冬养阴益胃,以取其清气,而不致过于滋腻,病体方可缓缓吸收。用枸杞子,其意颇深。随着时间的变化,人们对药物的认识既有提高和深入,同时也忽略了某些药物的特殊作用,枸杞子就是其中一例。人们现在往往只想到枸杞子的补肾作用,而忽略了它的滋阴润肺的作用,王好古云:枸杞子“主心病咽干,心痛,渴而引饮,肾病消中。”《本草纲目》谓之“滋肾,润肺,明目”。上例老妪用此,其意有二,一则肾为胃之关,胃虚亦应补肾,助其摄纳;二则肺主宣发肃降,通调水道,胃气之降有赖肺之宣肃。热病之后,肺阴亏虚,胃阴不足,故见咽干,不思饮食,胃失濡养,胃失和降则见食入即吐,故以一味枸杞子,既可补肾又可润肺,兼顾左右,配合养阴益胃之品,收效显著。

对于老年脾胃病患者,上述用药原则非常实用。老年人的衰老原因有“肾虚说”,而亦有脾虚之说,《内经》即提出阳明脉衰是女子最早出现的衰老变化,在男子出现也较早。阳明脉的盛衰,取决于脾胃的强弱,所以,阳明脉衰是脾胃虚衰的反映。元·李东垣认为:“阴精所奉,谓脾胃既和,谷气上升,春夏令行,故其人寿”。中医认为胃主纳,脾主运,是承担消化功能的主要脏器。现代研究证明:老年人味觉下降,吞咽功能减退,食管黏膜萎缩,蠕动减弱,胃肠消化吸收功能降低,50岁以上人唾液淀粉酶的分泌明显减少,胃酸直线下降;40岁以后,胃蛋白酶分泌迅速下降,老人木糖排泄率和血清胡萝卜素含量减低,以上变化都影响了各种营养物质的吸收。这些都说明中医衰老的“脾虚说”确实具有现代科学基础。对于养生有人提出“顺天避邪”、“养性节食”、“动而中节”、“保精受气”等,当然这些原则同样也适用于脾胃病患者,但脾胃病患者亦应注意前述所论原则,即酒食有度,慎用药物。

二、中医膏方琐谈

在中医养生中,膏方的调理占有重要的地位。

膏方又称膏剂、膏滋、煎膏剂等，是中医常用五大药物剂型——丸、散、膏、丹、汤之一，系采用经过炮制的中药加水煎煮，经浓缩等工艺而制成的稠糊、半流状膏剂。早年的膏方多数用来治疗外科疮疡疾患，及至明清以来，其应用范围有了较大拓展，逐渐成为调养身体、防治疾病的佳品，适用于各种疾病导致的体虚、疾病伴有体虚、素体虚弱、亚健康状态等。随着人们对自身健康的重视，保健意识的提高，膏方以其确切的滋补强身、抗衰延年、治病纠偏的作用，以及口感好、服用方便等原因，越来越受到人们的青睐。

（一）膏滋药调补的原理

二十四节气中，冬至节令中病情加重者较多，中医认为其原因是一年中阳气衰微的时期多在冬至，因此在冬季对人体进行膏方调补是非常必要的。“万物皆生于春，长于夏，收于秋，藏于冬，人亦应之。”正所谓冬三月是“生机潜伏，阳气内藏”的季节，在冬令进补膏方，就是根据冬季万物蛰伏、沉潜内藏的规律，调理人体之偏盛偏衰，调补人体之元阴元阳，为来年春夏万物复苏、机体精力旺盛提供充沛的物质基础。俗话说：“补在三九”，“冬令进补，春天打虎”，说明冬令是进补的最佳时间，从现代医学角度来看，是因为冬季气温低，热量耗散多，胃肠道相对较其他季节强，生理功能的旺盛有利于营养物质的吸收和利用，可以更多地转化为自身物质。冬季在经历了春夏秋三季的消耗，脏腑的阴阳气血有所偏衰，此时如能适时进补，既可以及时补充人体的气血津液，抵御严寒的侵袭，又可使来年少生病或不生病，从而达到事半功倍之效。笔者的老师张泽生曾有一形象妙喻，谓服用膏滋，就像农民种地施用基肥，当时看不出来，俟来年开春，再看庄稼，用不用基肥，迥然而异矣。

（二）膏滋药的特色

疗效显著、服用方便、适用性广、无病强身、有病治病、价格低廉是膏滋药的最大特色，它是历来深受群众欢迎的一种中药剂型，膏滋作为良好的补益剂，具有以下优点：①缩小剂量：膏滋系药材用水煎煮，取汁浓缩，加入蜂蜜或糖制成的稠厚半流体状制剂。它集中了药物中的精华，量少而质纯，不含纤维素及杂质，服用起来无损胃气，便于消化吸收，药效好而持久。对于平素肠胃功能欠佳者，体弱多病胃呆者，尤为适宜。②便于久服：与中药其他剂型诸如汤、散、丹等相比，膏滋更适合长期久服。膏滋处方一般药物少则二三十味，多则四五十味，每味药物剂量在 100～200g。通常熬制一料膏滋，可以服用 2～3 个月。食用起来简单、方便，或者含化，或者以沸水冲饮，无需每天熬药煎药。既往曾把膏滋剂视为冬令常用的良好剂型，一是因为乘肾精封藏之际适宜进补，二是因为冬令便于保存。随着冰箱等冷藏设备进入家庭，方便了膏滋剂的贮存，一年四季均可制用。③服用适口：膏滋中除含有药物成分外，尚含有大量的糖分，具有较好的矫味作用，服用起来甘甜悦口，无论年龄长幼，服用时间长短，都不会感到厌恶。

（三）膏滋药的功用

膏滋药的主要作用为扶正补虚，体现了《内经》"正气存内，邪不可干"的预防思想，其功用以调阴阳、补五脏、益气血、助正气为主。其次兼顾祛邪治病，例如清里热、除冗寒、化痰湿、行气血、疏经脉、调冲任、消积聚等。体现了中医寓攻于补，补攻兼施的治疗特色。从现代医学来讲，调节免疫、加强人体免疫功能多是膏滋药的主要作用。应用的药物中许多已为现代医学证实具有明显抗氧自由基作用，就是佐证之一。

（四）膏滋药的应用范围

用于治疗慢性虚弱性疾病。中医认为，久病多虚，虚则补之。慢性疾病，大多病程较长，病木虚弱，气血阴阳有所不足。因此，非短期治疗、一针一药所能奏效。这样，就必须选择一种适宜久服、不伤脾胃、简单方便的剂型。故膏滋药最为理想。

用于病后及产后调理。此类病者，体质虚弱，全身功能减退，胃肠消化力降低，需服调补药。选用膏滋不仅营养丰富，而且容易吸收，又能补充能量，能使机体尽快康复。

用于养生延年。人到中年，就开始出现衰老，进入老年，精神气血日渐衰弱。因此说，抗老防衰，非一朝一夕之事。选择相应的补益药物来调理将养，维持人体阴阳平衡，加强脏腑气血功能，从而强身抗老，起到延年益寿的作用。

（五）膏滋药的制作方法

膏滋药的制作共分4个步骤：①药料处理：将处方规定的药料洗净，贵重药品研粉，鲜果实取汁备用。②煎煮：把药物放入大容器内，冷水浸泡一夜（12小时以上），水没过药面10~20ml，第2天用文火煎煮，待药得到充分膨胀，再加大火力煎沸1小时以上，过滤取汁，共反复3次以上。以药味淡薄为度。将残渣压榨，用双层纱布过滤榨出液。然后把煎汁与压榨液合并，静置沉淀2小时，再用毛巾或4层纱布过滤（或重复），这叫除沙。再取澄清液，备用。③浓缩：将上备用的澄清液，先用武火煮沸，去浮沫，改用文火，此叫蒸水法浓缩，直到表面结皮时，同时不断地搅拌以防焦化。④收膏：将冰糖或蜂蜜，加入浓缩药液中，边加边搅，再度浓缩，直至收膏（素膏）。若要加胶类（阿胶、龟板胶、鹿角胶等）时，应先在浸药物时，同时在另容器内把胶放入加250ml酒溶化，煎药时可先蒸化备用。当浓缩液加入事先用黄酒与水烊化的胶与糖等，稍搅拌，边加边搅，直至收膏。收膏要求：取少许膏滋滴于能吸水的纸上检视，以不渗纸为度。可取一滴滴入冷水中，能成珠状，即可离火。并倒入已洗干净的容器中（以瓷罐贮存）。

关于特殊药物的煎法问题：一般按汤剂的煎法进行即可，如有的药物（如旋覆花等）含有绒毛，仍需要求包煎，但在汤剂中要求先煎或后下的药物，在膏滋药中不一定要按常规去做，因为膏滋药一般要求煎三汁，每次煎的时间都很长，所以先煎和后下均失去意义，一般来说，先煎之品对疗效无影响，因煎煮时间长，已达到了先煎的目的，但对于后下之品，可能会影响药效，因此，在处方时尽可能少用需后下的药物，或另煎待收膏时再兑入。此外，一些贵重药品，如人参、西洋参、冬虫夏草等，不宜与他药同煎，可以用文火另炖，或研末，于收膏时将药汁或粉末兑入，既可提高疗效，又可避免贵重药物的浪费。

（六）膏滋药的服法及注意点

膏滋药的服用方法：早晚各一匙开水冲服或含化。如遇感冒、发热、伤食期应暂停服，急性病或慢性病活动期可暂缓服。“急则治其标，缓则治其本”，新近患病之人，须先祛邪外出，然后以膏方缓图治本，否则闭门留寇，不利于疾病治疗。膏滋药要注意贮存，熬成的膏必须冷却后加盖，容器要洗净，缸内取药的汤匙，要干净不能沾水和重复使用，以防霉变。若出现霉花时即去霉，加盖蒸膏沸后，再冷却后加盖，或直接放在文火上煮沸，但必须边煮边搅以防焦化，也可放入冰箱内贮存。服药期间，禁食生萝卜、饮茶等。茶叶中有鞣酸，易与膏滋药中的生物碱结合，产生不被人吸收的沉淀物，影响药效；生萝卜消导通气之力较甚，影响滋补药效，若遇胃纳不佳者，适当进食萝卜反能助脾胃纳运，故非绝对禁忌之物。

（七）膏方处方原则

笔者所开之膏方，药味少则二十余味，多则四五十味，然多而不乱，其组方井然有序，一般分为五大组，其处方思路清晰，详述如下。

1. 详查病情，明确诊断，确定主方　根据中医四诊合参，结合现代医学如胃镜、病理检查结果，明确病因、病性、病位。如慢性胃炎患者，有浅表性、萎缩性之不同，有的伴有肠化，甚至异型增生，有的伴有糜烂或溃疡，有的伴有胆汁反流，有的伴有幽门螺杆菌感染，有的伴有十二指肠炎等。先明确主病为何，属何证型，然后根据主病、主症确定主方。如对慢性结肠炎属脾胃虚寒，而见长期泄泻，面白肢冷，舌淡苔白，脉细者，常以参苓白术散为主方：太子参 100g，炒白术 100g，淮山药 150g，炒苡仁 1500g；若脾胃湿热而见大便夹有黏液，可加黄连 20g，木香 60g；又如高血压属阴虚阳亢而见头痛、头晕，舌红苔少，脉细者，常以天麻钩藤饮为主方：天麻 100g，钩藤 100g，石决明 200g 等。

2. 综合辨证，确立治法，辨证施补　临床常将宏观辨证与微观辨病相结合，然后根据患者具体情况确定治法。如慢性萎缩性胃炎常由慢性浅表性胃炎发展而来，病程迁延日久，反复难愈，我们认为其基本病机是脾胃气虚为本，胃络血瘀为标，临床治疗尤重益气活血，并注意寒热虚实转化。

如脾胃虚寒者，治宜温胃散寒，可选黄芪建中汤加减；脾胃气虚，夹有湿热者，治当益气清化；湿热不清，胃气不和者，治当清化和胃，可合平胃散加减；兼有胃失通降者，佐以通降，如决明子、莱菔子、肉苁蓉等；兼有脾失健运者，佐以助运，如煨葛根、炒楂曲等；兼有夜寐不佳者，佐以安神，如百合、夜交藤等；泛酸严重者，佐以制酸护膜，如煅乌贼骨、白及、木蝴蝶等；情志不悦者，佐以解郁，如合欢皮、玫瑰花等。

膏滋药以补为主，即《内经》"虚者补之"、"劳者温之"、"损者益之"之谓。补之中有学问，有天地，临床调补方法众多，大致可分为平补、调补、清补、温补、峻补等五大类，宜择善而从之，补勿太过，防壅滋腻。

膏方长于补虚，但虚有气虚、血虚、阴虚、阳虚、气血双亏、阴阳俱损、气阴两虚、气虚及阳等不同，在处方时应详辨气血阴阳的虚损，配伍滋补之品。同时注意益气生血、阴中求阳、阳中求阴等法的运用。若单纯气虚，常用党参100～150g，黄芪100～150g，炒白术100g等；血虚予当归100g，制首乌150g，桑椹子150g，黑料豆150g等；若气阴两虚，可在益气同时，加养阴的南北沙参各120g，天麦冬各150g，生熟地各150g，玉竹150g，石斛150g等；若气虚及阳，可加干姜20g、桂枝50g，细辛20g等温里药；若真阳虚甚，可予菟丝子150g，锁阳150g，巴戟天150g，仙茅150g，仙灵脾150g等；若真阴不足，则予女贞子150g，旱莲草150g等。膏方既长于补虚，则平补之品正当所宜，可根据患者的身体及经济等情况酌情选用。常用平补之品如下：益气养阴之西洋参，常用100g；若寒象较盛；则不宜用西洋参，可改用红参60g；冬虫夏草常用20～30g，黄精100g，红枣250g，桂圆肉250g，核桃仁250g等。

3. 主方为导，平调阴阳，全面兼顾　辨证确立以后，随即决定相应的治法和组方。在膏方众多的药物组合中，可以将其分解来看，有四个部分组成，即主方、辅方、佐方、使方。如此可执简驭繁，像分析每一张小方子一样，分析其主、辅、佐、使及相应的功效。

每张膏方均以主方为核心而布局，以主方为向导，辨证施补，因人、因地、因时制宜。主方对主证，辅方对次证，佐方对兼症，使方引经收膏。全面兼顾，平调阴阳是膏方最大的特点，若经常感冒，加玉屏风散：黄芪150g，炒白术100g，防风60g；慢性咽炎，加桔甘汤：桔梗60g，生甘草60g以清热利咽；若时常咳嗽痰多，加二陈汤：陈皮50g，法半夏60g，云茯苓120g；自汗，常予糯稻根300g；口干：加南北沙参各120g，玉竹150g，天花粉150g等生津止渴；胃灼热、泛酸，加煅乌贼骨150g，煅瓦楞子150g，大贝60g等；胃纳不香，加炒谷麦芽各150g，鸡内金60g等和胃消食，若属胃中寒湿所致，还可加砂仁20g化湿和胃；心悸、失眠、多梦属心血不足者，在养血的基础上，加炙甘草60g，酸枣仁100g，夜交藤250g，五味子50g等，若失眠属心火较盛，加百合300g；肝郁气滞者，加柴胡50g，玫瑰花50g，合欢皮100g等；腰肌劳损，加独活寄生汤：独活30g，

桑寄生 150g，川断 100g，杜仲 100g；肾虚腰膝酸软，加六味地黄丸：生熟地各 120g，山萸肉 150g，淮山药 1500g，枸杞子 100g，泽兰 100g，泽泻 120g 等；肾虚精关不固，或妇人带下属肾虚不固者，加水陆二仙丹：金樱子 150g，芡实 150g；肾阳不足，而见阳痿、早泄者，加五子衍宗丸：车前子 150g，枸杞子 100g，韭菜子 100g，覆盆子 100g 等；血糖偏高加二地汤：地骨皮 100g，地锦草 150g；血脂偏高，加泽兰、泽泻各 150g，荷叶 60g，生山楂 120g；月经量少，加香草汤：香附 60g，益母草 100g，当归 100g，鸡血藤 150g，慢性鼻炎，加细辛 20g，苍耳子 30g，辛夷 30g。

4. 遣方用药，务必轻灵，轻可去实　时下江浙地区，尚补成风，因此每到冬天，要求服用膏方者甚众。但膏滋处方绝非药物堆砌而成，如上所述，讲究严谨布局，规范组方，巧妙配伍，合理用量。笔者曾听不少患者抱怨，某膏方药多量大，不仅口味不佳，且服后不适，如出现腹泻、眩晕、纳差等症状。此即说明膏方用药必须严格权衡，认真施用。孟河医派精髓即在融会伤寒、温病两家之长，提倡用药轻灵，轻以去实，服膏方者体质多虚，所以在处方时多选用药性平和之品，少用厚味以防腻膈不行；行气用佛手、合欢花、玫瑰花等理气而不伤阴之品；利湿重用薏苡仁，取其"善利水，又不耗伤真阴之气"（《本草秘录》）。少用峻烈之品，若必用之，则计量很小，如黄连用 20g，黄柏用 20g 等，谨防苦寒败胃。

5. 临床验案，膏方调理

案例 1

初诊：男，57 岁，从事文案工作，2002 年 11 月 7 日初诊。因胃癌行胃大部切除术（切除 2/3），现术后 2 年，平日常感脘腹胀闷，食欲欠佳，时有嗳气泛酸，肠鸣便溏，体倦乏力，记忆力减退，睡眠欠佳，夜晚常觉周身发热，并感双下肢乏力，时有腰酸，冬季自觉下肢发凉，房事欠佳，阳痿、早泄，夜尿频多，体检时又发现胆囊壁毛糙。舌暗红，苔薄，脉细弱无力。

患者因胃癌行胃大部切除术，本已重创脾胃，耗伤气血，又因术后调理不当，加之工作繁忙，势必加重病情，脾虚不运，升降失常，不能运化水谷精微化生气血，以致水湿内生，下走肠间，故有脘腹胀闷，食欲欠佳，并时有嗳气，肠鸣，便溏，体倦乏力；又因多年从事文案工作，终日思虑颇多，容易耗伤心脾气血，而出现心脾两虚、营血不足之证，且脾虚在先更使气血无源，终致虚者更虚，故有记忆力减退，睡眠欠佳，夜晚常觉周身发热。胃癌原属中医学积聚范畴，血瘀之证已成，经手术治疗后，虽病灶已除，但未曾针对其血瘀证进行治疗，且术后失于调理，气血更伤，气不足以帅血行，所以此时仍有瘀阻于络的表现。病久累积于肾，阴损及阳，以致肾阳不足，肾气不固，见双下肢乏力，时有腰酸，冬季自觉下肢发凉，房事欠佳，阳痿、早泄。其舌脉亦为虚证、瘀证的表现。

辨证为心脾肾三脏虚弱，气血不足，阴阳两虚，夹有瘀血。治以健脾养心补肾，滋阴温阳益气补血为主，辅以活血化瘀。方用归脾汤合二仙汤加减：党参150g，炙黄芪250g，炒白术100g，炒白芍200g，黄芩100g，仙鹤草150g，当归100g，枸杞子150g，百合300g，夜交藤300g，酸枣仁150g，木香50g，炒苡仁300g，煅乌贼骨150g，白及100g，仙茅150g，仙灵脾150g，云茯苓120g，巴戟天100g，金钱草150g，半枝莲150g，白花蛇舌草150g，地骨皮100g，车前子150g（包），丹参150g，红花30g，天麦冬各150g，生地黄150g，山萸肉150g，川牛膝100g，灵磁石150g，石斛150g，炙甘草100g，石见穿150g，益智仁100g。细料：西洋参100g，冬虫夏草30g。辅料：红枣250g，龙眼肉250g，莲子250g，核桃仁250g，阿胶300g，鹿角胶200g，蜂蜜500g。上药一料，如法熬膏，早晚空腹各1匙。

按：先针对其心脾两虚证，以归脾汤健脾养心、益气补血，但因脾主运化，脾虚难免蕴生湿热，故又添加黄芩、半枝莲、白花蛇舌草，既能清化湿热，又不会过于苦寒损伤阴阳，其中半枝莲、白花蛇舌草根据现代药理研究又有抗肿瘤的作用；文案工作最易思虑损伤心脾，情志不遂，郁而化热，且本已营血不足，出现心火不宁之证，故用百合、莲子、夜交藤、酸枣仁养心安神，地骨皮清透郁热，灵磁石镇心安神，与归脾汤配伍，使亏损之心血得养，内生之心火得清，浮越之心神得宁；针对其肾虚证，以二仙汤为主方加减，以仙茅、淫羊藿、巴戟天、益智仁、核桃仁温阳助肾、补益肾气，并配以山萸肉、生地黄、天冬、麦冬、枸杞子滋补肾阴，与温阳药合用，共奏阴中求阳、阴阳并补之效；且又加用鹿角胶、冬虫夏草、阿胶等血肉有情之品，使补益之效更加明显。另，患者脾胃已虚，运化不强，众多滋补药恐碍胃气，故少佐一味木香理气调中，可使其补而不滞；又因患者易于泛酸，故加煅乌贼骨、白及以制酸护膜；舌质黯红，故以丹参、红花活血化瘀，余之西洋参、红枣、龙眼肉、阿胶、蜂蜜均可加强补益的疗效，其胆囊壁毛糙，独用一味金钱草清肝利胆足矣。综观全方，以补益心脾和补肾为两大治疗法则，阴阳并补、气血双疗贯彻全方，滋补之中又不忘促其脾胃运化，以增加药物疗效，针对其诸多兼症，选用简单又实效，且又不会损伤正气的药物辅佐，使全方有攻有守，调补并用，以补为主，攻不伤正，补不滞碍。

复诊：2003年11月21日复诊，患者服上方3个月后，自觉症状减轻，便停止治疗。1年左右因工作繁忙、情绪不畅、饮食不节，又觉胃部疼痛不适，每因压力增大而加重，纳食无味，时感嗳腐之气，大便时而成形，时而溏薄，房事欠理想，劳累后仍觉腰酸腿软，易于感冒，咽炎，夜寐佳，舌淡，苔薄，脉细。

患者虽经膏方调补后症状减轻，但毕竟病久势深，难以速愈，又经劳累，病情反复，兼感外邪，处方仍以补益心脾肾三脏为主，兼顾祛邪，具体方药如下：党参200g，炙黄芪250g，当归100g，炒白术100g，炒白芍200g，法半夏60g，陈皮50g，黄芩100g，仙鹤草150g，百合300g，佛手50g，炙甘草100g，炒枳壳

100g,炒山楂、炒神曲各120g,广木香50g,防风50g,半枝莲300g,白花蛇舌草250g,延胡索100g,川楝子100g,香橼100g,合欢皮100g,玫瑰花30g,木蝴蝶30g,广郁金60g,桑寄生150g,炒续断100g,杜仲150g,桔梗50g,生地黄、熟地黄各150g,山萸肉150g,炒山药150g,云茯苓120g,川牛膝100g,黑料豆250g,鹿衔草150g,紫苏梗100g。细料:西洋参100g,冬虫夏草30g。辅料:红枣250g,龙眼肉250g,莲子150g,核桃仁300g,鹿角胶250g,阿胶300g,蜂蜜500g。上药一料,如法熬膏,早晚空腹各1匙。

按:患者此次发病因饮食不节、情绪不畅、工作劳累所致,饮食积滞症状较为明显,故加用半夏、陈皮、炒山楂、炒神曲以消其积滞,加重半枝莲、白花蛇舌草的用量以清化脾虚食积所生之湿热兼抗肿瘤复发;又其情志不遂、肝气不舒、肝气犯胃之证明显,故用川楝子、延胡索、香橼、合欢皮、玫瑰花、佛手、炒枳壳疏肝理气,使气机舒畅,恢复脾胃升降功能;鹿角胶、山茱萸、生地黄、熟地黄、黑料豆、鹿衔草、冬虫夏草、核桃仁、桑寄生、炒续断、杜仲仍取补肾强腰之意,肾气充盛,腰膝强健,腰膝酸软自除;再针对患者易于外感的情况,加用防风、紫苏梗、桔梗,既可祛除已有之表邪,宣降肺气,且防风与黄芪、白术配成玉屏风散,也是标本同治之意;木蝴蝶质轻量少,是治疗咽炎的常用药物,且咽炎属中医梅核气之范围,方中已有之法半夏、陈皮、炒枳壳、茯苓、紫苏梗实有半夏厚朴汤之意。

三诊:2004年10月12日再次复诊,患者自诉服用上方数月,体质增强,感冒未犯,嗳气酸腐症状消失,食欲转佳,房事也有所改善,但仍时有腹鸣、便溏,腰酸腿软,此次,为进一步巩固疗效而前来就诊,查其舌淡红,苔薄少,脉细。

经治疗后,患者症状明显改善,此次治疗仍以补益心脾肾三脏为主,着重于脾肾两脏,具体方药如下:党参200g,炙黄芪200g,炒白芍200g,炒白术100g,法半夏60g,陈皮50g,黄芩100g,仙鹤草150g,百合300g,佛手50g,炙甘草100g,炒枳实、炒枳壳各100g,炒山楂、炒神曲各120g,煨木香50g,半枝莲300g,白花蛇舌草250g,香橼100g,合欢皮100g,玫瑰花30g,木蝴蝶30g,广郁金60g,桑寄生150g,炒续断100g,杜仲150g,生地黄、熟地黄各150g,山萸肉150g,玉竹150g,女贞子150g,旱莲草150g,炒山药150g,云茯苓120g,怀牛膝100g,黑料豆250g,鹿衔草150g,仙灵脾150g,灵芝150g,麦冬150g。细料:红参30g,冬虫夏草30g。辅料:莲子250g,鹿角胶250g,蜂蜜500g。上药一料,如法熬膏,早晚空腹各1匙。

按:此次处方与第一次处方颇为相似,考虑患者并无表邪,仅以虚证为主要表现,故全方以补为主,所选之药均性平而缓,养阴补血而不过于滋腻,益气温阳又避免刚燥,实为可长期服用的调补良方。患者随访服药后效果明显,未再用药。

案例2

张某,女,45岁,2005年1月19日初诊。自述体质向来虚弱,形体偏瘦(体重43kg),并有萎缩性胃炎病史,伴Hp感染,胆汁反流,纳食差,胃脘常觉不适,时有泛酸,进食油腻食物时加重,消瘦,另有乳腺小叶增生,平时性情急躁,腰酸腿软,尿频,怕冷,尤以下肢为甚,易出汗,双目干涩,夜寐欠佳,时有早搏,每于夜间睡眠时加重,此外尚有颈椎病,舌偏红,苔薄黄,脉细。

患者先天禀赋薄弱,后天失于调补,平素体质不健,当属阴阳两虚型,脾肾不足,因肾源不充,所以虽才45岁,但天癸已经开始衰竭,以上症状多是更年期综合征的表现。肾之阴阳不足,肾气不固,故出现腰酸腿软,尿频,怕冷,尤以下肢为甚;脾土薄弱,运化不健,周身失养,所以其胃脘常觉不适,纳食差,形体偏瘦的表现;脾肾既虚,正气自然不足,固守失职,故易出汗,天癸渐竭,则肝木横行无制,最易犯脾,且肝胆互为表里,所以又有胆汁反流,时有泛酸,进食油腻食物可加重;因女子以肝为先天,更年期多有肝血不足之症,其平时性情急躁,有乳腺小叶增生,亦是因为肝失涵养,肝气不舒所致;患者夜寐欠佳,时有早搏,是因阴血不足,心神失养所致,早搏每于夜间睡眠时加重,是因阳气本虚,而夜间又阳气内收之时,为阴气所主,故见症状加重;舌偏红,脉细,亦属阴虚之象。近代医学研究表明,Hp感染与中医湿热内蕴有相似之处,且脾虚本生亦可滋生湿热,故见苔薄黄。用总体说来,该患者病本在肾、脾,涉及心、肝二脏,治疗应以温肾健脾为主,佐以疏肝安神。具体方药如下:

党参150g,黄芪150g,炒白术100g,法半夏60g,陈皮60g,仙鹤草150g,苡仁150g,葛根100g,川芎100g,当归150g,潼、白蒺藜各120g,制首乌150g,桑寄生100g,桑枝60g,川断100g,杜仲150g,枸杞子150g,木瓜100g,骨碎补100g,糯稻根300g,防风30g,夏枯草100g,山慈菇60g,大贝母100g,柴胡60g,炙鸡内金100g,金钱草150g,百合150g,夜交藤150g,仙茅100g,仙灵脾100g,巴戟天100g,女贞子100g,旱莲草100g,丹参150g,赤芍150g,降香50g,金樱子150g,芡实100g,佛手60g,合欢皮100g,玫瑰花50g,天、麦门冬各150g,乌梅100g,炙甘草60g,桂枝50g,鹿角胶250g,阿胶300g,生晒参100g,蜂蜜250g,红枣250g,桂圆肉250g,莲子250g,核桃仁250g。上药一料,如法熬膏,早晚空腹各1匙。

按:余针对脾肾两脏分别选取了六君子汤和二仙汤进补,补肾之时又加用女贞子、旱莲草滋补肾阴,有阴中求阳之意,针对其腰酸腿软、尿频的症状选用川断、杜仲、桑寄生、金樱子、芡实、莲子、核桃仁补肾强腰固涩之类,与诸多补肾药共享可以显著增加疗效;治脾之时,又针对内生湿热选用山慈菇、大贝母,现代医学研究表明,这两味药都具有杀灭Hp的作用;在滋补阴血时单师选用川芎、当归、丹参、赤芍、桂圆肉、制首乌6味,药虽不多,但都是补血之精品;在

疏肝时，首选疏肝利胆之要药柴胡，并以其领军，配用夏枯草、佛手、合欢皮、玫瑰花、金钱草理气而不伤阴的药；又将桂枝、防风相配，是以《金匮要略》中有云：桂枝外证得之解表调营卫，内证得之化气和阴阳，针对该患者诸多阴阳错杂之症甚是精妙，且防风配桂枝可以加大桂枝走表之效，加用糯稻根收敛固表，则自汗自止；天麦冬、乌梅、炙甘草合用是意在酸甘化阴，与以上补血药合用，可有柔肝之效，与潼白蒺藜相配，还可有养肝明目之效，再配合疏肝药，对其肝气不舒之证可有标本同治之功；一味葛根是针对其颈椎病而用的，疗效颇佳；鹿角胶、阿胶、蜂蜜均为血肉有情之品，能够加大补益疗效。因患者没有明显邪实的表现，故全方立足于补，着眼于脾肾，以填补先后天之不足，使病本得治。另，方中并未针对患者心神不安的症状使用重镇安神之品，是因其早搏完全是由阴血虚心失所养所致，在滋补阴血后症状自会好转。

2005 年 3 月 7 日复诊，患者服用上方约 3 月余，曾复查胃镜仍示萎缩性胃炎，胆汁反流，但各种症状均已减轻，已无心悸，夜寐转佳，食欲好转，体重增加 2kg，复查乳腺小叶增生软化，但仍有颈椎病，自觉眼睛较为干涩，近期时解稀便，舌偏红，苔薄，脉细。

患者经治，各种症状均有明显好转，说明治疗得当，但虚证日久，治疗当求循序渐进，不可急于求成。此次治疗，仍继用原法，略有加减，具体如下：

党参 150g，黄芪 150g，炒白术 100g，法半夏 60g，仙鹤草 150g，葛根 100g，川芎 100g，当归 150g，潼白蒺藜各 120g，制首乌 150g，桑寄生 100g，桑枝 60g，川断 100g，杜仲 150g，枸杞子 150g，木瓜 100g，骨碎补 100g，糯稻根 300g，防风 30g，夏枯草 100g，山慈菇 60g，大贝母 100g，柴胡 60g，炙鸡内金 100g，金钱草 150g，百合 150g，夜交藤 150g，仙茅 100g，仙灵脾 100g，巴戟天 100g，女贞子 100g，旱莲草 100g，丹参 150g，金樱子 150g，芡实 150g，佛手 60g，合欢皮 100g，玫瑰花 50g，天、麦冬各 150g，乌梅 100g，炙甘草 60g，桂枝 50g，鹿角胶 250g，阿胶 300g，煨木香 60g，黄连 20g，半枝莲 150g，蛇舌草 150g，龙齿 100g，石斛 150g，生、熟地各 120g，赤芍 150g，降香 50g。上药一料，如法熬膏，早晚空腹各 1 匙。

按：此次处方基本沿用上次处方，酌加适量半枝莲、蛇舌草清化湿热，加用石斛、生熟地加强补阴之功，仅以龙齿 100g 安神定志，辅助滋补阴血的药安定心神，效果更佳，又用煨木香 60g、黄连 20g（实为香连丸用意），清化肠道湿热，并能厚肠止痢，即使不解稀便，因药量甚轻，久服亦无碍，此是孟河学派用药清轻醇正，不碍脾胃的典型特点，在膏方运用中甚有好处。此方虽可长期使用，但仍需患者复诊，以巩固疗效。此后，患者曾电话告知，症状较前又有好转，余了解病情后，属其可继用原方 3 个月。

第五章　内伤杂病临床诊治经验

一、眩晕论治

眩晕是目眩与头晕的总称，乃临床常见症状之一，中医历代医家对其病因病机的论述颇多。孟河医派在学习前人的基础上，以虚（阴虚、血虚）、风（肝风）、痰（痰湿、痰热）、火（肝火）四字概括眩晕病机，以阴虚、血虚为本，风、痰、火为标，纯虚纯实者少，本虚标实者多，虚、风、痰、火常相互并见。

（一）辨证遣方特色

1. 阴虚阳亢证　《灵枢·海论》："髓海有余，则轻劲多力，自过其度；髓海不足，则脑转耳鸣，胫酸眩冒，目无所见，懈怠安卧"，肾精与脑髓密切相关，所以孟河医家认为此证型多见于高年肾衰或劳欲过度者，多从治肾入手，并兼顾治肝。阴精亏耗则肾水无以涵木，致使肝阳失于承制，亢而为害，发为眩晕之证。症见眩晕耳鸣，头昏且胀，面赤生火，腰膝酸软等。

马培之医案　"安徽，瞿左，肾水不足，不能涵木，肝阳上升，脾胃之津液被耗。火升头眩口干，甚则昏晕惺忪，汗出而冷，虑成煎厥之候，不宜烦劳思虑。拟滋肾柔肝，兼养脾胃。生地，当归，丹皮，黑料豆，茯苓，牡蛎，麦冬，女贞，石斛，沙参，杭菊，龙齿，柏子……"此证型的用药特点是以生地黄、石斛、麦门冬、白芍药等养阴补肾药为主以治其本，辅以石决明、天麻、牡蛎、龙齿等平肝潜阳药和菊花、牡丹皮等清肝凉肝药以治其标，标本兼顾，共奏育阴潜阳之功。

张泽生医案：患者60岁，头昏耳鸣，有时头痛作恶，夜寐不酣，性情急躁，间或梦遗，精有血色。舌中黄苔。肾阴不足，水不涵木，阴虚则阳亢，水不济火。药用大生地、乌玄参、淮山药、南沙参、大胡麻、生牡蛎、青龙齿、川黄柏、肥知母、大白芍、杭菊花、白蒺藜、灵磁石。后患者为耳鸣所苦，查其舌红少苔，左脉沉细，右手小滑，予耳聋左慈丸加减，并加用升麻以升清举陷，黑锡丹温肾纳气，使耳鸣得以告痊。

单兆伟医话：对于阴虚阳亢证，治疗上以滋养为主：①柔养肝体以缓肝用，重视肝体阴而用阳，用药取甘以缓之，酸以泻之意，选用白芍、乌梅、木瓜、生山楂等；②滋润肾水以涵肝木，常用甘润养阴之剂，如生地、山茱萸、山药、枸杞子、女贞子、旱莲草、石斛等。此外《四圣心源·阴虚》"阴性沉静，其根一生，则沉静而亲下者，性也，是以金收而水藏……"肺金清肃下行，既制肝木，又生肾水，运用养法时亦需酌用甘寒以养肺金，选药如北沙参、麦冬、玉竹等，俾金水

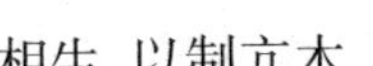

相生，以制亢木。

验案：郑某，女，62岁，患者1年前因丈夫去世，渐起头痛头晕，失眠多梦。刻诊：头痛头晕，夜不能寐，健忘乏力，腰膝酸软，肌肉瞤动，两目干涩，胸闷喜太息，舌红，苔薄白，脉细弦，查血压142/88mmHg，颈椎轻度骨质增生。治拟滋补肝肾，潜阳息风，天麻钩藤饮合杞菊地黄丸加减，枸杞子10g，菊花5g，熟地10g，山药15g，山萸肉10g，茯苓12g，泽泻20g，天麻10g，钩藤（后下）10g，石决明10g，怀牛膝10g，杜仲10g，桑寄生15g，夜交藤15g。二诊时患者头晕减轻，头痛消失，然夜寐仍差，故原方去石决明、桑寄生，加合欢皮10g，煅龙牡各20g，朱茯神12g，后病证大减，前后调治1个月而愈。天麻钩藤饮乃治肝阳上亢、风阳上扰之效方，取之以治风阳上扰之标实，因患者火热不著，故去黄芩、山栀。牛膝、杜仲、桑寄生合杞菊地黄丸以补养肝肾之阴，意在滋水涵木、育阴潜阳，重在治本。

2. 痰热上扰证　诸风掉眩，皆属于肝，而丹溪又云：无痰不作眩，肝阴不足，肝阳上僭，则见头眩眼花，苔腻，脉滑。

费绳甫医案："崇明杨少卿，肝火挟痰热，消灼肺胃，阴液宣布无权。乳生痰核，火升头眩，心悸口干，苔黄，大便结燥，脉来细滑而弦。治宜清肝养阴，兼化痰热。北沙参、大麦冬、女贞子、南杜仲、大白芍、牡丹皮、杭菊花、细青皮、蒲公英、甜川贝、瓜蒌皮、天花粉、炙僵蚕、云苓神、薄橘红，依法取末。用川石斛、鲜竹茹、冬瓜子、丝瓜络、桑枝、荸荠，煎汤泛丸，每早开水送下三钱"。此证型系由肝火夹痰热消灼阴液所致，火盛伤阴，因实致虚，其用药特点是用菊花、蒲公英、牡丹皮、天花粉等清肝火为主，而不用大苦大寒之品，以免再伤阴液，僵蚕、川贝母、竹茹、橘红等化痰热为辅，用沙参、麦门冬、女贞子、白芍药等养肝肾之阴为佐，制成丸药，以图缓治。

张泽生医案：患者25岁，形体肥胖，素患"癫痫"，每于情志不畅或精神受到刺激后发作。近半年来又罹患眩晕证，初诊时患者面色潮红，头目昏眩，天旋地转，耳鸣如蝉，口干而苦，胸脘痞闷，小溲黄少，大便秘结，5日未行。舌质偏红，舌苔黄腻，脉弦滑小数。乃属肝经疏泄失常，夹胃中痰热上扰，清窍蒙蔽，胃失和降。故用温胆汤合礞石滚痰丸加减，清泄肝胆之郁热、泄热涤痰通腑，并加灵磁石以潜阳，用旋复花、代赭石、生姜以降逆和胃。

单兆伟医话：眩晕者见形体丰腴，大多素食油腻炙煿之品，易于酿生痰热，痰热既成，反耗肝阴肾水，触发肝阳，引动肝风；或情志失舒，肝气郁结，气有余便为火，火易炼液成痰，相夹上扰清窍，均可导致眩晕。故眩晕与肝有关者，往往不离痰热作祟。治之，不可纯用滋阴息风之品，以免助邪胶痰，反增病势。治疗上应突出一个"清"字，清其肝火，平其肝阳。选药如黄芩、夏枯草、丹皮、山栀、决明子、青葙子、钩藤等，同时施以化痰泄浊，参合导痰汤化裁。常用半夏、橘红、胆南星、炒枳壳、茯苓等药。如是则肝火得清，痰热得化，眩晕自平。

验案：李某，男，43岁，患者形体肥胖，平素嗜酒肥甘，4日前突发眩晕，食物旋转，如坐舟船，头重如裹，耳鸣恶心，呕吐为内容物及痰涎，身重肢倦，胸闷纳差。曾在他院诊断为："梅尼埃病"，以西药输液及丹参治疗未效，查血压150/90mmHg，舌淡红，苔黄腻，脉弦。治以化痰清热，健脾和中，方选温胆汤化裁，法半夏6g，陈皮5g，天麻10g，白术10g，茯苓12g，炙甘草6g，苍术10g，枳实10g，黄连3g，黄芩10g，生姜5g，大枣6枚，5剂水煎服。二诊眩晕头重等症状有所减轻，但仍有耳鸣恶心，呕吐痰涎，故原方加全瓜蒌10g，生赭石（先煎）30g，7剂水煎服。后诸症缓解，眩晕症状告痊。方中陈皮、茯苓、甘草燥湿化痰，和中降逆；白术配茯苓、甘草、大枣健脾益气运湿，杜生痰之源；苍术苦温燥湿运脾，与白术相配，共主中焦，相辅相成；苦寒清热泻火的黄芩、黄连与二陈相伍，则又有清热化痰之作用；枳实行气，使气顺痰消。

（二）用药特色

肝气宜升，但不能升之太过，太过则为害清窍，以致头晕目眩。如肝阳上亢，肝风内眩，肝火夹痰上扰，均属升发太过之列，治疗上，不论养肝、清肝，都必须配合降肝。降气平肝，息风潜阳，复其柔和，是眩晕证的治疗关键。用药多介类和矿石类，如石决明、珍珠母、生龙骨、生牡砺、玳瑁、龟甲、灵磁石等。他如钩藤、天麻、桑叶、菊花、穞豆衣、白蒺藜等平肝息风之品，也为笔者所喜用。此外，降肝的同时，还要注意降胆和胃。因胆胃同降，需肝的疏泄为之调节，肝阳上亢，升发太过，胆胃之气亦随之上逆，失于和降，故临床常见眩晕的同时，伴有恶心呕吐，甚则呕出胆汁。此时平肝毋忘和胃，潜镇还须降胆。一般来讲，和胃降逆多取旋覆代赭汤意，其中代赭石既可降胃，又能平肝，一举两得；清降胆腑多从温胆汤出入，以清胆化痰，和胃安神，临床上较为常用。

二、梅尼埃病论治

梅尼埃病多发生于中年患者，男性居众。从西医学来看，确切的病因尚不明确，一般认为可能是由于自主神经功能失调引起迷路小动脉痉挛，局部缺氧，毛细血管壁通透性增加，导致内淋巴产生过多或由于内淋巴囊吸收障碍，引起膜迷路积水。临床表现为发作性眩晕，波动性听力减退及耳鸣。隶属于中医学"眩晕"之范畴。西医以镇静、扩张血管、利水、调整自主神经等方法治疗，虽可收效，但易反复。笔者临证治疗该病多矣，从长年的经验中总结出一些诊治"梅尼埃病"的规律。

（一）审析病因病机

眩晕最早见于《内经》，称为"眩目"、"眩"。自《内经》而下，对其病因病机认识，不断充实完善，有"诸风掉眩，皆属于肝"、"无痰不作眩"、"无虚不作眩"

等论，均是历代医家临床实践经验的总结。概括而言，总为本虚标实，实指风、火、痰、瘀，虚则气、血、阴、阳之虚。笔者总结前人经验认识，结合梅尼埃病的发病特点，认为其发病以肝、脾、肾三脏虚为本，风、痰上扰为标，以标实为主。风为肝风之谓，肝为风木之脏，诸多因素可致肝风上扰清窍，发为眩晕，正如《临证指南医案·眩晕门》华岫云按："经云诸风掉眩，皆属于肝，头为六阳之首，耳目口鼻皆系清空之窍，所患眩晕者，非外来之邪，乃肝胆之风阳上冒耳"。而风又常夹痰、湿之邪上犯。痰之由来乃为肝、脾、肾三脏失治，三焦运化水液失常，水湿聚留而生痰。痰阻经络，随风上蒙，气机失畅，升降失常，致使清阳不升，清窍失聪而眩晕。如果晕久则可致虚晕，亦可致瘀，然临床遇之较少。故临床梅尼埃病纯虚证几乎没有，多为虚实夹杂之候。

（二）掌握辨证要点

1. 辨别眩晕之虚实　大凡病证总有虚实两方面，而梅尼埃病亦不例外。但本病以实候为主，临床辨证不可不知。如常表现为突发性头晕目眩，头身动摇，如坐舟车，耳闭，耳鸣，恶心，苔腻，脉弦滑。虚候如精神委顿，面黄少华，少言懒言，两目干涩，腰疼膝软，自汗出，手足心热，脉细等，辨眩晕虚实除分析病人的症状外，主要的还须从舌、脉的特征来辨别。

2. 分清风痰之主次　梅尼埃病临床表现之三联征为突发性眩晕、波动性听力减退和耳鸣，符合中医风痰上扰清窍之病机。因痰多相夹而患，然孰主孰次，需从临床表现加以辨别。如眩晕兼见目眩视物模糊，动摇不定，耳鸣头胀，四肢麻木，舌苔薄白稍腻，脉细弦稍滑等，则以风阳上扰为主；如眩晕伴有头昏而晕，如物蒙脑，人身动摇，如坐舟车，忽忽耳闭，耳鸣，恶心欲吐甚则呕吐痰涎，舌苔白腻，脉滑兼弦等，则以痰浊蒙脑，清窍闭塞为主，辨时宜详。

3. 突出分型论治

（1）风阳上扰：《类证治裁·眩晕》云："良由肝胆乃风木之脏，相火内寄，其性主动主升；或由身心过动，或由情志郁勃……或由病后精神未复，阴不汲阳，以至目昏耳鸣，震眩不定"，明确地指出风阳上扰，皆由肝之阴阳失调所致。肝之风阳亢旺上扰，冒犯清空，临床表现为眩晕，以眩为主，耳鸣，头目胀痛，性情急躁，常因情志不遂而眩晕加重，失眠多梦，四肢时麻木，舌苔薄或黄，脉弦。笔者施以平肝潜阳息风之法，方以天麻钩藤饮化裁，如风阳上扰偏于火盛，兼见口干苦、面红目赤、舌红、脉数等症，可合羚角钩藤汤或龙胆泻肝汤加减；如兼痰湿，得见头昏重、纳呆、恶心、呕吐、舌苔腻、脉滑等症，笔者则多用法半夏、菖蒲、大贝母之属。临床总以治标证为先，标证得除，再治其本，笔者常以杞菊地黄丸及参苓白术丸调治巩固，前者滋水涵木，后者健脾养肝，以冀肝木得养，风阳无以上扰。

验案：圣某，男，48 岁，干部，南京市人，1992 年 5 月 1 日诊。头晕目眩 2

周，既往有眩晕病史2年，经检查拟诊为梅尼埃病。2周前因工作烦劳，加之与下属发生矛盾，致使旧恙复发。起始耳鸣，继之头晕目眩，天旋地转，四肢作麻，他院查血压、心电图、颈椎片等均属正常。即予镇静、扩张血管等治疗周余，除天旋地转稍有改善外，余症依旧，求治于笔者。诊时患者目闭不敢睁开，四肢作麻，头晕目眩，漾漾欲吐，或出少许痰涎，胃纳不振，夜寐不实；口干不欲多饮，舌苔薄白腻，脉细弦稍滑。综合脉证，认证当属烦劳伤及心脾，肝木失养，加之情志不遂，肝气郁逆，风阳上亢，扰于清空，又脾虚痰湿内生，随风上冒，蒙闭清窍所致。治以平肝息风，佐祛痰浊。方从天麻钩藤饮加减。药用：明天麻15g、钩藤12g、石决明20g、菊花8g、茯神15g、怀牛膝10g、鸡血藤15g、石菖蒲12g、法夏10g、生甘草5g、泽泻30g。药进3剂，病症得去其半。效不更方，加炒山药30g，施治2周而愈。继以杞菊地黄丸和参苓白术丸调理巩固3个月。1年半后随访，其疾未发。

（2）痰浊蒙窍：李东垣《兰室秘藏·头痛》曾论述恶心呕吐、不食、痰唾稠黏，眼黑头眩，目不能开，如在风云中，即是脾胃气虚，浊痰上逆之眩晕。此外丹溪更是力倡“无痰不作眩”之论，笔者亦认为梅尼埃病十之六七乃由痰饮所为。中焦脾胃虚弱，运化失健，痰湿内生；或肥甘不节，醇酒太过，内伤脾胃，滋生内湿，聚湿生痰，停阻中焦；终因气机不利，升降失常，痰浊上扰，蒙蔽清阳而发眩晕。临床见症为头昏重如蒙，视物不清，动则眩甚，忽忽耳闭，时时耳鸣，恶心呕吐痰涎，胸脘痞闷，不思纳谷，喜卧，面黄无华，舌质偏淡，苔白腻中厚，脉滑。笔者以燥湿化痰、理气和胃之温胆汤治之，每取良效。临证时如见痰郁化火生热之胸脘烦闷，口干口黏，大便秘结者，则加黄连、瓜蒌仁等；若见中焦脾气虚弱者，则加四君或参苓白术丸之类；如气虚加之痰湿重浊，损遏脾阳，兼见中焦阳虚之四肢清冷、背寒、便溏等症者，则加苓桂术甘汤；如兼见肝风上扰者，可合半夏白术天麻汤加味。

验案：詹某，女，37岁，会计，南京大厂人，1996年4月2日诊。患者有梅尼埃病病史3年，遇劳即发，每年发作三五次。此次因3月底业务加班，致使眩晕复作，自服“眩晕停”，症状改善不显，而来诊治。头昏而晕，如乘舟车，天旋地转，动则尤甚，头重如蒙，时时耳闭失听，面黄神疲，纳呆恶心，呕吐痰涎，夜寐不能。大便溏，日行1～2次，苔薄白腻、舌质淡胖、边有齿印，脉濡细。参合脉证，认为病久体虚，元气不足，脾胃气弱，加之此次过劳更伤中焦脾胃，致使元气不足，运化失健，水湿汇聚成痰，清阳不升，痰浊上蒙，清窍被闭。拟燥湿化痰，理气健脾和胃之法。方选温胆汤合参苓白术散损益。法半夏、陈皮各10g，茯苓15g，竹茹10g，石菖蒲12g，枳壳10g，薏苡仁30g，党参、炒白术各10g，桔梗、煨葛根各6g，生甘草5g，生姜2片。服4剂药后，眩晕减轻，耳闭已除，大便转干，唯恶心未除。原方去桔梗，加荷叶15g。继服6天，病症霍然而愈。

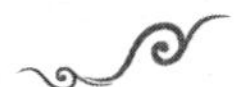

嘱服参苓白术丸合归脾丸3个月以资巩固。随访半年宿疾未发。

三、老年心悸论治

心悸以病人自觉心中悸动,惊慌不安,不能自主为主要临床特征,一般常以症状轻重而分惊悸、怔忡,诊断还以心悸称之为妥。临床中以老年罹患本病为多,而老年罹患心悸之证,有一定的发病基础,笔者对此有其独特认识,并积累了丰富的治疗经验。

(一)年高脏衰,心系虚损为主

高年之体,脏器必将衰退,如《素问·阴阳应象大论》云:"年四十而阴气自半也,起居衰矣。年五十,体重,耳目不聪矣。年六十,阴痿,气大衰,九窍不利,下虚上实,涕泣俱出矣。"明确地指出脏腑阴阳随着年龄的增长而逐渐自然衰退。人之脏衰,首为心脏,古云"心为五脏六腑之大主","主不明则十二官危",也就是说人体脏腑衰弱,则以心系为主,乃合景岳所论"凡劳伤虚损,五脏各有所主,而惟心脏最多"、"五脏之伤,惟心为本"(《景岳全书·杂证谟》)。

何为之?这主要取决于两个方面,一是心主神明,再者心主身之血脉。如心脏功能衰退,心气不足,心无所主,"心虚则神不守舍"(《景岳全书·杂证谟·不寐》),而现失眠、多梦、健忘、反应迟钝、神志不宁等候。心气不足,运血无力,其他各脏腑则无以濡养,功能亦将逐渐衰弱,其中最为显著的当是心之本脏,心本失养,脉行不利而现惊悸、怔忡、胸闷、胸痛,甚至真心痛等,这从临床中也可以观察到,老年性心脏病所占比例是最大的。当然也不能忽视心脏与他脏之间的关系,如肾、肺等。

(二)明察舌脉,辨别寒热性质

寒热虚实是疾病性质的四大属性,老年心悸实候不多,即便有一些实证如心脉瘀阻、痰浊痹阻等,也是本虚而标实。对于老年心悸的寒热所属,则从寒热属性去辨,并应识别虚寒、虚热之证候。临证应以舌脉为凭。舌为心之苗窍;脉为心所主,肺朝百脉而统归于心。所以从舌、脉观察最能反映心脏之病理变化,可为心悸的辨证提供确切的诊疗依据。笔者观舌常从舌质,舌色,舌下脉络的形态、色泽、长短等方面来观看。如舌质胖淡、舌下络脉淡紫而紧束不展,则为阳虚之候;如舌质瘦小而红、苔少、舌下络脉紫红伸展但不怒张者,则为阴虚之证。脉诊亦是笔者诊断心悸不可缺少之凭据。心悸常见脉象有数、疾、迟、结、代、乱等。一般来讲,数而无力为阴虚;迟而无力为阳虚。当然临床单纯阳虚、阴虚证之病人不多,常为虚实夹杂之候,如阳虚夹有痰浊或血瘀,阴虚夹有痰热、血瘀等。临床中应掌握脉、证二者之间的辩证关系,或舍脉从证,或舍证从脉。此外还必须借助现代的临床检查方法,如心电图、彩超、心功能测定以及一些生化检查等。

（三）审析病机，确定辨治法则

心主血脉而藏神。老年脏衰，心气（阳）不足，心血（阴）亏虚，加之其他外界致病因素影响，均可导致痰瘀阻滞心络而发生心悸之证。又心为五脏六腑之大主，他脏之伤可涉及于心，其中又以与肾、肺关系为密。

笔者经多年临床实践观察，认为老年心悸以虚实夹杂多见，以虚为主，心气虚以补益心气，心阳虚则温补心阳，心阴虚可滋益心阴，心血虚以濡养心血，此乃常法。另外，心与肺同处胸中，两脏之间关系甚为密切，主要体现在气血运行方面。肺朝百脉，为相傅之官，佐心气以行血。若肺气虚弱，心气无以充补而运血，可致心血瘀阻，而出现胸闷、气促、心悸、唇色青紫等症。所以笔者常于养心活血通络之时佐以补肺气之品，临床常见病证如哮喘、肺心病等。

1. 心气虚衰，毋忘补益肺肾　心悸虽为患者自觉心内跳动，心慌不安的病证，但究其原因，不独在心，脏腑功能失调，气血阴阳虚衰，均可导致心悸。人至老年，脏气虚衰自不待言，如心气不足，心血亏虚，无以自给；肝血不足，不能荣心，或木不生火；脾气不旺，生化乏源，无以养心；肺体不润，宣布失司，致心脉不畅；或痰饮内生，均可引发心悸。但老年心悸的治疗，尤当注重肺肾。肺为气之主，肾为气之根，因为老年心气虚衰，尤以肺肾两虚为本，与肺肾关系最密，《内经》的“八、七”之说，其义至明。心为离火，阳中有阴，肾为坎水，阴中有阳，二者位有上下之分，赖气机升降，使心肾交通，水火既济，阴阳互滋，而心本乎肾元，肾脏虚惫，则肾水不能上滋心阴以济心火，或肾阳不能上温心阳以鼓动血脉，或加重心脏原有之虚候，或使心神不能安宁，心悸遂作。其临床特征有心悸健忘，头晕胸闷，腰膝酸软，或畏寒怕冷，或五心烦热，尺脉沉弱。治疗在养心的同时，注意补肾，所谓养心阴者必滋肾阴，温心阳者必补肾阳。用药上，多将熟地、仙灵脾同用，以取阴中求阳，阳中求阴，阴平阳秘之意。其他如山茱萸、枸杞子、桑寄生、制首乌、五味子等都可随证选用。

验案：施茱，男，74岁。高年肺肾已亏，气阴两虚，心悸少寐，短气不足以息，脘痞纳呆，动则面赤升火，五心烦热，四肢发麻，稍有震颤，大便溏薄，舌淡苔薄，两脉三五不调。治当壮水补火。处方：大熟地12g、红参须9g（另煎）、熟附片3g、广陈皮5g、牡蛎15g、大白芍9g、法半夏9g、灵磁石24g、上肉桂1g（后下）、核桃肉9g、青盐1g。上方服5剂，心悸气短，脉象不整诸症俱得减轻，仍以本方调服月余，诸恙悉平。

2. 瘀血阻滞，通络还须益气　王清任在《医林改错·血府逐瘀汤所治之症目》中指出：“心跳心慌，用归脾安神等方无效，用此方百发百中。”证之临床，确有效验。老年心悸患者，有瘀血见证者较多，但纯为瘀血阻滞者较少。究其形成机制，多与脏腑气血虚衰，心气鼓动无力有关。诚如《景岳全书》所言：“凡人之气血，犹源泉也，盛则流畅，少则壅滞，故气血不虚则不滞，虚则无有不

滞。”故老年心悸患者瘀血的形成，多为由虚致实，而瘀血停留又可损伤人体气血，临床表现为心气不足为主，兼夹瘀血阻络。治疗当益气通络。选方可仿补阳还五汤意出入，补气温阳以化瘀，药如黄芪、党参、白术、丹参、川芎、赤芍、当归、红花、黄精、炙甘草等。如属心阳不振，鼓动无力，心悸怔忡，胸闷刺痛，唇青舌紫，畏寒怕冷，脉来缓慢，或节律不齐，则应温阳化瘀，用桂枝甘草龙骨牡蛎汤加丹参等活血之品。方中桂枝用量宜至10g，甘草5g左右，取其辛甘化阳以助心阳，如量小则疗效不显。阳虚气弱甚者，可加附片、红参。老年脾胃虚衰，痰浊易于内生，痰瘀相搏，痹阻胸阳，表现以实证为主，治疗又当化痰祛瘀。方从瓜蒌薤白汤、血府逐瘀汤增损。临证体会，老年心悸患者，即使临床上无明显的血瘀征象，也可在辨证用药中酌加通络之品，如丹参、当归、川芎等，对提高疗效，不无裨益。

验案：刘某，男，65岁。胸闷、心悸病史已有10年，拟诊为冠心病。1989年5月23日心电多向信息仪检查报告提示：心肌损伤。心电图检查提示：室性早搏，心肌供血不足，ST段下移0.025～0.05mV。胸闷，心悸，头昏乏力，舌胖大色淡，脉小弦。心气不足，无力推动血行。拟方益气活血。处方潞党参、炙黄芪各15g，法半夏10g，广陈皮5g，紫丹参5g，全当归，炒白术各10g，，炙甘草5g。连续服上药后，心悸消失，诸症好转。1990年3月1日复查动态心电图示：窦性心律，偶有房性早搏，动态心电图在正常范围。

3. 痰热上扰，祛邪方能安正　老年心悸患者，如见到心悸心烦，夜不安眠，口干口苦，舌红，苔黄腻，脉滑者，则为痰热内扰所致，多合并有胆胃疾患。此时，痰热是主要矛盾，心脏本虚，当为次要矛盾，应以清化痰热为主，邪去方能正安，中病即止。一般多取黄连温胆汤化裁，选药如竹沥、半夏、陈皮、竹茹、茯苓、枳壳、远志、黄连、黄芩、贝母等。老年心悸痰热之由，源于心气不足，心血亏虚，虚火中生，火热内郁，煎熬津液而成痰热之证。正如《证治汇补·惊悸怔忡》所说：“心血一虚，神气失守，神去则舍空，舍空则郁而停痰，痰居心位，此惊悸之肇端也”。《医宗必读·悸》亦云：“证状不齐，总不外心伤而火动，火郁而生涎也”。所以此时当祛痰为先，痰热一旦得除，再安扶心之虚损。如果是胆囊炎、胆石症引起的胆心综合征，则在条件许可的情况下，尽量治疗原发病灶。

验案：周某，男，62岁。患冠心病、心绞痛5年余，因大便色黑，查隐血试验强阳性，诊断为上消化道出血。遂于1987年12月14日查胃镜示：中度浅表性胃炎，急性活动期。心电图提示：室性早搏。予服雷尼替丁、异搏定、心痛定等，便血控制，但室性早搏依然，胸闷脘痞，心悸不宁，心前区疼痛，口干而苦，舌红，苔黄腻而厚，脉小弦。证属痰热内扰，和降失司，用温胆汤加减。处方：黄连3g、法半夏10g、炒黄芩10g、云茯苓12g、炒苍术10g、广陈皮5g、仙鹤草15g。药后黄腻苔渐化，口苦已除，心前区不痛，心悸未作。上方加益气和血之品巩固之。1988年2月26日复查心电图,在正常范围。1988年9月8日复查胃镜示:慢性浅表性胃炎。1989年10月5日再查心电图:正常。

4. 心悸不安,宁心当合重镇　老年患者,在心悸不宁的同时,常伴有难眠易醒、寐少梦多、恍惚不安等心神不安症状。因此,在用生地、麦冬、五味子、黄精、太子参等养心的基础上,常须选用一些宁心安神之品,心神得安,则心悸易宁息。心血不足,心气虚衰,选柏子仁;肝血不足,无以荣心,选酸枣仁;瘀血阻滞,脉络不和,选琥珀:痰浊内阻,心神不宁,选远志;心脾不足,气郁不舒,选合欢花;心肾不交,阴阳失调,选夜交藤。但老年心悸,常为多种因素夹杂而致,如是药尚难取效时,还应参入重镇之品。其中龙骨、牡蛎对痰热上扰、风火内旋者,可选择应用;灵磁石重镇安神,对老年心肾虚衰,心悸不宁颇为适合;至于紫石英,对心气不足之心悸疗效较佳,前贤治心虚惊悸,多取此药以重镇安神,如《备急千金要方》的补心汤、远志汤、大镇心散、镇心丸,《济生方》的益荣汤、龙齿丹等。现临床上用紫石英重镇安神已较少,殊为可惜,故录此以备考。

四、癫痫论治

“癫痫”是指脑部兴奋性过高的某神经元突然、过度地高频放电引起的脑功能短暂异常的疾病,多属中医“痫证”的范畴。虽然癫痫也会引起精神异常,但与中医“癫证”有所区别。本病最早见于《内经》,称之为“癫疾”、“胎病”。《素问·奇病论》云::“帝曰:人生而有病颠疾者,病名曰何?安所得之?岐伯曰:病名为胎病。此得之在母腹中时,其母有所大惊,气上而不下,精气并居,故令子发为颠疾也。”此后历代对该病多有叙述。

本病发生多与精神因素有关。心肝之气不舒,气郁生痰,郁而化火,火生风动,夹痰上蒙清窍,横窜经络,内扰神明以致痫症发作。治疗应当分清标本虚实,发作时以治标祛邪为主,法宜涤痰息风,开窍定痫,而临床又当具体情况具体分析。

(一)表现不尽相同,关键把握病因

癫痫的中医病因历代有许多阐述,但大多围绕心、肝、肾及其病理因素来找寻。例如《张氏医通》曰:“盖以肾水本虚不能制火,火气上乘,痰壅脏腑,经脉闭遏,故卒然倒仆,手足搐搦,口目牵掣。乃是热盛生风之候,斯时阴阳相薄,气不得越,故迸作诸声,证状非一。古人虽分五痫,治法要以补肾为本,豁痰为标,随经见证用药。”总而言之,承有先天之害,虚患于内,或有痰瘀作祟,风火内外交困而终成此病是古人较为一致的观点。现代研究表明癫痫的发病有内因也有外因。内因还与遗传有关;外因则主要与颅脑外伤、脑肿瘤、颅脑手术、颅内感染、脑血管病、产前与产时损伤、代谢紊乱、缺氧、中毒等因素有关。对于不同的病因所采取的治法及其预后大不相同。所以治疗前明确病因,防止

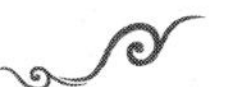

误诊非常重要，切莫妄自尊大，执一方而疗百证，以致贻误病情。有些患者，发病时确有倒地不省人事，甚至状似抽搐，呼吸急促，时作时休，醒后一如常人，亦查不出躯体及神经系统任何体征，但实非痫疾，乃脏躁耳！该类病人如果仔细询问，发作时有浓厚的情感色彩，喜怒哀乐多有失常，经暗示即可告愈。然混淆者古多有之，今亦不鲜。

（二）分型错综复杂，辨重虚实缓急

自古痫证多将病因与病机联系在一起辨证，而笔者以为辨证中只要把握住“虚实缓急”四途，就能识其端倪。虚者多由耗气伤阴，损及肝肾、脾、肾，少数是寒药伤阳；实者无非风、痰、火、瘀。急则治标为首；缓则标本兼顾。至于《小儿药证直诀》、《三因极一病证方论》等书中的“马痫”、“羊痫”、“鸡痫”、“猪痫”、“牛痫”之说，以及《千金方》、《医学入门》等书中“肝痫”、“心痫”、“脾痫”、“肺痫”、“肾痫”之说，难以指导现代临床，少有可取之处。倒是隋·巢元方所分风痫、惊痫、食痫以及阴痫、阳痫，把病因与证候特点相结合，元代曾世荣又增加了胎痫、狂痫，如此的辨证思路对临床治法、方药的选择颇多指导之处。

验案：封某，男性，56岁，南京人，1989年3月2日诊。患癫痫近五年，时发时止，发时昏不知人，四肢抽搐，口吐涎沫。因多次发作而摔倒在马路，以致出门必带一卡，言明身份，以备急救，曾做头颅CT等检查多次，未有特殊发现，平时常服用苯妥英钠、安定等药物治疗，近两月发作越发频繁，每周发作3～4次，痛苦不堪，伴夜寐不安，多梦，纳少，神疲乏力，舌淡红，脉小弦等症。患者年近花甲，久患痫疾，风邪内动，耗气伤阴，心阴不足，心神受扰，夜不能寐。治拟育阴宁神，养心平肝。药用：羚羊角粉0.6g（冲）、生地10g、麦冬15g，钩藤15g、天麻5g、百合20g、茯苓10g、白术10g，枸杞子12g。方进7剂，患者癫痫未作，大喜。后经上方加减调治，观察年余仅发作两次，且再服上方即安。岳美中治疗癫痫时亦主张“因势利导，以柔制刚”，喜施育阴潜阳之法，方选柴胡龙骨牡蛎汤合甘麦大枣汤，笔者之意与之颇合，其理一也。

（三）治法多种多样，切勿偏执痰、火

笔者临床治疗痫证，从痰、火、风论治虽多，但却不拘于此法。认为历代医家治疗癫痫的方药很多，基本都从风、火、痰、虚、瘀几个方面入手。朱丹溪“大率行痰为主，用黄连、南星、瓜蒌、半夏”的治法或有可取之处，但他“有痰者，必用吐药……大法宜吐”的治法却难以为现代临床所接受。《医学衷中参西录》则谓：“有单用磨刀水治愈者；有单用熊胆治愈者；有单用芦荟治愈者；有用磁朱丸加赭石治愈者；”有曰用西药，强制其脑筋使不暴发，而徐以健脾利痰、清火镇惊之药治愈者。“然如此治法，效者固多，不效者亦恒有之，仍觉对于此证未有把握。”并例举“羚羊角加清火、理痰、镇肝之药”制成丸剂，“屡用皆效”，临床实践证明此法确有较好疗效。此外，其他方剂如生铁落饮、紫金锭、五生丸、白金丸、定痫丸、温胆汤、通窍活血汤、甘麦大枣汤、凉膈散、六君子汤等，只要辨证准确都可用于癫痫的治疗。而其中以豁痰息风、开窍定痫为法者居多，用药每每伍入地龙、代赭石、钩藤、全蝎、天麻、胆南星、黑白丑、法半夏、川贝母、石菖蒲、僵蚕等。除此以外，也有许多医家以活血、清热、养阴、扶正等法进行治疗。因此临床不可偏执于某方某法。

验案：刘某，女性，15岁，南京市某中学学生，1997年6月12日初诊。诉半年前曾因突然遇及老鼠而受惊吓，两月前突然在课堂倒地抽搐，面色青紫，喉中痰鸣，历时数分钟，醒后头痛不已，此后数日一作，且烦躁易怒，失眠健忘，学习成绩明显下降。于本地数家医院求治，服用多种抗癫痫药物后，大发作减少，但失神、小抽动时作，又加服中药20余剂，但诸症如前，且反应愈发迟钝。老师建议停学治疗，家长焦急万分，来我院求治。就诊时两上肢时有抖动不止，反应迟缓，少气懒言，舌质淡，苔薄黄，脉沉细数，前医药用：生石决明20g、钩藤10g、全蝎8g、僵蚕10g，玳瑁15g、黄连6g、人工牛黄0.6g（冲）。此方虽不失惊痫可取之方，但方中多镇惊平肝、息风止痉之品，唯适合痰热之象较盛者。该患者反应迟缓，舌质色淡，脉细数，其本为虚证无疑，用上方则稍有不妥。旋更方一则，药用党参12g、黄芪10g、益智仁12g、远志15g、茯神15g、柏子仁10g、炙甘草6g、百合20g、石菖蒲5g、法半夏6g、黄芩10g、黄连3g。嘱于煎药锅内置金器一枚，约10g重，先煎一小时，加入上药煎服。患者方进7剂，精神明显改善，已能回到课堂听课，14剂后，肢抖、神倦等症基本消失。后以上方调整，坚持服药90余剂而止。翌年偶遇其母，告曰：原病恍然若失，再未发作，此女已考入重点高中。综观全方，笔者以一派益气健脾安神之品稍入黄连轻清一点邪热而已，再以金器煎汤，不失重镇之效，是谓寓清于补之法。

（四）注重心理治疗，调畅患者情志

笔者尤其重视癫痫患者的心理治疗，常提醒年轻医生，癫痫虽说不是癔病，但患者生活质量受到的影响，许多并不是来自癫痫发作本身，而是疾病导致的失望、自卑、抑郁以及社会、家庭的不良刺激带来的心理障碍。临床观察表明，精神刺激也是癫痫促发因素之一，因此心理治疗是非常必要的。对癫痫患者，不仅是诊病处方，还要倾听病人疾苦，进而与患者深入交谈，并一同分析所面临的困难，再给病人以适当的鼓励，提出具体的建议，这样可使患者得到最大的安慰和信心，此外，笔者还指导个别患者进行简单的自我气功治疗，以求自我放松。

（五）综合治疗，避免药物毒性

中药治疗癫痫，一方面在于调整机体功能，提高机体抗惊厥阈值，以降低癫痫的易患性，另一方面在于改善某些致痫性脑损伤并防止诱发因素（包括心理因素）。因此中医治疗本病本身就是作用于多环节、多方面的一种综合治疗

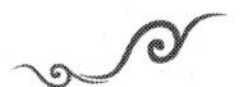

方案。除此以外,并可结合患者的临床类型选择适当的西药。

另外,要想方设法减少其发作,减轻病人痛苦。在治疗上不能为了追求速愈而一味加大用药剂量。因为治疗本病的中药无论是豁痰、息风、清火、逐瘀,都有一定的毒副作用,而癫痫患者许多年龄较小,甚至只是婴幼儿,脏腑娇嫩,况且本病的病理机制较为复杂,尚难做到彻底根治,因此切不可急功近利,妄用攻逐,徒伤正气。

五、面肌痉挛论治

面肌痉挛又称面肌抽搐或面肌阵挛,为阵发性不规则的半侧面部肌肉的不自主抽搐,通常抽搐仅限于一侧面部,无神经系统其他阳性体征。

笔者根据本病面肌抽搐、拘急的症状特点,认为应归属于"瘛疭"范畴。《素问·玉机真脏论》云:"是故风者百病之长也。今风寒客于人,使人毫毛毕直,皮肤闭而为热,当是之时,可汗而发也……弗治,肾传之心,病筋脉相引而急,病名曰瘛,当此之时,可灸可药"。瘛者,制掣也,乃筋脉相引而急之状,与本病类似。而《内经》中还有"痉强拘瘛"、"瘛瘛筋挛"、"肉瞤瘛"等有关抽搐的记载,亦可与本病相参照。关于本病的发生,《张氏医通》认为是风、火、痰引起。《证治准绳》亦认为"颤,摇也,振,动也,筋脉约束不住,而莫能任持,风之象也",说明本病的发生与"风"关系最为密切。或风邪外袭,内传入里,风痰搏结;或痰湿积聚,蕴热生风;或肝肾阴虚,水不涵木,虚风内动;或气血虚损,阴血不足,血虚生风。其风上扰面部络脉,导致本病的发生。

本病的治疗根据其病因病机的不同亦有很大差异。但本病最大的一个病机特点就是"风扰筋脉",故治疗上应以"治风"为主,同时兼顾痰、火、瘀、虚诸多因素。用药多用息风解痉之品,并重用酸味药、虫类药,以求柔肝养筋,搜风通络。

(一)风动筋掣,治当息风;肝木横逆,法当柔养

本病的发生,与"风"关系密切,而"风"又有"外风"、"内风"之分,"肝风内动"是本病发生的重要因素。平素酒色房劳过度,或年老久病,起居不慎,肝肾之阴暗耗,水不涵木,肝失所养,相火妄动,若复有七情相激、饮酒劳倦等因素相加,则风从火生,风火相煽,上扰头面,筋脉抽掣而发病。亦有肝肾亏虚于内,正气不足,腠理不密,脉络空虚,风邪入乘,致内外风相合,扰动经脉,闭塞气血者。如《症因脉治》所云:"起居不慎,卫气不固,风邪入于经络,邪踞不散,气血阻绝"。笔者治疗本病重视平肝息风,用药常在天麻钩藤饮基础上辨证加减。而尤喜合用潼、白蒺藜。潼蒺藜性温味甘,入肝、肾经,功用偏于补益,如《本草汇言》所云:"其气清香,能养肝明目,润泽瞳仁"白蒺藜性温味苦,入肝、肺经,功用偏于疏散,《本草再新》言其能"镇肝风,泻肝火",《罗氏会约医镜》亦

言其“泻肺气而散肝风,除目赤翳膜”。二者同用,一养一疏,标本兼顾,用之每收良效。肝为将军之官,体阴而用阳,肝阴不足,肝阳上亢,虚风妄动,此时重在柔养,次在平镇。故本病用药酸味养肝之品较多,用量较大,常用药如白芍、乌梅、木瓜等,用量一般均在15g以上。

验案:赵某,女,37岁,工人,1994年7月10日诊。右侧面部肌肉抽动2年余。凡遇精神紧张、情绪激动时发作次数猝增,甚则每日抽动10~30次,每次10~20秒钟不等。曾在数家医院治疗,诊断为“面肌痉挛”,服用镇静之药并配合针灸治疗无效。刻诊:右侧面部肌肉抽动不止,伴头晕,乏力,多梦,夜寐不安,腰膝酸软,胃纳欠佳,二便尚调,舌红,少苔,脉弦细。无口眼㖞斜。头颅CT检查未见异常。证属肝肾阴虚,虚风内动,筋脉失养。治拟滋养肝肾,平肝息风,安神止痉。药用:白芍30g、木瓜30g、百合20g、生地黄15g、钩藤15g、灵磁石15g、夜交藤15g、枸杞子10g、山茱萸10g、明天麻10g、僵蚕10g、白蒺藜12g、甘草5g。服药7剂后,面部抽动次数大减。遂以上方去钩藤加何首乌、石斛各15g,再服14剂,面部抽动消失,余症亦除。继服杞菊地黄丸调治1个月,随访至今未见复发。

按:肝藏血,主筋。肝血不足,肝肾阴虚,虚风内动,筋脉失养,故见面部肌肉抽动。治疗总以养肝息风、育阴潜阳、安神止痉为主。初诊即用生地黄、枸杞子、山茱萸、白芍、木瓜滋肾养肝,重用白芍、木瓜补血养肝柔肝;钩藤清肝;天麻、白蒺藜、灵磁石平肝息风,清、养、降于一炉。夜交藤、灵磁石养心重镇安神;天麻、僵蚕息风止痉;百合养阴清心。药后症情大减,继以原方去钩藤加何首乌、石斛,意在加强补血养肝之力。方中重用白芍与甘草相伍,酸甘化阴,可养血柔肝,缓急止痉,故面肌抽动停止。

(二)痰火瘀虚,治当兼顾;佐用虫药,舒筋通络

肝风内动为本病发生的重要因素。而饮食不节,嗜食肥甘,痰热内蕴,日久风痰上扰者,临床也较为多见。故治疗上常在平肝息风之时,配合清热涤痰之品,如温胆汤类,重用黄芩、竹茹、贝母等,辨证则以舌苔黄腻,脉滑数为要点。对久病体衰,气虚阳弱,气血运行不畅者,则配合当归、川芎、莪术等活血通络之品,也寓“治风先治血,血行风自灭”之意。临床见证以舌质紫黯或舌边有青紫瘀斑,舌下静脉紫黑纡曲,妇人经中有紫黑血块、痛经,脉涩为标准;对于患者正气不足,气血阴阳亏虚时,则予以益气养血,滋阴温阳之品。另外笔者治疗本病,常喜用地龙、僵蚕、全蝎等虫类药,以搜风通络,解痉安神。盖地龙性寒味咸,能“治中风并痫疾”(《日华子本草》),“祛风,治小儿瘛疭惊风,口眼歪斜,强筋治痉痿”(《滇南本草》);僵蚕性平味咸,入肝、肺、胃经,《玉楸药解》载其能“活络通络,驱风开痹”;全蝎,味咸辛性平,《本草正》言其“开风痰”,《本草图经》言其“治小儿抽搐”,《本草纲目》言其治“厥阴诸病,诸风掉眩,搐

掣”。在辨证用药基础上，佐以上诸品，疗效颇佳。

验案：潘某，男，49岁，南京市某公司职员，1992年4月19日初诊。左侧面部肌肉抽动3月余。曾服中药虫类祛风药及针灸治疗，均未见明显效果，平素性情急躁，做头颅CT、颈椎正侧位片均无阳性发现，请笔者治疗。诊得左侧面部抽动日十余次，每次约10秒钟左右，面部红赤，口干，夜寐不实，大便干结，2～3日一行，苔黄腻，舌质偏红，脉弦滑。乃痰火为患也。治拟降泄肝火，清化热痰。药施枳实10g、法半夏10g、陈皮10g、胆星10g、淡竹茹10g、大贝母10g、黄芩10g、天麻15g、白蒺藜12g、僵蚕10g、地龙15g、生甘草5g。药服5帖后，左侧面部抽动次数减少。前法有效，继用上方化裁治疗4旬余，症情悉除。后再服1月，以期巩固。随访至今未见复发。

按：痰火阻络，络脉不利，致发本病，治当降泄肝火，使其无上扰之患；佐清化热痰，便之无以阻络。常施用温胆汤化裁治之，并适加地龙、僵蚕等虫类药以化痰通络解痉，药后每能取得佳效。

（三）重调脾胃，保存阴津，勿过温燥

本病病程较长，反复发作，病人常有气血不足之象。而脾胃为后天之本，气血生化之源。故笔者对于本病正虚之象明显者，常重视调理脾胃，建立中气以治其本。认为津血不足是导致面肌痉挛的一个重要因素，治疗把握中州，俾脾气健运，气血充盈。常以香砂六君子汤为主加减，尤其在本病恢复期，此法对减少复发确有疗效。对于舌质偏红，阴液耗损者，笔者则一再告诫，勿要滥施温燥。并常云：“津伤则筋掣，津液一亡，则百药难施”。故本病治疗要时时注意津液的充足与否。实热伤津者，宜清补其损，常用沙参麦冬汤类。另外辨证方中常酸甘同用，以求化津生液，舒筋缓急。

验案：王某，女，57岁，工人，南京人，1997年4月22日初诊。左侧面部肌肉痉挛抽动6年。曾作多项有关检查，均未见明显异常，各家医院均诊为“面部肌肉痉挛”，迭服中西药物，尤以进服虫类药最多，取效鲜寡。延请笔者医治，询得精神疲乏，纳谷不多，口干，夜寐不实，大便干结，察其舌苔少、舌质偏红，按其脉虚细无力。诊为肝脾同病，气血阴液亏耗。治拟养肝补脾，益气和血滋阴，药取北沙参12g、麦冬12g、大白芍18g、石斛10g、百合30g、天麻12g、白蒺藜10g、当归10g、白术10g、炙甘草5g、茯苓15g。7帖药后，面肌痉挛见减，口干缓解，苔薄白。遵前方续服共3月余，诸症悉解。后以参苓白术丸调理3月巩固。随访2年未复。

此例病史六载，并进服了大量虫类药。虫类药大多味温，过用可伤中焦脾胃气阴。本病在肝，再及中土，故肝脾同病，药取清养滋补之慎柔养真汤化裁治之，以调理中焦为主，此乃脾胃为后天之本，气血津液生化源泉故也，中土得健，气血津液则旺，络脉赖以柔养，挛急鲜矣。

六、虚火牙痛论治

“虚火牙痛”乃口腔疾患中的常见病证。一般认为虚火牙痛由肾阴不足，虚火上炎所致，“牙痛”中之“牙”的概念，应包括“牙”、“牙床”和“牙根”三方面，由此而论，“牙痛”应含“齿龈痛”。至于“虚火”，非仅源于肾阴亏虚，而脏腑虚亏均可导致虚火内生。临床引起“牙痛”者，以“肾之虚火”和“胃中虚火”为多，乃“龈为胃之络”、“齿为骨之余”故也，临床须审因辨证治之。

胃中虚火，由各种原因导致中焦胃土阴亏，失于润降，虚火中生，不下反升，循经上炎牙床，伤及龈肉，致患牙痛之疾；而肾中虚火上炎，则为大家所共识，乃肾脏阴精亏损，虚火上炎，灼烁牙齿，致牙痛齿松。在辨识牙痛时应注意3个方面：一辨牙痛性质，一般认为疼痛较剧，如掣、如割、如烤、如钻等为实火牙痛；疼痛隐隐，绵绵不休者为虚火牙痛。二辨疼痛局部色泽、口内气味变化，实火牙痛多呈局部红肿，流涎口臭等；如疼痛局部不红、不肿或微微焮红，无口臭等为虚火牙痛。三辨伴有症状，以分胃中虚火上炎和肾之虚火上炎，如兼午后潮热、腰膝酸软、耳鸣头昏、目花等症者，乃肾之虚火上炎；如口干而渴，咽燥，不思饮食，便干，苔光舌红，则是胃中虚火上炎之证。

1. 在临床实践中，如遇牙痛绵绵，局部不红不肿，入夜尤甚，呻吟不已，且伴腰酸膝软，手足心热，头晕目花，舌苔薄少，脉细数者，为肾阴不足，虚火上炎所致。正如《辨证录·卷三》云：“人有牙齿疼痛，至夜而甚，呻吟不卧者，以肾火上冲之故也，然肾火上冲非实火也。”用知柏地黄丸化裁以滋肾水而降虚火，亦可适量加狗脊、骨碎补之类以强肾壮骨。考骨碎补，又名猴姜，味苦性温，入肝、肾经，《本草汇言》载其“治肾虚耳鸣耳聋，并牙齿浮动，疼痛难忍”。

验案：老翁印某，七十有余，1980年10月20口诊。牙痛已逾半载，全口牙均因之而拔除，唯仍觉牙根内疼痛不休，入夜尤甚，不能入寐，形瘦腰酸，头昏口花，耳鸣不已，曾做局部封闭治疗50~60次未果。察其局部不红不肿，脉沉细无力，思其年高近八旬，肝肾两亏无疑。诊为虚火上炎。治以滋补肾水，降其虚火。药用生熟地各10g、大白芍12g、黑玄参10g、首乌10g、枸杞子10g、骨碎补10g、大麦冬12g、怀牛膝12g、山萸肉10g、肥知母6g、生甘草5g。连服15剂，病证得除。后以六味地黄丸巩固月余。随访1年未作。

按：肾阴不足致使虚火上炎之牙根疼痛，多见于年高体弱者。此例患者年逾古稀，肾元本亏，阴水不足，虚火上炎，而致生斯疾。施以左归饮补其肾阴，另加知母、生甘草清降虚火。使其肾之阴水充足，虚火无以滋生上炎。故应期而愈。

2. 胃阴不足而虚火上炎为患者牙痛，尤以牙龈痛甚为主，局部觉热，或见红肿，咽燥，口干口渴，不思纳谷，大便干结，舌红苔少或光，脉细数，常以玉女

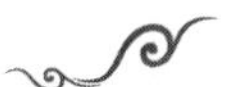

煎加味治之，且嘱以人乳、土牛膝汁频频含咽。人乳味甘性平，健胃补气，滋阴降火；土牛膝性凉味苦，有利咽解毒降火之功，且以鲜品榨汁。二物相合治疗口腔、咽喉急慢性炎症，取效甚著。

验案：沙某，男，56岁，南京某商厦干部，1997年3月4日诊。有长年饮酒史，牙痛已过月余，虽不剧烈，却亦饮食不能，入寐困难，局部稍焮红不肿，咽燥口干，便结五日未行，苔少中剥，脉细弦。良由嗜食辛辣，胃阴受损，虚火中生，上炎为病。药遣生石膏30g、生地12g、川牛膝10g、玄参10g、当归10g、石斛10g、大麦冬15g、酸枣仁10g、火麻仁15g、首乌10g、生甘草5g、灯心草5g，另用土牛膝煎水合人乳频频含咽。翌日得便半盂，牙痛顿缓。去火麻仁继服3天，再以上方半量调理1周而瘳。

按：胃经循络于齿龈。此案患者长年饮用烈酒，耗劫中焦胃阴，胃阴不足，滋生虚火，循经上炎，致使牙齿疼痛，或肿，或不肿，遇此证每施玉女煎化裁，常得佳效。

对于“虚火牙痛”的治疗，笔者并不拘于内服药物，还常广络其他治法。如在患处贴敷桂圆肉，以滋阴泄其虚火；或用少许肉桂或公丁香或吴茱萸研末醋调，外敷涌泉穴，以引肾之虚火归原。诸法配合于内服治疗之中，往往收功亦奇。

七、白塞综合征论治

白塞综合征，自从土耳其医生1937年首次描述本病是一种慢性复发性口腔及生殖器溃疡、复发性眼色素膜炎三联合征以来，已越来越受到人们的重视。

本病散见于世界各地，文献报道以日本、韩国、中东和地中海地区较多。我国1951年首见报告，最近数年增势较显。虽然目前西医病因不明，但病毒和细菌感染及遗传等因素是可能的原因。现已明确本病是一种全身性疾病，可以侵犯多系统多器官和组织，如口、眼、外阴、皮肤、关节、血管、神经、心、肺、胃肠道、肝、肾等，眼部病变常易致失明，若动脉瘤破裂，胃肠道穿孔或严重的中枢神经系统受累可导致死亡。临床常分为急性活动期、中间恢复期、临床缓解期。

白塞综合征的治疗，西医已试用过多种不同的治疗方法，效果不一，缺乏根治疗法。在本病的治疗方面，不能排斥西医的治疗方法，在症情较为严重的情况下，尤其要重视中西医结合治疗，必要时采用皮质类固醇、免疫抑制剂或免疫调节剂。本病以口腔、外阴溃疡、双目干涩、视物昏花或视力下降为主要表现者，属中医“狐蜮病”范畴；以皮疹表现为主者，属“猫眼疮”或“雁疮”范畴；以关节肿痛为主者，属“痹证”或“鹤膝风”范畴；以腹胀、腹泻、腹痛为主者，属“泄泻”范畴。笔者根据本病的发病特点，及其迁延难愈的病程，在继承前辈经验的基础上，并在多年的临床实践之后，总结了治疗本病的一些心得、体会和用药经验。

（一）清肝泻火、化湿解毒为治疗总则

狐蜮病的治疗首见于《金匮要略》，原文谓"狐蜮之为病，状如伤寒，默默欲眠，口不得闭，卧起不安，蚀于喉为蜮，蚀于阴为狐，不欲饮食，恶闻食臭，其面目乍赤、乍黑、乍白。蚀于上部则声喝，甘草泻心汤主之"，"蚀于下部则咽干，苦参汤洗之"，"病者脉数，无热，微烦，默默但欲卧，汗出，初得之三四日，目赤如鸠眼；七八日，目四眦黑。若能食者，脓已成也，赤豆当归散主之"（《金匮要略·百合狐蜮阴阳毒病脉证治》）。究其病因病机总属湿热内聚，郁久化火，眼及外阴均为肝经所过，肝经火旺则见目赤口糜，外阴溃烂。故治当清肝泻火，化湿解毒为法，笔者喜用龙胆泻肝汤方加减，能缓解症状，减少发作，只要患者积极治疗，摄生适当，可在数年内无严重明显的发作，不至于造成多系统、多器官和组织的损害，也减少了失明、胃肠道穿孔或严重中枢神经系统受累病情发生的可能。

验案：束某，男，42岁，工人。口糜眼赤，反复发作5年，伴有外阴溃疡，口干口苦，尿黄赤，大便干结，舌红苔黄，脉弦。证属肝经湿热。治拟清化湿热。药用龙胆草、山栀、柴胡各5g，黄芩、凌霄花各10g，土茯苓15g，人中白10g，生甘草5g，茯苓、白术各10g。服后口糜眼赤明显减轻，激素用量减至维持，稍有反复，即服上方，疗效满意。

（二）土茯苓解毒除湿显奇功

《备急千金要方·伤寒不发汗变成狐蜮病第四》中孙思邈指出："其病形不可攻不可灸。因火为邪，血散脉中。伤脉尚可，伤藏则剧，井输益肿黄汁出，经合外烂，肉腐为痈脓，此为火疽，医所伤一也。夫脉数者不可灸，因火为邪，即为烦。因虚逐实，血走脉中。火气虽微，内攻有力，焦骨伤筋，血难复也，应在泻心。泻心汤兼治下痢不止，腹中愊坚而呕吐肠鸣者方"。明确指出本病乃火邪为病，血脉不和。

笔者对于狐蜮病的治疗喜用土茯苓。土茯苓，性甘淡平，入肝、胃经。功能解毒除湿，利关节，治梅毒，淋浊，筋骨挛痛，脚气，疔疮，痈肿，瘰疬。内服煎汤：15～30g。肝肾阴亏者慎服。土茯苓原常用治杨梅疮毒，亦曾有人用以治疗钩端螺旋体病等疾，皆取其清热解毒之功。

《妇人良方》中的换肌消毒散，一名萆薢汤，治时疮不拘初起溃烂，药用土茯苓五钱，当归、白芷、皂角刺（炒）、薏苡仁各一钱半，白鲜皮、木瓜（不犯铁器）、金银花、木通各一钱，甘草五分。以土茯苓为君药，取其消毒之功。狐蜮之为病由于湿热内聚，郁久化火所致，故于清利肝经、化湿利尿剂中，配以土茯苓15～30g，以增其解毒之功。笔者常以此药治疗白塞病的急性发作期。

（三）口腔溃疡宜用人中白

笔者治疗白塞综合征发作期另一经验用药为人中白。人中白，又称溺垽、

溺白垽，性味咸寒，入肺、肝、膀胱经，功能清热降火，消瘀，治劳热、肺痿、衄血、吐血、喉痹、牙疳、口舌生疮。笔者喜用之治疗口腔溃疡，其中包括复发性口腔溃疡以及白塞病之口腔溃疡（复发性口腔炎）。复发性口腔炎在白塞病患者中几乎100%出现，常为该病的首位症状，好发于颊黏膜、唇黏膜、舌、牙齿和咽部，开始多呈单发，随着病程进展，渐转变为复发、频发，每次间隔时间亦逐渐缩短，溃疡愈后时间逐渐延长，溃疡常呈多形性，成群出现，疼痛明显，严重者影响正常饮食、工作及休息，甚至由于深大溃疡腐蚀血管，造成大出血。

尽管复发性口腔炎可在3～15天内愈合，但由于其症状较重，故需积极治疗以缓解症状。笔者常在辨证论治的基础上，加用人中白以入肝降火。《本草纲目》曰"人中白，降相火，消瘀血，盖咸能润下走血故也。今人病口舌诸疮，用之有效，降火之验也"。针对狐蜮病之火邪为患，血脉不和之病机，人中白与他药相伍，特别是与土茯苓配伍，有降火活血之功，在临床上常收到良好的治疗效果。前述束某病例中的应用可见一斑。

八、系统性红斑狼疮论治

系统性红斑狼疮是由于遗传、激素与环境等因素相互作用引起机体免疫调节紊乱所致的一种结缔组织慢性炎症性疾病。本病以面部或体表皮肤损伤为首发与主要表现者，称为"蝶斑疮"、"红蝴蝶"、"马缨丹"等；以关节疼痛，周身不适为主要表现者，则属"痹证"范畴；以乏力、低热、消瘦、水肿为主要症状者，属"虚损"、"虚劳"、"肾虚"的范畴。本病的病因病机复杂。禀赋不足，素体亏虚，七情内伤，脏腑功能紊乱常互相交织，而六淫外感、痰饮瘀血内聚等又使体内功能紊乱加剧，成为疾病发生或复发、恶化的直接或间接因素。本病初次发作后，由于药物与其他因素的作用，临床呈现典型的发作—迁延—缓解—复发—迁延—缓解的循环过程而成终生之疾，且逐渐累及全身重要脏腑器官，如脑、肾、肺等，最后常因脏腑功能衰竭而死亡。

对于系统性红斑狼疮的治疗，应遵循实事求是、一分为二的原则，不可盲目夸大中药的作用，也不可忽视中药微妙的调节机制，即所谓四两拨千斤的含义。

同其他自身免疫性疾病一样，系统性红斑狼疮的病变也分为急性活动期、中间恢复期、临床缓解期这3期。就中医证型而言，急性期系统性红斑狼疮分为风湿热痹、痰浊上扰、痰火蒙心、痰浊流注、痰瘀犯肺、痰浊中阻等6型；中间恢复期则不外肺、脾、肝、肾、心五脏气血阴阳亏虚的表现；于缓解期，则可表现为气血两亏，阴阳两虚。痰瘀互结是系统性红斑狼疮的终末表现之一。

笔者治疗系统性红斑狼疮在辨病的基础上，遵循辨证论治的原则，加以经验用药，每获良效。曾治一江苏省句容县女子，江某，45岁，农民。症见面部红斑，或有肿痛，日晒后更甚，关节疼痛，屈伸不利，游走不定，伴有咽痛，烦躁，舌质红,苔黄腻,脉滑数。病情冬日尚浅,春夏尤甚。因患者为农妇,春夏之日每需在田间劳作,戴帽罩面,密不透风,可谓苦不堪言。经中西医结合确诊为系统性红斑狼疮(红蝴蝶疮),由人介绍,辗转来宁,就诊于笔者。此时,患者已反复使用肾上腺糖皮质激素数年,面若满月,面浮肢肿,两颧红斑赤若朱砂,舌红苔黄腻,脉细滑数,咽痛,四肢酸胀疼痛不适。此为风湿热邪,由表入里,阻滞经络,血分有热。治宜祛风、湿、热三邪,并清血分之热,通经活络。方用玄参、麦冬、牛蒡子各15g,蝉衣5g,土茯苓、生苡仁、凌霄花各15g,炙甘草4g、黄连2g。此后数月,均以此方加减,仅以一二味药变更,或寒或热,或虚或实,权宜处之,皆为常法,并无特殊,患者症情日趋稳定,红斑渐祛,关节疼痛未作。随访2年,未见再次大发作。

从以上病例,辨证辨病相结合之重要性可见一斑,经验用药亦不可忽视。方中始终运用凌霄花15g,寓意非浅。凌霄花又名紫葳,张仲景之鳖甲煎丸即已用之以消癥瘕,其性酸寒,入肝经,凉血去瘀,治血滞经闭、癥瘕、血热风痒、酒渣鼻。《医林纂要》谓之"缓肝风,泻肝热"。此处用凌霄花,除以凉血消瘀,亦取其入肝经之功。系统性红斑狼疮的男女患病之比为1∶9,在生育年龄甚至可达1∶30。女子以肝为先天。肝经风热血燥亦为系统性红斑狼疮的病机之一。《妇人良方》校注补遗附凌霄花散:"治妇人月水不行、发热、腹胀等疾,当归(酒浸)、凌霄花、刘寄奴、红花(酒浸)、牡丹皮、白芷、赤芍、延胡索、各等分治之。"而在《丹溪心法》中,则另有凌霄花散,药用蝉壳、炒地龙、炒僵蚕、全蝎各7个,凌霄花半两以治风。可见凌霄花非独用于通经下胎,亦可清肝经之风热。《本草述》曰:"紫葳之气寒,其味咸先而胜,苦后而杀,知入血而散热结无疑矣。丹溪云补阴甚捷,在濒湖又言入血分而去伏火,固非专于通行者也。如缪希雍以为行血峻药,或亦据《本草》所谓治癥瘕,通血闭而云乎?讵知甄权云治热风,《日华子》云治热毒风,盖化热毒风,即血中所郁之热,化而为毒风也。性虽主行,然必其能补阴而后能除热毒风,是即行为补也。如疑其止能行血,试思此味何以复畏卤咸?盖多食咸则伤血,畏伤血者,必非峻于行血者也。丹溪言其有守而能独行,又岂臆说欤。"

凌霄花用治系统性红斑狼疮以面部及他处皮损为主者,虽非峻剂,亦非补益之品,然效甚瞩目,值得同道在该病急性期试用。笔者云该药"药轻而力重",配合土茯苓,更显其通经解毒之功。

九、特发性水肿论治

特发性水肿的确切病因至今尚不明确,大多认为与内分泌失调有关,几乎全部发生于妇女,多发生于身体的下垂部,以双下肢浮肿为多见。此病与心、肝、肾等器质性病变及营养缺乏等因素无关。所致水肿,站立时,下肢肿甚,睡

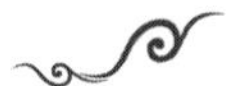

卧时浮肿较轻，无任何器质性病变，时轻时重，隶属于中医学之“水肿”范畴。笔者临证愈此甚众，浅谈体会如下。

（一）审因析机，明确病变脏器

人体水液的运行，有赖于脏腑的气化。诸如肺气的输布通调，脾气的运化转输，肝气疏泄调达，肾气蒸腾开合等。反之，如果由于各种致病因素导致脏腑的功能失调，可使三焦决渎失职，水液运化受碍，泛溢肌肤而成水肿。

论之水肿，历代医家多从肺、脾、肾三脏加以阐述分析，如《景岳全书·杂证谟·肿胀》中云：“凡水肿等证，乃肺脾肾三脏相干之病，盖水为至阴，故其本在肾；水化于气，故其标在肺；水惟畏土，故其制在脾。今肺虚则气不化精而化水，脾虚则土不制水而反克，肾虚则水无所主而妄行，水不归经则逆而上泛，故传入于脾而肌肉浮肿，传入于肺则气息喘急。虽分而言之，而三脏各有所主，然合而言之，则总由阴胜之害，而病本皆归于肾。”充分说明肺脾肾三脏在水肿发病过程中的重要作用。笔者临证观察认识到，特发性水肿多由情志、劳倦等致使脏腑功能失调所致。病发妇女，而女子以肝为先天，所以本病的病机应为肝脾肾三脏功能失调，突出肝脏的重要性。因肝主疏泄条达，调理一身之气机，如肝气不能条达，气机郁滞，则一身之水液运化受碍。故而清代陈修园有“气行水即行，气滞水亦滞”之论。

（二）辨证为要，标本必须同治

肝主一身之气机，肝失疏泄条达，气机郁滞，一则直接影响水液代谢，二则肝木克土，致伤脾土，脾脏受损，健运失司，水湿不得制约而溢；脾病及肾，肾失开合，则膀胱气化失职，水液不得蒸腾气化，中、下二焦制约、决渎不利，水泛为肿。浮肿为其标，肝脾肾三脏失调为其本，本有虚实，然以虚为多。根据本病致病机制，以及病情的演变过程，笔者临证常将其分为气滞水阻、血瘀水溢、脾虚水泛三大证型。浮肿为其突出的标证，利水消肿是其主要目的。又由于肿势不甚，仅以利水消肿为法，鲜用逐水之品。临床常用的利水药有猪苓、茯苓、泽泻、地骷髅等；此外，还需结合肝脾肾三脏失调之本，适加疏肝理气、养血和血、健脾化湿、益肾调冲等法。从其病证机制来看，脾虚又是本中之本，故笔者将健脾之品贯穿于整个治疗过程中，且常嘱服参苓白术丸健脾实土以善其后。此外，笔者认为本病预后多良好，一般不会出现痰浊蒙蔽心包，或水邪阻闭三焦，或水郁化热伤络等危重证候，所以，治疗上不必急于取功，以防过伐而伤阴耗阳，宜徐徐缓图。

1. 气滞湿阻型　各种因素致使肝脾气滞，运化失调，水湿不行而泛溢均可致肿。症见双下肢肿甚，按之凹陷，伴有脘胁胀满不舒，嗳气纳呆，便溏或不爽，小溲尚可，舌苔薄白腻，脉细弦。治以疏理肝脾气机，以求“气行水即行”，常遣四逆散加味治之。

验案:戴某,女,38岁。患者平日多愁善感,3各月前又与公婆矛盾,情志抑郁不畅,叹息频频。近两个月自觉月水来之量少,夹有血块,经前乳房及两胁下胀痛,痛经,脘部作胀,嗳气则舒,不思饮食,未作治疗。2周前突发性双下肢肿起,午后为甚,按之凹陷,晨起减轻,疑患肾病,故去医院查治,经做多种检查,排除器质性病变,诊断为特发性水肿,用中西医对症治疗,起效不显著,请治于笔者。询其因,查其症,舌苔薄白稍腻,舌质不红,脉细弦。辨为肝郁脾虚,气滞湿阻。治拟调和肝脾,理气化湿,佐调理冲任。方用四逆散合逍遥散化裁,药取枳壳、陈皮、柴胡、当归各10g,炒白术、白芍各12g,香附10g,川芎8g,地枯萝20g,泽泻30g,佛手片、合欢皮各10g,生甘草5g,7帖。二诊,服药后,肿势减轻,胸闷、脘胁胀痛得除,纳进少许。上方有效,再进7剂,肿去大半,唯踝部稍肿,余症悉除。原方减柴胡、枳壳半量,复取7剂而诸症尽失。后嘱服逍遥丸3个月,且嘱其条畅情志。半年后随访,与公婆相处和谐,水肿未作。

女子以肝为先天,此案患者性格多愁善感,肝本疏利不快,复加情志不遂,肝气郁滞,疏泄不畅,气血不和,冲任失调致使痛经、月经不调及肝胃不和之脘胁胀痛、嗳气、不思饮食之症,继之肝木克土,脾失运化,水湿内停不去,泛溢肌肤而作肿,所谓"诸湿肿满,皆属于脾"。因水性趋下,所以肿势以下肢为甚。此病案本在肝、在脾,病标为水湿,"治病必求其本",故笔者宗陈修园"气行水即行,气滞水亦滞"之意,投四逆合逍遥以调和肝脾、理气化湿;加用泽泻配地骷髅以利水消肿泻其标;佛手配合欢皮以疏肝理气、解郁治其本,共奏其功。

2. 血瘀水溢型　瘀血之由甚多,常见为气滞不得运行或气虚无力运行血液成瘀。女子以肝为先天,肝体阴藏血,用阳为疏泄。女子瘀血常表现为肝血瘀滞。血水同源,血滞则水蓄而成下肢浮肿,肤色可呈黯紫色,按之凹陷,久久不起,常伴月经不调,痛经,或小腹两侧隐痛,夜晚为甚,或有小腹癥积,或伴手足心热等,舌苔薄,舌质紫或见瘀点瘀斑,舌下脉络紫黯增宽延伸,脉细涩。如得斯证,笔者则标本同治,或理气活血行水,或益气化瘀而利水等,必寻其因而分治之。用方常从仲景之当归芍药散化裁。

验案:张某,女,41岁,南京江宁人,1993年5月10日诊。3年前因子宫肌瘤行子宫切除术。术后1个月,始觉小腹部两侧隐痛不适,无腹泻,不发热,伴腰痛,以骶部为甚,晚、夜间加重,手足心热,多家医院B超、CT等检查,均未发现明显器质性病变及手术遗留物。经多种抗生素、止痛剂治疗,获效不多。并于1992年底出现双下肢浮肿,按之凹陷显,诊为特发性水肿,用双氢克尿噻、氨苯蝶啶等利尿剂,可收旋刻之功,药停肿复。故请诊治,询察患者夜寐不实,便干,舌苔薄,舌质有紫斑,脉细。综合脉证,证属胞宫切除,瘀血内停,络阻不利,气化失司,水溢为肿。治拟和血利水,养肝益肾。药用全当归、川芎、炒赤白芍、白术各12g、猪、茯苓各15g,泽泻30g,泽兰、山萸肉各12g,川断、肉苁蓉各10g，冬葵子20g，杜仲10g。进服5剂，症情有所改善，溲多肿消。原方加用地骷髅15g，继用1周，肿退，腹痛除，唯腰痛尚存。上方去泽兰，增桑寄生18g，1周后，诸症尽失而痊愈。再以原方调理半月，随访1年病证未作。兹因“子宫肌瘤”而作胞宫切除，冲任失调，血蓄成瘀，阻于下焦，络脉不利得见腹痛隐隐；血水同源，血滞则下焦气化不利，水蓄而肿。正如仲景“血不利则为水”之谓，乃合当归芍药散意。本案且有肝肾不足、冲任失调之证，故适加补益肝肾，调理冲任之药。山萸肉、川断、杜仲、肉苁蓉以补益肝肾，且川断有活血利水之功，肉苁蓉有益肾通便之用，冬葵子、地骷髅益以活血通经，利水消肿。全方活血利水，利中有补，合收肿消病愈之效。

3. 脾虚水泛型　此型约占特发性水肿十之六七。引起脾虚原因甚众。中焦脾虚，运化制约失司，得成水湿泛溢之恙。症见腰以下肿起，以下肢为甚，踝关节漫肿，劳倦伤力后症状加剧，休息后减轻，伴面黄少华，神疲乏力，脘部痞闷，不思纳谷，溲少或便溏，夜寐不实，舌苔薄白腻，舌质偏淡，脉细等症。笔者临证常用益气健脾之法。气虚日久损及阳气，或水湿停聚阻遏中阳，可见畏寒肢冷等症，故健脾同时佐以温运中阳而化水。笔者经长期临床观察发现，特发性水肿一般无小便不利之象，说明此病证较少以肾虚开阖不利为主要病机。然临证之际，确有及肾之象者，则不可教条，当随证治之。

验案：杨某，女，44岁，1989年10月4日诊。五年前即罹慢性萎缩性胃炎，曾服用一段时间中西药，因其症状改善不显，未再坚持服药，亦未复查胃镜，平素体丰。近半年来经常浮肿，晨起面部为甚，午后以下肢明显，尤以踝部为重，肿势时重时轻，多家医院检查，无器质性病变，诊为特发性水肿，予西药利水消肿剂，可见立时之效，药停肿复。患者要求中医治疗。笔者嘱其先查胃镜，结果示：慢性萎缩性胃炎。询得平素四肢欠温，纳呆，背寒怕冷，小溲清，大便溏薄，日行2～3次，时有肠鸣，面色萎黄，舌淡胖边有齿印，舌苔白、扪之有濡滑感，脉细。脉证合参，此乃脾虚水泛，溢于肌肤。治拟温运健脾利水之法。方从苓桂术甘汤加味。处方：茯苓皮30g、炒白术15g、川桂枝8g、甘草5g、泽泻30g、陈皮10g、薏苡仁30g、玉米须30g。7剂药后，水肿明显消退，大便日行一次，手足得温。既见效机，守方再服2周，浮肿尽消，便干，精神好转，背寒亦除。后以益气和血，健脾和胃方从慢性萎缩性胃炎缓图其本，共服药150余剂，复查胃镜，旧恙亦愈。

患者胃病多年，中焦本虚，日久脾土虚损，运化不健，水湿聚合，内停为饮，溢于肌肤而发为浮肿，加之复用西药利水消肿之品，更伤中焦脾阳，故见背寒怕冷，四肢不温，阳虚则不能温运，水走肠间故便溏肠鸣。遣苓桂术甘汤，以茯苓皮易茯苓，取其既能健脾，又能消肿，偏于利水；以炒白术更入脾土而健脾燥湿；川桂枝与白术相合以振复脾阳；加用薏苡仁、玉米须、泽泻配合茯苓皮以加强利水渗湿之功,且利水不伤脾气。诸药合用,温阳健脾,利水消肿,虽偏重于利,然利不振脾,又不伤阴,堪称善法。

十、黄汗论治

“黄汗”一证可单独为病,亦可伴发于其他多种疾病,其候以汗出色黄,如柏染衣为特征。历代医家对其论述很多,仲景首先提出“黄汗”一名,并对“黄汗”的发病、证候、论治、方药及其预后做了详尽的阐说,以后众多医家均以此为绳,进行论述。笔者临证得治黄汗多矣,对此证治略有心得,简述如下。

(一)阐述病因病机,再识黄汗之由

古人最早认识黄汗者当首推张仲景,其在《金匮要略·水气病脉证并治》中详细地论述了“黄汗”的病脉证治,认为黄汗乃水气所为。笔者却认为“黄汗”非仅水气所为,考其成因当为平素患者饮食不节,嗜食酒甘、肥腻、炙煿等,或外感湿热之邪,损伤脾胃,脾失健运,湿浊中阻,蕴久化热,滋生脾胃湿热土侮木,脾湿蕴久可以影响肝木疏泄,致使肝经夹生湿热,或外之湿热邪气直袭肝胆之经而得肝胆湿热之证,无论脾胃湿热或是肝胆湿热,湿热之邪均可蕴蒸肌肤而为黄汗之证。所以湿热为黄汗之由也。

(二)病责脾胃肝胆,部位分明所属

湿热互结蕴蒸于内,蒸蒸而发越于肌肤,迫津外泄,湿热邪气随汗而出,得见汗出色黄如柏汁。湿热之邪缘于脏腑功能失调,主要责之肝胆、脾胃二途。黄汗并非全身所有部位均现,可根据肝、胆、脾、胃等所属经络分布原理,从其黄汗的部位来辨识是属肝胆湿热,还是脾胃湿热。如头额黄汗为主,或齐颈而还者,可考虑为胃经湿热土蒸所致;如黄汗见腋下及背胁部,当推肝胆湿热所为;如黄汗以大腿而及两侧为甚者,应归脾经湿热所致;如以阴部黄汗为主,当责肝经湿热为患。然笔者并不拘泥于此,临证还结合全身症状,综合而辨,方为准确。

(三)辨证分型论治,渗湿贯穿始终

根据黄汗的发病机制,将其大致分为肝胆湿热和脾胃湿热两证。然病证是一个动态变化过程,若汗出过多,则易伤阴耗气;或平素即有阴虚、气虚之证,病则易呈虚实夹杂之候,如气虚湿热、阴虚湿热等。阴虚常为肝、肾、胃之阴液不足;气虚则多缘于肺、脾两虚。

黄汗的发生,始终离不开“湿热”二字。湿为阴邪,湿性黏滞,胶着难去,热邪依附于斯,相互胶结,也是湿热之邪内蕴不易治疗之肯綮,所以疗湿热不祛其湿非其治也,常遣渗湿之品,使热无所依,胶结之势却矣,其症乃解。临床常用的渗湿药物有薏苡仁、泽泻、车前子等。

1. 肝胆湿热证　此乃湿热之邪蕴结于肝胆,肝胆失疏,络脉不利,湿热郁

结循经蒸腾而发，汗出色黄，以两腋及背胁部为甚，如柏染衣，清洗不易，伴有身热口干，不思纳谷，右胁肋部时疼痛，溲黄，便稍干，舌苔黄腻、舌边尖红，脉细滑。常以仲景栀子柏皮汤合《圣济总录》茵陈蒿汤化裁，以二便通利为度，无不取效。

验案：圣某，男，38岁，推销员，南京六合人，1992年8月3日首诊。因发热身目黄染1周，在当地输液不解其症而来宁求治。笔者问得发热以下午为甚，有汗不解，汗出虽中，色黄如染，以腋下为甚，目黄，身黄，恶心欲吐，溲黄赤而少，精神委顿，大便已三日未行，舌苔黄垢腻，舌质红，脉滑。B超：肝区光点密集，胆囊内胆汁偏少。肝功能示：AST 386U/L，黄疸指数42U、γ-GT410U/L、HBsAg(-)。诊为甲型黄疸型肝炎。辨为湿热蕴结肝胆，失于疏调，湿热郁蒸发为黄汗。治拟上述二方加减。药取栀子10g、桑白皮10g、菌陈30g，赤芍药10g，泽泻30g、薏苡仁30g、茯苓20g、大黄10g、田基黄30g、六一散20g、车前子15g。服药1周后，病人家属代诉：患者服用3帖后黄汗即无，身热渐退。去桑白皮，加蒲公英30g。前后共治四旬，查肝功能正常。又嘱巩固治疗1个月，半年后复查肝功能无异常。

此案黄汗伴发于急性甲型黄疸性肝炎，属于肝胆湿热，邪气郁蒸而发黄汗一症，施治必祛肝胆湿热，故以《圣济总录》之茵陈蒿汤（茵陈、木通、甘草、黄芪、大黄、赤芍、茯苓），去补气壅中敛邪之黄芪，加《伤寒论》之栀子白皮汤（栀子、桑梓白皮）以通利二便，清泄发越湿热之邪，使邪由二便及汗孔而解。服药必得温饮，乃制一片寒凉之性，且温可助汗。此外二便须得通利，然大便不可利下太过，以日二三行为度。

附：阴虚兼夹湿热之黄汗，兹由肝经湿热不除，日久灼伤肝之阴液；肝肾同源，肝病久延必伤肾阴，致使肾精亏耗，下焦阴本虚损，湿热下注，且肾虚不得化津，津液外泄而表现为阴部黄汗黏裤，并见腰膝酸软，口干咽燥，目视减弱，头昏时晕，大便偏干，手足心热，男子时有遗精，女子常夹阴部瘙痒之症。得见此证，常施知柏地黄加地肤子10g、车前子15g，薏苡仁30g、土茯苓30g等，以滋补肝肾之阴亏，清化下元之湿热而获病愈矣。

2. 脾胃湿热证　素喜饮食肥甘、酒浆之品，或感外界湿热之邪，致罹湿热中阻脾胃，邪郁熏蒸，迫液外泄而得黄汗之症，以颈、胸、腋下为甚，常伴见口中热臭，口干不多饮，胃脘痞胀或嘈杂不适，不思纳谷，夜寐不实，舌红，苔薄黄腻中厚，脉滑或濡细。治中焦湿热之证乃以清化为其大法，清其热使湿不得胶结，化其湿则使热无所依附。正如《清代名医医案精华·张聿青医案》中云“治汗之法惟祛其热不使熏蒸，并引导其湿热下行，使熏蒸于（脾）胃者，从膀胱而渗泄，则不止其汗而汗自止矣。”笔者赞同其论，在论治黄汗时，从不使用敛摄之物，以防涩滞邪气。

附:气虚兼夹湿热证,多由湿热久蕴伤及中焦脾胃,或他病日久,中焦脾胃气虚,运化失司,湿从中生,郁久化热,而成气虚(肺脾)夹湿热之证。临床见汗出以额、颈、胸、腋下为甚,其色淡黄,兼见神疲乏力,脘痞,不思纳谷,面黄少华,大便时溏,舌苔多薄白中见黄色,舌质淡,脉细濡。笔者常施益气和胃方(太子参、白术、白芍、百合、陈皮、法半夏、黄芩、薏苡仁、仙鹤草等)化裁,屡用屡效。

验案:史某,女,45岁,营业员,南京人,1998年7月18日诊。患“慢性萎缩性胃炎伴轻度肠上皮化生”3年有余,曾服数十剂中药及多种西药治疗,得效甚差。近2周来体弱乏力,动则有汗,汗出色淡黄,以额、颈、胸背及腋下为甚,每日洗澡2次,仍不解其症,前来求诊。问得脘部痞胀不适,不思纳谷,夜寐不佳,行圊溏稀,日行2次,溲黄赤,舌苔薄白中黄稍腻、舌质偏淡,脉细。查肝功能正常。辨为中焦脾胃气虚,湿热内蕴熏蒸,治拟补益土佐施清化。处以太子参15g、炒白术10g、陈皮6g、法半夏5g、黄芩10g、仙鹤草15g、百合30g、丹参10g,薏苡仁30g,泽泻24g,佛手10g、车前子30g,服药5帖后黄汗明显减少,脘痞亦轻许多。药证合拍,毋庸更改,再投1周,黄汗已绝,余症亦瘥。病家笃信笔者,请笔者再治胃病,前后服用半年有余,复查胃镜示:慢性浅表性胃炎,喜不自言。

患者恙得3载有余,胃病日久,中焦脾胃气虚,运化不力,滋生湿邪,郁而化热,湿热黏滞于中,侵乘虚位,中土气虚殃及于肺,肺气又亏,卫外不固,适值炎夏之季,内蕴湿热之邪熏蒸而发为黄汗,因邪气不盛故黄色较淡。笔者扼其要系,标本兼治,健脾以运化其湿,清化以复脾健。故以益气和胃方化裁治之。萎缩性胃炎,瘀血贯穿于个病程,便于协定方的基础上加丹参以和血化瘀,并用祛湿利水而不伤阴之泽泻,以冀湿有去路。所以药后黄汗之标症得除,本病亦能愈复。

十一、妇人痛经论治

凡在行经前后或在行经期间出现腹痛、腰酸、下腹坠胀或其他不适,影响生活和工作者称为痛经。痛经分原发性和继发性两类,前者是指生殖器官无器质性病变的痛经,后者是指由于生殖器官某些器质性病变而引起的痛经。西医学认为原发性痛经的病理机制与子宫内膜的前列腺素含量有关。

中医有关痛经的记载,最早见于《金匮要略·妇人杂病脉证并治》,其云:“带下经水不利,腹满痛,经一月再见者,土瓜根散主之。”《诸病源候论》则首立“月水来腹痛候”,认为:“妇人月水来腹痛者,由劳伤血气,以致体虚,受风冷之气客于胞络,损伤冲任之脉”,为研究痛经奠定了理论基础。笔者对本病诊治颇有体会,认为诊治本病宜详析病因,辨寒热虚实,治疗时尤以治血为要。

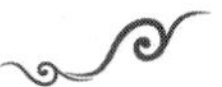

（一）辨证须求因

妇女在经期及月经前后，生理上冲任的气血较平时变化急骤（血海由满而盈，由盈而溢，由溢而虚）。此种特殊生理状态易受致病因素干扰，加之素体因素的影响，而致冲任、胞宫气血运行不畅，“不通而痛”，或致冲任、胞宫失于濡养，“不荣而痛”。这是痛经发生的主要病理。临床病因很多，如素多抑郁，复伤情志，肝气失和，郁而不达，血行不畅，以致痛经；经期冒雨涉水，或经水临行贪食生冷，或过于贪凉，或久居湿地，以致寒湿客于冲任、胞中，经血凝滞不畅；或久嗜肥甘，湿热内蕴，流注冲任，阻滞气血，亦可发生痛经。至于脾胃亏虚，化源不足，或大病、久病后气血俱虚，冲任气血虚少，行经后血海空虚不能濡养冲任、胞脉，兼之气虚无力流通血气，亦可发生痛经。另外，禀赋素弱，肝肾本虚，或多产房劳，损及肝肾，精亏血少，冲任不足，胞脉失养，行经之后，精血更虚，冲任胞宫失于荣濡，发为痛经者，在临床也屡见不鲜。可见，痛经病因病机纷繁错杂，常常虚实并见，寒热同兼。临证遇到本病时，必须详究病因，细索病机，分别论治。

（二）治宜分虚实

妇人痛经发病机制复杂多样，临床辨证要紧扣虚、实、寒、热，尤其辨虚实是辨治痛经的关键。痛经虚者多责之肝肾之虚，气血之弱；实者多责之寒、湿、热等邪气内侵。实者疼痛多发生在临行或既行之际，气滞血瘀居多。因此时血海气盛血实，易生瘀滞，若情志不和，或外邪干扰血海，则血滞作痛。经水溢泻，瘀滞亦减，故经后疼痛消失。如宋·陈素庵谓：“妇女经欲来而腹痛者，气滞也。妇人经正来而腹痛者，血滞也。”《傅青主女科》亦云：“经欲行而肝不应，则怫其气而痛生”。虚者疼痛多发生在经将净之时，血虚气亏为主。因此时血海正虚，胞脉更失濡养之故。如《胎产证治·月经总论·疼痛潮热》云：“经止而腰腹痛者，血海空虚气不收也”。《景岳全书·妇人规·经期腹痛》更为精辟地论述了该病虚实辨证的要点：“经行腹痛，证有虚实……实痛者多痛于未行之前，经通而痛自减；虚痛者，于既行之后，血去而痛未止，或血去而痛益甚，大都可按可揉者为虚，拒按拒揉者为实”。由于妇人平素常血亏气弱，故即或由实证而痛，亦常兼不足，如肝郁血虚、肝郁脾虚者均为常见病证。而气血本虚，血少不畅，运行迟滞者，则是虚中夹实之证。痛经的发生虚实错杂，治疗上就要根据患者的体质、发病原因、虚实的多少，斟酌攻补二法。如景岳云：“但实中有虚，虚中亦有实，此当于形气、禀质兼而辨之，当以察意，言不能悉也。”或先攻后补，或先补后攻，或攻补同用，但不管如何攻补，终以行气和血，调理冲任为要。

（三）调经重在治血

妇人以血为本，经、孕、产、乳都以血为用。月经的主要成分是血，来源于血海，并定期疏泄。“血气宜行，其神自清，月水如期，血凝成孕”（《校注妇人良方·产宝方序论》)。“气血冲和，百病不生，一有怫郁，诸病生焉”(《丹溪心法》)。血气和调充盈，则经孕如期；气郁血滞则经水不调，经行腹痛。治疗痛经重在治血。并将治血之法分为活血、养血、凉血、温经4类。外邪内郁或情志不和以致气滞血瘀，其痛重胀轻者，治以活血为主，兼以行气，但活血之品不可过于峻猛，以防血液妄行，最好参以既能活血又能止血之品，如失笑散、三七粉、云南白药、仙鹤草等，常用方如桃红四物汤、膈下逐瘀汤、少腹逐瘀汤、生化汤等；其痛轻胀重者，治以行气为主，兼以活血，“气运乎血，血本随气以周流”，以气率血行，用方以四逆散、柴胡疏肝散为主，佐以活血之品；气血不足，肝肾亏损，冲任失养所致的虚证疼痛以补血养血为主，而佐健脾补肾之品，用药在四物汤、当归补血汤基础上加味；对于血中蕴热，冲任损伤者，宜清热凉血，通经止痛，常用生地、丹皮、赤芍等药，但要注意，此证用药不可过于苦寒，以寒则气收，血凝成瘀故也，故常在凉血之时配用活血之品；对于寒客胞中，冲任壅阻者，宜温经散寒，活血止痛，温经即是温血，血得温则运，得寒则凝，常用药如肉桂、附片、艾叶、干姜等，用方常在温经汤、艾附暖宫丸、当归四逆汤基础上配伍活血之品。

案例：刘某，女，24岁，工人，1997年7月14日初诊。患者主诉月经来潮第2天，小腹胀痛难忍，经色偏黯，经量中等，来见血块，苔薄，脉弦细。月经史 $13\frac{7}{25\text{-}60}$。情志失和，气滞血瘀，冲任不调，经行腹痛。治宜行气活血，调理冲任，处方：柴胡5g、炒枳壳10g、当归10g、赤芍10g、红花5g、炙五灵脂10g、蒲黄10g、仙鹤草15g、川芎10g。水煎服。3剂后，患者腹痛消失，经水渐少。嘱下次月经临行之际，以原方续服。连服3个月，患者月经期、量、色、质均正常，余无不适，后随访未见再作。

按：患者正当盛年，情绪易于激动，而恰值经行，肝木失于疏泄条达，气滞不行，血液瘀阻，故胞脉不通而痛。以柴胡、枳壳行气疏肝；当归、赤芍、川芎、红花养血活血；蒲黄、炙五灵脂、仙鹤草活血止血。合用则气血流通，胞脉宣畅，而达到通经止痛之目的。

十二、癌病化疗后论治

目前而言，癌症仍然是世界性的难题，而化疗则是其常用的重要治疗手段之一。化疗后易引起一系列副反应，机体免疫力下降及胃肠道症状等。中医学则认为，现代放化疗在杀死癌毒之余，同时也使正气大伤。笔者通过长期临证观察发现，癌病化疗后元气大伤，而脾为后天之本，气血生化之源；肾为先天之本，禀赋所成，非药物、食物调补所能变化其性、其功能与生理定势，但其虚弱之性仍可以后天调养弥补。因此，治疗时当以扶正为首要原则，注重脾胃枢

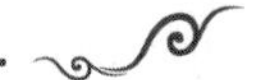

机之调理。

临证之际，笔者多以调补脾胃、食补后天、健旺气血、调理营卫、平衡阴阳为治，以平淡之药食达神奇之疗效；总以诊治脾胃机枢为学术特色。尤其是以脾胃虚弱为主证之诸疾，涉及重症诸疾恢复后期、各种术后恢复期、术后并发症、综合征、各科疑难杂症，无不赖以诊治调理脾胃功能而康复。营卫调和、气血旺盛、阴阳平衡、调治百病，全赖后天谷气生化、营养充足、泉源不竭；后天足方可诊治五脏六腑四肢百骸之患，调理各种虚损劳伤之疾。正所谓"有胃气则生，无胃气则死"，是其故也。

验案：曾治一白血病患者，李某，女性，45岁，患者身体极其虚弱，动则汗出气喘，晚间盗汗严重，西药营养支持效果不显。刻诊：患者自汗、盗汗，动则汗出气喘，神疲乏力，面色㿠白，纳谷不佳，少寐多梦，发脱眼花，头昏心慌，形体消瘦，大便溏薄，舌淡苔白，脉细弱，辨析证属脾肺气虚，卫外不固，气血亏虚，营卫失和，治拟补益脾肺，益气养血，调和营卫。处以玉屏风散合上桂枝龙骨牡蛎汤加减：黄芪15g，白术10g，防风5g，桂枝10g，生白芍10g，生姜5片，大枣10枚，炙甘草5g，煅龙牡各20g，糯稻根30g，7剂，二诊：患者自汗盗汗明显好转，仍神疲乏力，面色㿠白，纳谷不佳，少寐多梦，发脱眼花，头昏心慌，舌淡苔薄白，脉细弱。拟健运中州，处以黄芪建中汤加减，处方：黄芪15g，桂枝5g，生白芍15g，生姜5片，大枣10枚，炙甘草5g，煅龙牡各20g，党参15g，炒白术10g，当归10g，酸枣仁15g，炒谷麦芽各15g，14剂。患者出汗止，余症均减，精神转佳。

按：该患者为白血病患者，复经化疗后，身体极其虚弱，气血阴阳均有亏虚，故用时方玉屏风散益气固表，合上经方桂枝龙骨牡蛎汤调和营卫，平补阴阳。二诊患者汗出渐止，主要表现为中州不健，故处以黄芪建中汤健运中州。细析所录方药，性味平淡，健补脾胃，燮理阴阳，补益气血，调和营卫，疗效颇佳。

十三、喘证论治

案1　杨某，男，72岁，1998年5月7日就诊。近月来，自觉气喘稍咳，动则尤甚，面色少华，不思纳谷，胸胁胀闷。全胸片检查发现左侧胸腔中等量积液，心电图正常。察其舌苔白腻，舌质紫斑，脉弦。辨为肝肺不调，饮停胁下。治宜四磨汤合葶苈大枣泻肺汤加味。药用：人参5g，槟榔10g，葶苈子15g，乌药10g，枳实10g，桔梗10g，沉香（后下）3g，半夏10g，泽泻30g，生甘草5g，大枣7枚。药用3天后，气喘明显减轻，咳嗽止，胸闷亦缓。效不更方，继服1周，复查B超示：左侧尚有少量积液。再诊时以原方去槟榔，加核桃仁30g、炒白术10g，共服半月而愈。

【按】经云："五脏六腑皆令人咳，非独肺也"，呼吸出入，五脏相关。此案患者喘咳兼见胸胁胀闷，观其舌有紫斑，察其脉弦，故考虑一改常法，从疏肝理肺入手，取槟榔、枳实、半夏开其郁结，乌药破瘀泻满，沉香以纳之入肾。喘咳之证多为当升者不升，当降者不降，肝气左升及肺气右降又须赖中气的旋转正常，故在疏肝理肺的同时勿忘补益中气，中气如轴，枢轴要转动正常，要求且动而有制，故配合葶苈子、泽泻泻肺利水以治标，人参、大枣、甘草补中，如无补中药以旋转其间，则四维不能升降，肺的正常生理不能恢复。

案2　王某，男，50岁，1998年6月24日就诊。咳嗽齁喘5载。4月10日复发，咳逆倚息不得卧，咽痒口干，住当地医院治疗，抗生素等一系列治疗，起效不甚，予中药温肺定喘，清肺化痰、补肾纳气等法，取效亦鲜。转笔者处诊治。刻下咳嗽气促，喘息不定，咽痒如毛刺，胸胁苦满，咯痰不爽，痰色微黄，面觀红赤，唇干口燥，渴欲引饮，情志急躁，头额及腋下汗出，汗色微黄，夜寐不实，大便已四日未行，小便黄赤，舌边尖红，苔薄黄而干，脉弦数。查体：两肺闻及少许干啰音，白细胞计数增高。辨为木火刑金，肺失肃降。予柴胡清肝汤和泻白散化裁。药用：柴胡5g，黄芩10g，生地10g，当归10g，炒山栀10g，炒防风5g，桃仁10g，杏仁10g，赤芍10g，地骨皮10g，牡丹皮10g，牛蒡子10g，桑白皮10g，大贝母10g，白僵蚕10g，生甘草5g。药后诸症大减，行圊日一次，咽痒已无，咳喘已愈大半，汗出已止，咳痰爽利，痰稀色白。于原方加炒薏苡仁15g，茯苓12g，7剂后已无喘促现象，后以百合固金汤合泻白散适加健脾养肝之品调治月余而愈。

【按】此病案不难看出笔者治疗疾病的次第。患者初诊时咳嗽气喘症状较急，病症以实证为主，予清肝肃肺之法治疗后咳喘大减，实热证已去，而表现为咳痰稀白的湿嗽，《四圣心源》曰“足太阴之湿盛，则辛金从令而化湿，是生湿嗽”，加用薏苡仁、茯苓健脾利湿。后予滋肾健脾养肝之品收官。初诊时患者以厥阴木郁为主证，足厥阴肝气以调达为常，且手厥阴心包主以相火而化气于厥阴肝木，而今肝气郁滞，手厥阴心包现其本气而出现面觀红赤、唇干口燥、头额汗出等症，治疗故以疏肝为主，而肝体阴用阳，虑其这一生理特性，处方时加用生地、当归等品养血柔肝。喘咳病位在肺，防风、牛蒡子清散肺经风热，桑白皮、杏仁、大贝清降肺气，全方组合使肺金之位无以袭扰，其肃降能司，肺气得以通达。

十四、淋证论治

滕某，女，56岁，1990年10月就诊。小便淋漓不尽已3年，常因受凉或劳累后病情加重，既往有慢性肾盂肾炎病史。此次因劳累而病情加重，曾投以清热利湿之八正散不效。刻下溲频量少，日十余次，淋漓不尽，伴小腹坠胀，头昏乏力，面黄乏华，胃纳不馨，时有嗳气，无形寒发热及小便疼痛等症状，舌淡苔薄白，脉细弦，中段尿多次培养阴性。治以党参10g，黄芪10g，炒白术10g，茯

苓12g，泽泻15g，泽兰10g，炒谷芽15g，炒麦芽15g，宣木瓜10g，鲜荷叶10g，鸡内金6g，炙升麻5g，山萸肉10g，甘草梢5g。10剂后患者小便次数大减，胃纳转馨，嗳气亦除。唯仍见小腹坠胀，小便仍有淋漓不尽感，于原方去党参，加太子参10g，又进7剂，小便正常。

【按】"淋沥者，乙木之陷于壬水也"，肝木疏泄失常又源于土湿脾陷，郁遏肝木生发之气，按治病必求其本的法则宜健脾升清使疏泄之令畅达，且《灵枢·口问》云："中气不足，溲便为之变"，本案患者病程较长，伴有小腹坠胀，头晕乏力，胃纳不馨，舌淡苔薄白，这正是久病脾虚中气下陷之证。治疗上取党参、黄芪、白术、茯苓等以补中健运，升麻、荷叶升腾脾之清气，炒谷麦芽开胃，使脾升胃降，中土气机得调。同时用泽泻利尿通淋，标本兼治。稍佐山萸肉补益肾元，因膀胱气化开合又取决于肾元的旺盛与否。

十五、头痛论治

患者中年女性，两年来受头痛折磨，头痛每于大便不通而诱发，唯大便得通后头痛方能缓解，多方诊治均未见缓解，遂投治于吾，仅用二诊患者便大便得通，头痛缓解。辨证准确，立方合法，平肝息风合通腑泻浊法，治效迅捷，特录此案以飨同道。

患者尹某，女，48岁，南京人。

初诊：2012年6月15日。主诉：头痛反复发作两年余。病史：两年来头痛每于大便干结难下时发作，发时疼痛不甚，呈钝痛，部位不固定，伴有头晕，无恶心欲吐感，若大便持续不下则头痛加重，需用开塞露使大便接下后头痛才逐渐好转，平素性情急躁，终日惧怕大便干结，夜寐欠安。2010年曾诊断为"高血压病"，服西药治疗，血压控制不满意。经多方治疗效果不佳。刻下：大便干结，3～4日1行，头痛与大便干结有关，性情急躁，舌红，苔薄黄，脉细弦。曾查头颅MRI正常。测血压：140/85mmHg。中医诊断：头痛，肝阳上亢型；西医诊断：高血压病。此乃腑气不通，夹肝阳上扰清空。治当通腑泻浊，息风止痛。方药：天麻钩藤饮加减。处方：天麻10g，钩藤10g，白芷10g，川芎10g，决明子15g，肉苁蓉15g，白蒺藜12g。14剂，水煎服，每日1剂。

二诊：2012年7月3日。病人来诉服药后大便较前通畅，头痛好转，夜寐欠安，血压偏高。舌红，苔薄黄，脉细弦。治再前方出入。处方：天麻10g，钩藤10g，白芷10g，川芎10g，决明子15g，肉苁蓉15g，白蒺藜12g，莱菔子15g，石决明（先）15g。14剂，水煎服，每日1剂。

按：头痛是临床上常见的重要症状之一，可因各种因素如气候、季节、劳累、月经、饮酒、情绪等诱发。本病归属中医脑病中的"头风"、"脑风"等范畴。中医学认为"脑为髓之海"、"头为诸阳之会"，主要依赖于肝肾精血濡养，以及脾胃运化的水谷精微。此例患者大便不通为诱发因素，为标；肝失疏泄，肝阳上亢为本。肝失疏泄，热结于内，耗竭肝阴则肝阳上亢；正如《素问·方盛衰论》所言："气上不下，头痛巅疾。"肝失疏泄，横逆犯胃，脾胃运化失调，肠胃痞塞，升降出入不利，夹肝阳上扰于脑而为头痛。如《济生方》："阳逆于上而不顺，中壅于头，故头痛。"

凡胃肠积热之证，以下法"釜底抽薪"获效最为迅速，所谓"急则治其标"。本病辨证要点是上有肝阳上亢之证，下有阳明腑实之苦，且患者正气不虚。正如《丹溪心法·头痛》："头痛多主于痰、痛甚者火多，有可吐者，可下者。"故用下法合平肝潜阳息风之法而获效。

初诊以天麻，钩藤为君，入肝经，平肝息风以治其本；白蒺藜味苦降泄，合天麻、钩藤平抑肝阳；白芷长于止痛，善入阳明经，川芎能活血行气，祛风止痛，上行头目，为治头痛要药，二药共引诸药入脑；决明子入肝与大肠经，既可润肠通便，又可平抑肝阳，肉苁蓉甘咸质润，润肠通便。二诊患者大便较前通畅，头痛好转，故治再前方出入，加莱菔子降气润肠通便，石决明镇肝息风潜阳。后电话随访，患者大便通畅，日行 1 次，头痛未作，血压平稳。

十六、子肿论治

案例　何某，女，26 岁，2002 年 10 月就诊。患者妊娠 7 个月，双下肢浮肿 1 月余。长期办公室工作，近 1 个月来双下肢浮肿，皮肤光亮，按之凹陷，曾查 B 超：胎儿发育正常，血压 140/88mmHg，尿检正常，在当地医院予中药五皮饮、猪苓汤等治疗，药停肿复，且伴精神疲乏无力，气短懒言，面色㿠白无华，口淡无味，不思纳谷，头昏寐差，时有腰酸，小溲短少，大便稀溏，日行 2～3 次。查其舌苔薄白，苔面水滑，舌质偏淡，脉细滑。辨为"子肿"，乃脾虚湿盛。治以生黄芪 10g，潞党参 10g，炒白术 10g，茯苓 12g，陈皮 5g，大腹皮 10g，泽泻 15g，桑白皮 10g，炙升麻 5g，柴胡 5g，当归 10g，宣木瓜 10g，生甘草 5g，炒谷芽 15g，炒麦芽 15g。3 剂病证大解，双下肢浮肿明显消退，纳谷已馨，小溲清频，大便转干。原方加菟丝子 10g，沙苑子 10g，继服 5 剂。药后肿退，直至分娩，病证未发。

【按】妊娠时，因胎气在中，使升降不利，水较常人而偏居于下，又加之调养不及，水湿停聚加重，发为"子肿"。饮食入胃，须赖于脾阳蒸动，肝气疏泄，上归于肺，而后下输膀胱，脾气失运，肝气郁滞，均至水不化气，停聚成肿，而"土者，所以滋生气血，培养胎妊之本"，土壤肥沃方能孕育胞胎，而所以选补中益气汤化裁，方中芪、术、苓、草益气补脾，使脾胃运化健旺，佐以升麻、柴胡升散，陈皮疏理气机，水谷之清气上升而浊阴自降，患者水湿停聚较重，恐其妨碍胞胎生长，以桑白皮、泽泻、大腹皮、茯苓利水消肿，全方组合标本兼治，待水肿去其大半，勿忘兼顾安胎，所以二诊时加用菟丝子、沙苑子益肾安胎。

第六章　方剂临床运用经验

一、小柴胡汤

出处:《伤寒论》

组成:柴胡、人参、黄芩、半夏、甘草、生姜、大枣。

功能:为治伤寒之邪传入少阳之主方。

运用心得:本方除具清热解表之效外,还有和里(和胃)、补虚、疏散胸胁郁结的作用。故前人誉为"少阳枢机之剂,和解表里之总方。然明清风行"柴胡劫阴"之说,致不少医者畏柴胡如虎,不敢大胆使用,张景岳、张石顽、缪希雍等倡行柴胡"升阳劫阴",张凤逵《治暑全书》认为"柴胡劫肝阴",叶天士也有"柴胡动肝阴"之说。而《神农本草经》载柴胡"主心腹肠胃中结气,饮食积聚,寒热邪气,推陈致新",说明柴胡功效众多,使用广泛,若困于"柴胡劫阴"一说,岂非一叶障目,笔者体会,小柴胡汤之用柴胡,一般无明显升阳(亢盛之阳)作用,因柴胡性苦寒,重于清热和解,轻于升阳发散,且不与升麻、黄芪等同用,又与黄芩相配,不致有升阳劫阴之弊,若与龙胆草、车前、泽泻等配伍,非但无升提之功,反有通利小便之效。临床运用柴胡也未见劫阴表现,经适当配伍和炮制尚可用于阴虚见证,如《医方口诀集》提出"劳瘵骨蒸者,多以本方(小柴胡汤)加秦艽、鳖甲等药主治之",《餐英馆治疗杂话》说这种治法极妙,"余每每经验之",《药品化义》也云:"若真脏亏损,易于外感,复受邪热,或阴虚劳怯致身发热者,以此(柴胡)佐滋阴降火汤除热甚效",所谓有故无损。炮制方面,笔者指出用鳖血或醋炒柴胡不仅可避其升散燥性,又能助其入肝养阴柔肝。然柴胡毕竟疏泄外散,透邪达表,是故真阴亏损、相火亢盛、血虚肝阳上亢者仍应慎用。

关于小柴胡汤的适应证,《伤寒论》论之颇详,然纵观所述,本方证关键在于:伤寒正渐衰而病渐进,邪陷少阳,少阳之脉历三焦而布胸胁,且肝胆相合,脏腑相连,胆病及肝,木失条达疏泄之职,胃气因之失于和降,所谓"邪在胆,逆在胃"也。由此可见,柴胡证病在胆与三焦,波及阴阳、表里、上下、内外。正邪相争,互有进退,是故小柴胡汤证具有发作有时、病情多变的临床特点,如《伤寒论》第 96 条云:"伤寒五六日,中风,往来寒热,胸胁苦满,嘿嘿不欲饮食,心烦喜呕,或胸中烦而不呕,或渴,或腹中痛,或胁下痞硬,或心下悸,小便不利,或不渴,身有微热,或咳者,小柴胡汤主之",由本条论述可见,小柴胡汤证"或然证"很多,说明本方证之复杂多变性及治疗效用的广泛性,且原书第 101 条又云:“伤寒,中风,有柴胡证,但见一证便是,不必悉具”,这正是针对少阳病“或然证”繁多、变化多端的证候特点提出的,故临证时必须四诊合参,认真辨析,灵活运用,不可拘于“但见一证便是”之说。

小柴胡汤证虽表现多端,但基本病机是大致相同的。刘渡舟教授曾指出:“小柴胡汤擅开肝胆之郁,故能推动气机而使六腑通畅,五脏安和,阴阳平衡,气血调谐,故其功甚捷,而其治又甚妙,故无麻、桂而能发汗,无硝、黄而能通便,无茯苓、术而能利水;无常山、草果而能治疟。所谓不迹其形,而独治其因,郁开气活,其病可愈。唯小柴胡之治气郁,纵横开阖,升降出入,无所不包。”此论之精辟,道出了小柴胡汤证治之真谛。因而,笔者十分强调,临床上使用小柴胡汤切不可泥于“和解少阳”一功,关键在于“谨守病机”,凡符合小柴胡汤证基本病机者均可使用,关于小柴胡汤证的基本病机,血弱气尽,邪正相搏是其一;枢机不利,气机郁结是其二。两者在外感、杂病中均有反映,由此可致脾胃失和,三焦失畅,乃至出现血分、水分、神志、情志等症状。

1. 虚人外感

验案:赵某,女,4 岁,南京市人,1991 年 4 月 1 日诊。诉感冒已 3 日,时作寒战,不思饮食,曾服“感冒通”等治疗,病未好转,仍不欲饮食,又以为伤食所致,服保和丸未效,至第 7 日,来院求治。症见头痛,胸胁苦满,自感寒热往来,口苦无味,不思饮食,苔薄,脉弦微浮。病非风寒在表,亦非食滞中脘,乃少阳伤风半表半里证。治宜和解。小柴胡汤主之。药用柴胡 10g、黄芩 10g,姜半夏 10g,生姜 6g、党参 10g、大枣 6 枚。4 剂,每日 1 剂。药后病除。

按:伤寒一日,太阳受之,二日阳明受之,三日,少阳受之,若其人体虚亦可径传少阳,不经阳明再传,所谓血弱气尽,腠理开,邪气因入是也。在外感病中,今人体质较弱,少阳柴胡证尤为多见,然自温病学说盛行于世后,医者多谓温热病多,伤寒病少,温病不胜柴胡之升散,用之最劫肝阴,是为温病禁药,于是,小柴胡汤,医家多相习而不敢用之,其实柴胡性寒味苦,远不如麻黄、桂枝、羌活、独活之辛燥刚烈,其解热疏肝功效甚著。因此,外感病只要对证均可辨证施用。若不加辨证,岂但为温病禁药,即伤寒亦不可乱用。

2. 少阳郁火咳嗽

验案:刘某,女,20 岁,大学生,1993 年 5 月诊。半月前不慎感寒,鼻塞流涕,恶寒发热,咳嗽,痰清稀,服感冒药寒热止,而咳嗽已延旬日,服诸多中药止咳剂未效。刻诊头痛,咳时牵引胸胁作痛,痰涎多,口苦无味,不思饮食,苔薄白,细弦。病系少阳郁火咳嗽,须和解少阳,转邪外出,咳即可愈。见咳治咳,非治本也,故病不愈。拟小柴胡汤化裁治之:处方用柴胡 10g、法半夏 10g、炒黄芩 10g、全瓜蒌 15g、杏仁 10g,茯苓 15g,橘红 6g、川贝末 6g(冲服)。5 剂,水煎服,每日 1 剂,药后咳止病愈。

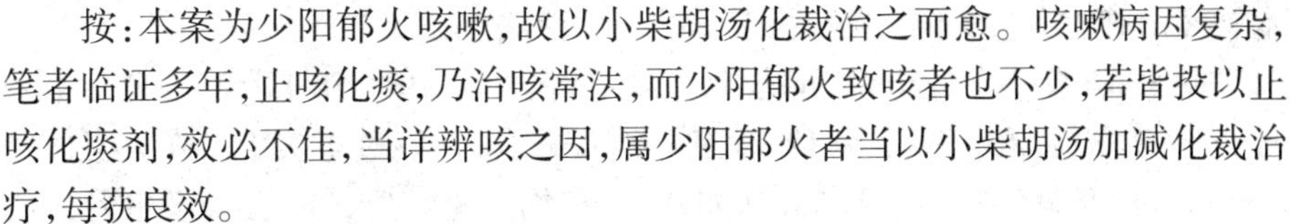

按：本案为少阳郁火咳嗽，故以小柴胡汤化裁治之而愈。咳嗽病因复杂，笔者临证多年，止咳化痰，乃治咳常法，而少阳郁火致咳者也不少，若皆投以止咳化痰剂，效必不佳，当详辨咳之因，属少阳郁火者当以小柴胡汤加减化裁治疗，每获良效。

3. 便秘

验案：张某，男，50岁，教师，1986年12月3日诊。患大便秘结3年余，常2~5天一次，甚则6~8天一次，必登厕努责。大便虽下，已疲惫不支。除便秘外，尚有腹胀，干呕恶心，嗳气频作，时有腹痛，不欲饮食，胸胁满闷，口苦心烦等症，诊其脉细弦，苔白。西医诊为习惯性便秘。此病虽在阳明，然胸胁苦满、口苦、脉弦又属少阳，此乃少阳枢机不利，三焦津液不得转输肠道使然，观苔白不黄，不可用承气汤苦寒攻下，而以小柴胡汤加芍药以破阴结，处方用柴胡10g、黄芩10g、半夏10g、党参15g、白芍15g、甘草6g、生姜6片、红枣6枚，服1剂后，脘腹满闷减轻，服2剂后大便通畅，连服7剂，诸症皆消。又守原方继服7剂，大便日行，食量正常，随访至今未复发。

按：便秘一症，临床常见，治疗有峻下、攻下、润下等法，然本案乃少阳枢机不利所致，笔者详察病情，处小柴胡汤治之，乃得"上焦得通，津液得下，胃气因和"之妙也。

二、参苓白术散

出处：出自《太平惠民和剂局方》

组成：由莲子肉、薏苡仁、缩砂仁、桔梗、扁豆、白茯苓、人参、炒甘草、白术、山药组成。

功能：治"脾胃虚弱，饮食不进，多困少力，中满痞噎，心忪气喘，呕吐泄泻，及伤寒咳噫气。"

运用心得：参苓白术散乃四君子汤加味组成，由四君子汤补气健脾，加白扁豆、山药、薏苡仁、莲子肉以补脾渗湿止泻，砂仁以行气化湿醒脾，桔梗以宣肺开气，借肺之布津，而养全身。这样一来大大加强四君子汤的补益作用，增加了健脾渗湿、行气和胃的作用。由于脘腹诸症因脾虚湿滞所致者甚多，如脾胃虚弱，运化无力则湿自内生，故而纳食减少，或吐或泻；饮食减少久则营养缺乏，形体消瘦、脉象虚缓；湿滞气机故胸脘痞闷；气滞水停则面身浮肿等，因此脾胃病患者用本方补虚、除湿、行气、调滞最为合适。

此外，本方能补肺、理气化痰，适用于脾肺两虚、食少便溏之证，暗合"培土生金"之法，又为肺病之常用方，临床运用常收卓效。

1. 妇人脾虚　本方常用于妇科经、带疾病的治疗，如见带下白色清稀、面色㿠白、食少便溏、倦怠无力等症。女子以肝为先天，最易见肝脾不调之证，而木乘多由脾虚，健脾不失为妇科疾病的一大治法。

验案：尝有一女性患者，年方十七，某中学学生，1995年1月诊。近1年来月经不调，先后无定期，且常伴有腹痛，纳食减少，在妇科多次诊治来见明显好转，来诊时唯面色㿠白明显，舌脉如常，余症均未见特殊，间其母，该患者面色素白，病后尤甚，思其治当抓住该主要症状，以扶脾土为法，处方参苓白术散加当归、炒山楂曲，半月后终获其效。

按：此案，月经不调，先后无定期，乃学生用脑太过，思虑伤脾，脾气耗损，充血不能，致使冲任不调，治从健脾入手，使脾健统血司职，调节冲任。除服药之外，还嘱该女孩学习注意劳逸结合，调整学习方法，随访2年月事如常。

2. 慢性结肠炎　慢性结肠炎的患者由于慢性腹泻或多或少均存在脾虚的病机，此时首当健脾，而健脾又以参苓白术散效佳。另外患者如便下有黏液或感到里急后重，或肛门作坠，或苔黄脉数，但见一症，便可合香连丸，如此用之，多获良效。该方看似平淡无奇，实则疗效为奇方之所不能。

验案：曾治一林姓患者，男，37岁，1996年9月10日诊。患溃疡性结肠炎年余，近3月尤重，焦急之下，终日忙于求医问药，遍服治疗该病的中西药物，竟毫无起色。泻下赤白相见，腹痛阵阵，里急后重，诊见面色无华，神疲乏力，纳少，舌淡，苔薄黄，脉细无力。患者湿热内存虽说无疑，然观前方清化湿热、收敛止泻、行气导滞、活血化瘀数法用尽而均未见效，且进来服用大量中西药物大多苦寒、功逐之品，必伤及脾胃。此时湿热已非病机关键，应即健脾扶正，处方：党参12g、炒白术10g、茯苓12g、生薏苡仁20g、青黛2g、木香5g、黄连2g、法半夏6g、陈皮5g、炒山药15g、桔梗6g、紫菀10g。服药7剂后竟脓血全无，大便成形，疗效之佳，始料未及。盖前药太过庞杂，而今轻灵之方直达病所。

按：新痢易治，久痢难愈，本案关键在于本虚标实。脾虚为本，湿热为标。治当标本兼顾，投以健脾化湿参苓白术散加减，使脾健而邪无存，湿去则热无所依，脾胃得安，病症自愈。

3. 慢性肾炎　参苓白术散在慢性肾炎，尤其慢性肾炎水肿病人中的运用可谓屡见不鲜，然本方以消除尿蛋白较好。

验案：翁某，年逾古稀，南通如皋人，1992年3月5日诊。患有慢性肾炎近1年，病情时轻时重，查尿蛋白(++++)，近来又行腹股沟斜疝手术，出现食量大减，昏昏欲睡，小便量少而黄，双下肢水肿。来诊时面色少华，精神疲惫，舌淡，苔根微黄腻，脉弦细。虑其年高体弱，脾肾两虚明显，然并非纯为阳气虚衰，以苓桂术甘、真武之类似都不宜，而用参苓白术加减，补中寓清或可收效，处方：太子参12g、茯苓12g、炒苍白术各10g、法半夏6g、陈皮5g、炒山药15g，薏苡仁20g、砂仁2g(后下)、桔梗6g、石菖蒲5g，7剂后饭量已明显增加，小便亦清。嘱继服10剂，服毕诸症大减，其舌苔已基本化净，浮肿亦消退将尽，前方去石菖

蒲、苍术，加黄芪12g，继服2周，复查尿蛋白（-）。此后常服成药参苓白术丸，随访年余，前症未复。

按：罹恙近10年，从其临床症状来看，乃脾肾两虚之证。脾与肾，一为后天，一为先天，相互关联。肾炎治疗一般当从补肾入手，而笔者有别于他人，先从健脾治之，补后天以实先天。健脾化湿、益气升清为法，使脾健湿化，清气得升，肾元得充，尿蛋白消失而病证乃愈矣。

4. 肺结核　肺结核病人近年来较常见到。患者大多病程长，症见咳嗽，食欲不振，倦怠无力，神疲气短等。这种患者无论是否有明显的脾湿之象，用参苓白术散加减治疗最为合适。具体运用中，笔者并喜参以黄芩清热、百部止咳、丹参活血，至于其他肺痨之常用养阴润肺之品自不必赘述。总之，此方对改善患者全身症状颇有效果。

5. 便秘　便秘有虚实之分，实可攻下，虚者补之。虚秘者有以益气温阳之法收效者，有些却不然，究其因，其虚不在阳气而在脾阴。笔者以为参苓白术散最为理想，且无论长幼皆可用之。

验案：曾有一黄姓少女，年方十二，却为便秘所苦近2年，近来尤甚，以致腹痛阵作，每次求诊，医生均予麻子仁丸、番泻叶冲剂等品，停药即发。来诊时笔者详查其症，并无实热或积滞证据，脉亦可，唯舌质偏红，苔略嫌少，据此断其脾之气阴不足，以致运化无力、无液，如舟之无水，且舟之无帆，两因并存，则舟行难矣！以参苓白术散化裁治之，处方：太子参12g、茯苓12g，白术10g，陈皮5g、薏苡仁15g，百合20g、山药20g，桔梗5g、炒枳壳6g、炒麦芽15g、莱菔子15g。7剂后排便已畅即便，又坚持服用20余剂巩固。随访半年未发。

总之，参苓白术散在临床的应用范围很广，远非以上几例能概括，且因其属平补之剂，又不助邪为患，不仅脾经病变不可或缺，其他各脏各腑亦都可能用及，只要抓住病机关键，但投无妨。

三、枳术丸

出处：《内外伤辨惑论》

组成：白术二两、枳实麸炒黄色去瓤一两。上同为极细末，荷叶裹烧饭为丸，如梧桐子大。每服五十丸，多用白汤下，无时。

功能：主治因脾虚不运，气滞于中或气虚下陷，而表现为胃脘痞胀，神疲，纳少，便溏，面色无华，舌淡，脉细之症。

运用心得：枳术丸益气健脾、消胀除滞。主治因脾虚不运，气滞于中或气虚下陷，而表现为胃脘痞胀，神疲，纳少，便溏，面色无华，舌淡，脉细之症。其中，脘胀、神疲、纳少、便溏为辨证要点。临证时首当分清胀之虚实。《金匮要略》曰："病者腹满，按之不痛为虚，痛者为实"。凡胀满拒按者为实；胀而喜按、喜温者为虚；若胀且坠者，则为脾虚下陷之象也。因虚而胀，非大黄、芒硝之辈攻之能去，或以枳术丸之养正除积，正复则积自除。故凡因虚而病胀者，无论病之深浅轻重，均可用之。

笔者宗枳术丸健脾消胀、养正祛邪之意，认为枳术丸之用重在辨证而非辨病，以其补中兼消之功，凡见因虚致实之证，便可用此方，不必拘泥。临证时，根据证之兼夹，或以枳术丸原方，或以枳术丸增味治之，临床多用于治疗脾虚之痞满、便秘、小儿或虚人厌食等；若见脾虚著者，可加山药、太子参、薏苡仁等清养之味；虚胀甚者，在补脾基础上，加佛手、香橼皮等理气而不破气之品；坠胀甚者，加升麻、葛根等升举清阳之品。随证加减，灵活运用。

1. 胃下垂　胃下垂者，脾气升举无力，气虚下陷所致也。中焦为气机升降之枢，脾虚胃弱，清气不升，浊气不降，气滞于中，则生痞胀。临证虽有食积、湿热之兼夹，但总以虚为本，以滞为标，不外乎因虚致实，枳术丸证具矣。笔者每遇此证，常以补中益气汤配用之。

验案：刘某，女，47岁，四川人。病始于1994年子宫全切术后，因调养不慎，出现腹胀、便溏、纳少，渐行加重，查纤维胃镜、肠镜、上消化道钡透，诊断为慢性浅表性胃炎、胃下垂。医者多以大剂黄连苦寒清化之品治之，腹胀日重，于1998年6月来诊。诊时形体消瘦，面色无华，纳少，便溏，嗳气频频，满腹坠胀，甚则步行不能百米，终日苦不堪言，舌淡，苔黄厚腻，脉细。证属久病脾虚，中虚下陷，兼有湿热。治当益气健脾，升阳举陷，兼以清化。方取枳术丸合补中益气汤加减：太子参12g、炒白术10g，陈皮5g、法半夏6g、黄芩10g、仙鹤草15g、枳实5g、升麻10g、荷叶10g、炒山楂曲10g、石菖蒲10g。并嘱饭后平卧1分钟。7剂后，诉嗳气减少，腹胀因得矢气而舒，苔厚腻渐化。原方去黄芩、石菖蒲，加薏苡仁20g、黄芪15g。再进7剂后，患者能行家务，继以原方加减巩固3月余，复如常人。

按：患者本为虚人，虚者当养，然医者以其病胃炎而每以苦寒之品伐之，殊不知湿热虽为实邪，亦有因虚致实也。本虚标实，当以扶本为主，兼祛其邪，脾若能旺，则湿浊自消，且不再生。若苦寒伤胃，脾虚胃弱，脾无力运化，胃不能腐熟，湿日盛，气愈滞，病不能除也。

2. 便秘　便秘也称大便难、大便不通、大便秘涩。便秘虽有虚实之分，但以虚证多见，多见于老年人、久病及产妇等身体虚弱者。或气虚传导无力，或血虚津亏不润肠，终致大便滞而不通。故其正治大法，应气虚补气，血虚养血。而虚人便秘犹如舟之无帆，在当补即补的基础上，尚需稍稍佐以行气导滞之品以导舟行，枳术丸即是。枳术丸以术为君，补脾助运，佐以枳实行气导滞，虽药少量轻，但组方切合病机，功专力宏，且无伤正之弊，最适宜于年老体衰、儿童虚弱、产后脾虚便秘之用。

验案：女，29 岁，公司职员，南京人，1997 年 1 月 2 日初诊。患者大便干结 1 年余，病始于产后 1 周，大便干结难出，状如羊屎，日行 1 次，曾服西沙必利、麻仁丸等药治疗不验，做纤维结肠镜检查未见异常，苔薄少，舌边有齿痕，脉细。证属产后气血亏虚，肠失濡润，通降失司。治当益气养血、润肠通便。方用枳术丸加味：炒白术 12g，枳实 6g、生地 10g、当归 10g、黄芩 10g、仙鹤草 15g、百合 30g、何首乌 10g、黑芝麻 10g、决明子 30g、莱菔子 15g，服上方 7 剂，大便顺畅，即以原方继服 5 剂，巩固疗效而痊愈。

按：本例病起于产后，为产后气血亏虚，大肠失润便难出，医者屡用西沙必利、麻仁丸促胃肠动力及润肠通便均未获效，而用补养气血少佐枳实、莱菔子等理气通降之剂立竿见影，说明气行则舟行，增水行舟，尚需气导舟行，动静结合，方获灵验。

3. 厌食伤食　厌食、伤食多见于小儿、产妇及老人。以其小儿稚阴稚阳之体，脾气未充，胃气未盛，运化腐熟不足也；产妇失血耗气；年高则精亏脏衰。三者病因虽有不同，但病机则一，均为脾虚胃弱，复为饮食所伤。治疗此疾，笔者每以枳术丸加莱菔子、炒山楂曲、炙鸡内金等消导之品。曾治小儿许某，男性，4 岁。家人代诉，小儿平素厌食纳少，面色无华，消瘦，动则汗出，大便干结，二日一行。笔者以炒白术 10g，枳实 5g、莱菔子 10g、炙鸡内金 10g，水煎服，两日 1 剂投之。并嘱均衡膳食，规律进食。5 剂后，家人诉小儿大便已畅，胃纳增加，诸症好转。

脾常不足，胃常有余，中虚积滞是脾胃系统病症的最常见病机。积滞可为无形之气滞，亦可为有形之食积，无论何者，总以脾虚为本。枳术丸立意于扶正，寓消于补，切合脾胃病理特点，且白术、枳实对胃肠平滑肌有双向调节作用。笔者以异病同治，辨证与辨病相结合为原则，通过化裁加减，尚用之于贲门失弛缓症和幽门不全性梗阻，症见胃脘胀闷，食后尤甚，饮食不下，呕吐饮食或痰涎，食后即吐或朝食暮吐，证属饮食或痰饮内停，胃失和降。病发时以邪实为主，枳术丸多与旋覆代赭汤、二陈汤、左金丸等合方应用，或加神曲、麦芽、莱菔子、制大黄等消导通降阳明之品，兼见血瘀者可酌加赤芍、桃仁，红花、丹参等，随证施治，疗效确著。

四、启膈散

出处：出自程钟龄《医学心悟·噎膈》

组成：沙参、丹参、茯苓、川贝母、郁金、砂仁壳、荷叶蒂、杵头糠

功能：主要用于噎膈由于抑郁日久，气结津枯而致咽下梗塞，食入即吐或朝食暮吐，胃脘胀痛，舌绛少津，大便干结者。

运用心得：程钟龄认为："噎膈，燥症也，宜润……凡噎膈症，不出：胃脘干

槁四字。槁在上脘者，水饮可行，食物难入。槁在下脘者，食虽可入，久而复出……是以大、小半夏汤，在噎膈门为禁剂。”本方用沙参清胃润燥而不腻；川贝母解郁化痰而不燥；茯苓健脾和中，以杜生痰之源；郁金性轻，开郁散结，清气化痰；丹参善治血分，养血活，有宣通运行之效；砂仁壳功同砂仁而较为平和，善行气调中，和胃醒脾；杵头糠化浊和胃降逆，能疗卒噎，荷叶蒂宣通胃气，健脾清热，化湿和胃。全方气血同调，润燥相宜，具润燥解郁，化痰降逆之功。在临床具体运用时，可随证加减，如《医学心悟》所云："虚者，加人参；前症若兼虫积，加胡连、芜荑，甚则用河间雄黄散吐之；若兼血积，加桃仁、红花，或另以生韭汁饮之；若兼痰积，加广橘红；若兼食积加莱菔子、麦芽、山楂。”本方虽为噎膈所设，而噎膈之症大多为食管癌、贲门癌等使然，实为难治，正如陈修园《医学从众录》所云："膈者，阻隔不通，不能纳谷之谓也，又谓之隔食，病在胸膈之间也，上焦出胃上口主纳，中热并胃中主腐化，下焦别回肠主济泌。此症三焦失职，百无一生。”然本方药味精简，组方配伍严谨。临床凡辨证属津亏气郁痰阻之上焦病证者均可使用，不必囿于"启膈"二字，常用于治疗慢性咽炎、食管炎、食管贲门失弛缓症、膈肌痉挛等良性、功能性疾患，收效甚佳。

1. 慢性咽炎

验案：蔡某，女，52岁。1992年3月诊。症见咽中不适，如有物阻，咯之不出，咽之不下，饮食无碍，口咽干燥，心烦易怒，易汗，夜眠不安，大便偏干，苔少，脉细数，经尽之年，形体偏瘦，诉病起于3年前，缘于工作不顺，情绪不佳所致、前医每予疏肝、理气、化痰之半夏厚朴汤、柴胡疏肝散、逍遥丸等方治疗，起效不佳，痛苦不已，情绪低落，纳谷不香，体重日见下降，又恐生癌。诊见愁眉苦脸，郁郁寡欢，先嘱予食管钡透检查，结果未见异常。遂循循善诱，耐心解释，使患者解除疑虑，树立信心，"坦之、淡之。"经说明劝导，患者心情转佳，其后笔者详细分析病情，认为年过七七，肝肾本亏，经云："年四十而阴气自半"，复加情绪不畅，肝气失于疏泄，津液凝而成痰，久则化火伤阴，终成气郁痰结津亏之候，甚合启膈散方义，然原方滋养之力尚嫌不足，增损出入，处方如下：沙参 15g，麦冬 10g、枸杞子 15g、当归 10g、丹参 15g、郁金 10g、桔梗 5g，瓜蒌皮 15g，茯苓神各 12g、川贝母末 3g（冲服）、制半夏 6g、甘草 5g、荷叶蒂 2 枚、杵头糠 15g。服药 1 周，诉病去其半，心情转畅，信心大增。再以原方调治半月而痊。嗣后，嘱患者每日用麦冬、石斛、枸杞子、木蝴蝶泡茶饮，巩固疗效，随访半年未作。

按：本案患者情绪怫郁日久，适值更年之期，冲任之脉亏虚，阴虚体质，故治疗当濡润养阴，解郁化痰。加枸杞子滋养肝肾，以治其本；当归养血柔肝，乃血中气药，辛润而通；麦冬、半夏润燥相宜，降气化痰；桔梗、甘草利咽；瓜蒌皮其气清香、性凉，轻清以化胸膈之痰；加茯神宁心安神；去砂仁壳之辛温，全方配合，功效益增，收效甚捷。

2. 贲门失弛缓症

验案：张某，男，47岁，工人，南京市人，1996年5月诊。患者诉反复发作性进食困难，胸骨后疼痛年余。起初咽下困难间隙出现，时轻时重，未予重视，其后进食过快或刺激性食物后或情绪不畅时易发，伴有胸骨后疼痛，甚则恶心呕吐，半年后到江苏省人民医院诊为"食管贲门失弛缓症"。予硝酸甘油、心痛定、654-2等治疗，病情仍反复发作，思想包袱很重，遂至本院求治。形体消瘦，叹息不止，诉吞咽困难，进食迟缓，胸脘不适，痞闷隐痛，时轻时重，口干而苦，舌苔薄黄而少，脉细弦。患者反复发作进食困难，恶心呕吐，久则胃之阴津耗损可知；气机升降失常，气郁、痰结、血瘀阻于食管胃口，故发本病，正合启膈散证治，遂以本方化裁。处方用沙参15g、麦冬15g、石斛15g、白芍15g、丹参15g、郁金10g、姜半夏6g，茯苓15g、荷叶蒂2枚、杵头糠15g，钩藤15g，僵蚕10g、黄芩10g、炙甘草6g。嘱怡情悦志，忌生冷、辛辣、烟酒等。服药5帖后，吞咽困难明显减轻，呕吐次数亦少。白芍、钩藤增至30g，继续调治两月，竟获痊愈。

按：本案食管贲门失弛缓症，西医治疗相当棘手，中医治疗也少成熟经验，笔者运用辨证与辨病相结合的方法，遣方用药既重视整体观念，又照顾局部功能的失调，认为食管贲门失弛缓症乃因食管括约肌不能正常松弛所致，当属中医"痉"、"风"之范畴。故本案治疗在养阴理气，化痰散结，调理升降的基础上，再加用白芍、甘草酸甘化阴，缓解痉挛，钩藤、僵蚕息风镇痉化痰；姜半夏降逆止呕化痰，黄芩以清肝火。诸药合用，故收全功。

3. 手术后膈肌痉挛

验案：夏某，男，46岁，南京人。因十二指肠球部溃疡反复出血于1993年10月行胃次全切除术。术后1个月出现呃逆，喉间呃声连连，饮水亦作，口干舌燥，夜不能寐，大便干结，舌苔花剥，舌质偏红，脉细偏数。治以养阴生津，和胃止呃。用启膈散化裁。药用沙参15g、麦冬15g、郁金10g、丹参15g、大贝母10g、荷叶15g、枳壳10g、紫苏6g、黄连2g、刀豆壳101g、姜竹茹12g、姜半夏6g。服药6帖，呃逆即止。又以原方调治1周，病情未见反复。

按：本案手术后膈肌痉挛，当属中医"呃逆"范畴。呃逆病因虽多，但其病理基础不外胃气上逆动而成。膈居肺胃之间，各种致病因素乘袭肺胃，每致膈间气机不畅，胃气上逆，上冲咽喉而成呃逆之症。本案胃外科手术后内脏受损、出血等因素致津液亏耗，气滞血瘀，运化输布失常，痰气交阻，乘袭肺胃，膈间气机不利，胃失和降，上逆动膈，始成本病。笔者紧扣"津液亏耗，胃气上逆"之病机，思启膈散对证，巧予施治。方中用沙参、麦冬、贝母增液生津润燥化痰，丹参、郁金行瘀散结，利气开郁；荷叶蒂、刀豆壳升降气机；紫苏、黄连和胃降逆；姜竹茹、姜半夏降逆止呃化痰。诸药合用，邪去正安，升降复常，呃逆自平。

五、阳和汤

出处:《外科证治全生集》

组成:熟地、肉桂、麻黄、鹿角胶、白芥子、姜炭、生甘草。

功能:主治鹤膝风、附骨疽及一切阴疽。

运用心得:阳和汤本为治疗外科阴性痈疽疮疡的著名方剂,然经拓展,亦已广泛地运用于内科疾病,这充分显示了其临床运用价值,对此笔者有其独特见解。首先从其方剂药物的组成来看,本方重用甘温之熟地,意滋补阴血,填精补髓,又恐草木之力不足,再用血肉有情之品鹿角胶生精补髓,养血助阳,强壮筋骨。二药相伍,于大补阴血之中寓"阴中求阳"之意,使阳气生化有其物质基础,又于温补肾阳中寓"阳中求阴",阴血才能化育有源,以冀阴阳同补,正盛而邪却。"寒者热之",故本方以姜炭、肉桂、麻黄、白芥子等性温之品为辅,其中肉桂辛甘大热,温肾助阳,通利血脉,化气利水,肾阳得此而受温煦,血脉得此而能畅达,津液得此而能气化,不致寒盛血郁痰凝;姜炭入中焦暖脾阳而温煦肌肉,麻黄宣通上焦肺卫使阳气畅达孔窍,且助肉桂温筋而散寒。对方中麻黄、肉桂、姜炭三药的运用,马培之曾云"治之之法,非麻黄不能开其腠理,非肉桂、炮姜不能解其寒凝,此三味虽酷暑不可缺一也。腠理一开,寒凝一解,气血乃行,毒随之消矣"。笔者通过临床验证,确为如此,三药同用取效明显,否则效应不彰。白芥子祛除皮里膜外之痰,正如《本草求真》云:"痰在胁下及皮里膜外,得此辛温以为搜剔,则内外宣通,而无阻隔窠囊留滞之患矣";配伍甘草以调和诸药。整个方剂药性偏温,方中虽重用熟地、鹿角胶,然得姜、桂、芥、麻之宣通,则补而不滞;麻、桂、芥、姜辛热耗散,合用熟地、鹿角胶则宣发而不损气,温阳而不伤阴,配伍严谨,用意精深。其方主治体现在"阳虚寒盛,痰凝瘀滞",从其药物的功效来看,主治的病证较广,皮里、肌肉、血脉、筋骨、脏腑,由内到外,由上到下,凡符合局部阴酸疼痛、或肿、不红、不热、舌质淡、有紫气、苔薄、脉沉细等辨证要点,均为阳和汤的适应证。由此而论,阳和汤的功效当为温阳散寒止痛,化痰散结通脉,填精补养阴血。

1. 萎缩性胃炎

验案:马某,男56岁,教师,南京市人,1987年11月诊。罹患"慢性萎缩性胃炎"3年有余,曾服中药数百剂及西药吗丁啉、维酶素等治疗,得效不显,此次来诊前曾查胃镜为"慢性萎缩性胃炎伴中度肠上皮化生",症见胃脘隐痛,痞胀,喜热饮但不多,纳谷不香,时呕恶,畏寒,四肢清冷,面色萎黄,便溏,日行两次,苔薄白稍腻、舌质淡,脉沉细无力。笔者询得其胃脘隐痛有阴冷感,如冷食滞中,综合归纳为病久中阳亏虚,阴寒内生,寒凝气滞络瘀,湿聚痰生,脾虚及肾,正合阳和汤意,遂化裁以治之。药用熟地10g、鹿角片10g、炮姜6g、炙麻

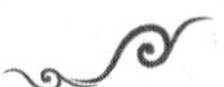

黄 3g、肉桂 3g、白芥子 3g、炙甘草 5g、失笑散 1g、仙鹤草 10g、白花蛇舌草 15g、炒白术 10g，嘱饮食忌辛辣刺激及性凉之品。3 帖药后，胃中冷痛已除，便溏亦无。原方去白芥子调治半月，并以此方增补制膏调服 3 个月。继服参苓白术丸、益气和胃胶囊 1 年，复查胃镜示慢性浅表性胃炎。

按：此案乃慢性萎缩性胃炎，病位虽在胃，但笔者抓住胃脘阴冷疼痛的特点，结合其他症状，认准为阳和汤证，故投之而收卓效。因萎缩性胃炎，病程较长，谨遵“久病入络”之旨，酌加失笑散以活血止痛；胃与脾脏相表里，胃虚脾亦虚，故增炒白术、太子参以健脾益气，乃取气旺则阳生。此外又加白花蛇舌草、仙鹤草以治未病，防其恶变。

2. 类风湿关节炎

验案：王某，女，67 岁，南京六合人，1989 年大暑首诊。患者形瘦体弱，盛夏之时尚着毛衣、毛裤，无汗，面黄无华，由人搀扶来诊，自诉得类风湿关节炎六七年，两手小关节肿胀疼痛，屈伸不能，曾予多方治疗罔效，加之经济不宽，放弃治疗已半年余，此次被家人强行带来求治。畏寒尤以腰下为甚，如坐冷水，除手关节痛外，又增双髋关节疼痛，舌淡胖，脉沉欲绝。查抗链“O”：625U，类风湿因子：阳性。痛程长久，加之中西药大折脾肾之阳，阴寒内盛，寒凝脉阻，不通则痛。笔者反他医之治，不遣虫类搜索，急施阳和温通。药用熟地 24g、鹿角胶 10g、桂枝 6g、麻黄 3g、干姜 5g、当归 12g、茯苓 15g、薏苡仁 30g、甘草 6g、狗脊 12g。患者药服 1 周后，髋关节疼痛、畏寒减轻，原方加白术，调理 2 月病症大除，仅存手小关节稍肿胀，后以大熟地 100g，狗脊 100g，当归 100g、制川草乌各 50g，枸杞子 125g，红花 30g，浸入 3000g 白酒中半个月，每日 75g，分 3 次饮服，病症得瘥，2 年后随访已下地劳作。

按：类风湿关节炎乃属中医“尪痹”之范畴，为疑难病证，中西药治疗均较棘手。笔者揣摩前医之法，另辟新径，投以温阳补血，散寒通滞，活络止痛之阳和汤。以善于通行血脉之桂枝易肉桂，以入脾肾二经之干姜取代姜炭，另加一些健脾、温肾、散寒、通络之品，而得显效，并以温肾补阴、散寒通络、活血止痛之品泡酒调服，使多年顽证向愈。

3. 慢性盆腔炎

验案：南京江宁之杨某，女，38 岁，营业员，1987 年 4 月初诊。患者形体丰腴，10 年里曾 4 次流产，最后一次为半年前。嗣后即觉小腹隐痛不断，且伴腰痛，每次月事延期，量少色紫黯，畏寒，曾在他院明确诊断为盆腔炎，予多种抗生素及外用药物治疗，病证非但不好，反渐次加重，入夜腹痛加重，不能入寐，经他人介绍延请笔者诊治。B 超提示慢性盆腔炎、双侧附件炎。询其症，小腹疼痛，呈阴冷状，入夜尤甚，得热稍舒，伴腰骶部酸坠，四肢清冷，形体虽丰，但畏寒面㿠白，精神委顿不振，察其舌淡胖有紫斑，脉沉细无力。乃肝肾两亏，阳虚寒甚，痰凝血瘀而致。施用温阳散寒，补血通络之阳和汤加炒白芍15g、台乌药15g、艾叶5g、当归10g、阿胶各10g，4帖药后病证明显好转。后以此方稍加出入调治四旬而愈，B超复查子宫、盆腔、附件均正常。

按：此案患者体丰多痰湿，且多次流产致气血两亏，肝肾亦亏，阴虚及阳。复因调理不慎，得感寒邪，更用西药苦寒，加伤阳气，从而阴寒内盛，寒凝经脉，脉气痹阻与痰瘀相结，内蓄于胞宫，致患本病。识辨是证，符合阳和汤所治，故一举中的而愈。因恐阴血亏虚较甚，故加滋补肝肾阴血之阿胶、当归、白芍，并以艾叶、乌药善入胞宫，散寒和络止痛，作引经药。笔者还有许多疾病运用阳和汤的治疗经验，如治疗股骨头无菌性坏死、雷诺病、腰椎间盘突出症、溃疡性结肠炎等，兹不赘述。

六、越鞠丸

出处：《丹溪心法》

组成：苍术、香附、川芎、神曲、栀子。

功能：理气解郁，宽中除满。用于治疗胸脘痞闷，腹中胀满，饮食停滞，嗳气吞酸及郁证。

运用心得：郁者，结聚而不得发越，当升不升，当降不降，当变化而不得变化者也。气郁者，胸胁胀痛，脘腹痞满，脉沉涩；湿郁者，周身酸痛，或关节痛，遇阴寒则发，脉沉细；痰郁者，动则喘，寸中脉弦滑；热郁者，瞀闷，小便赤，脉滑数；血郁，胸胁刺痛，痛有定处；食郁者，嗳酸呕吐，腹饱不能食。气、血、痰、火、食、湿诸郁之中，气郁为主，气郁津液失布可致湿郁、痰郁；气为血帅，气行则血行，气郁则血脉不畅可致血郁；脾胃气机郁滞，腐熟运化失职可致食郁；气郁日久化火可致火郁，正如吴谦所云："然当问何郁病甚，以治气郁为主"（《删补名医方论》）。越鞠丸用香附行气解郁，以治气郁为主；栀子清热除烦，以治火郁；苍术燥湿健脾，以治湿郁；神曲消食，以治食郁。诸郁得解，痰郁亦可消除，故方中不另用化痰药物。全方配伍严谨，集行气、活血、清热、化湿、消食于一方，临床用途广泛。使用时须注意以下几点：①郁证多属实证，然亦有虚证郁滞，越鞠丸虽为实证而设，但只要加减变通，虚证也可运用。如气虚可加太子参、黄芪，阴虚可加百合、麦冬；②栀子其性苦寒，可用于火郁之证，但剂量不宜大，大则苦寒败胃，苦燥伤阴，脾胃虚弱者宜慎用之，一般剂量为5～6g；③越鞠丸治疗六郁，临证尚须加减，气郁可加柴胡、合欢皮、萱草，古人云：萱草忘忧，合欢蠲忿；湿郁偏重加茯苓、厚朴、薏苡仁；食郁偏重加麦芽、山楂；痰郁偏重，加陈皮、半夏、瓜蒌；火郁偏重加黄芩、黄连；若夹寒者，也可加干姜、吴茱萸。

1. 反流性食管炎　反流性食管炎多因情志不畅或饮食失调，劳累过度而发病。上述诸多因素均可导致痰、气、瘀互结于食管，胃之通降受阻，从而出现

吞咽困难，咽中梗阻，胸骨后疼痛或烧灼等感觉，部分患者还有返酸、烧心、呃逆甚至出血等。笔者遇此属气痰热者，施用越鞠丸化裁常能愈之。

验案：汤某，女，59岁，1998年12月20日诊。胃脘胀痛2年余，1998年5月胃镜检查示：反流性食管炎，贲门松弛，Hp感染。近因家事烦恼，心情忧郁，又届天气骤凉，胃脘痞胀加重，恶心欲吐，嗳气频作，胸骨后有烧灼感，泛酸，大便溏，舌红、苔薄黄，脉弦。此病起于七情所伤，肝气郁结，肝木侮土，胃气失和，故胃脘胀痛，恶心欲吐，嗳气频作；脾运失健，饮食不化，故胃纳减少；气郁化火，故舌红苔黄。病属郁证，治当理气开郁，清热化湿。以越鞠丸5g，每日3次，开水送服。服药1周，胃脘胀痛明显减轻，胸骨后烧灼感基本缓解，续服2周诸症皆平。

按：患者年届花甲，中焦脾胃本虚，加之情志不遂，肝胃不和，复感寒凉之气，寒与气结，郁阻于中，胃失和降，气郁日久化火。笔者辨得此证与越鞠丸方证相合，遂投之而效。

2. 慢性浅表性胃炎　慢性浅表性胃炎病程缓慢，可长期反复发作，临床症状表现不规则，多数患者以上腹部胀满或疼痛、恶心、呕吐、嗳气等为主症，及其治疗，在辨证施治的基础上，可适当配合一些辨病用药。如从胃镜直观有黏膜糜烂出血者，可酌加护膜止血之品，如白及、仙鹤草等；从胃动力学方面来认识，存在动力障碍者，可加枳实、青陈皮、莱菔子等行气通降之品。

案例：刘某，女，27岁，香港某大学博士生，1998年11月6日初诊。平素脘部常觉不适，近胃脘痞胀2月，查胃镜示：慢性浅表性胃炎。食后脘痞胀加重，胃纳不馨，嗳气泛酸，口干苦不欲饮，舌红苔薄黄腻，脉弦滑数。患者平素喜啖油腻厚味及辛辣之品，湿热偏盛，恙由饮食不节而起。经云："饮食自倍，肠胃乃伤"。脾胃受损，气机郁滞，运化失健，导致湿热内生。治当清热化湿，开郁和胃。处方：川芎10g、炒苍术10g、厚朴10g、茯苓15g、薏苡仁30g、黄芩10g、香附10g、仙鹤草15g、百合30g、炒谷麦芽各30g、炒白术10g。11月14日二诊，胃胀渐消，食欲增加，黄腻苔已退其半。湿热未尽，原方继服。11月21日三诊，胃胀基本缓解，苔薄微腻，继用香砂六君丸以善其后。

按：患者为在外学生，长期饮食调节不周，且喜食油腻辛辣之品，湿热内生，脾胃运化受碍，气机调节不畅，出现热郁、湿蕴、气滞等病理征象。以越鞠丸化裁治之，使中焦之气畅达，脾健胃和，则湿热无存矣。

3. 更年期综合征　女性更年期综合征是由于性腺发生退行性改变，导致下丘脑-垂体-性腺轴之间的平衡制约关系紊乱，进而出现一系列全身性的病理变化，临床以潮热易汗、心烦、失眠、心悸怔忡、月经不调等为主要表现，中医学将其归属于"脏躁"之范畴。本病与肝、肾二脏关系最密。肝主疏泄，调节一身之气机，肾主一身之阴精，肝肾失于调节则又可出现气机与水液代谢障碍之病患。常表现为气郁、痰凝、阴血不足等病理特征。因此,更年期综合征表现为气郁为主均可使用越鞠丸增损治之。

验案:魏某,女,48岁,常州人,1994年9月21日诊。一年来心中懊恼,脘腹痞胀,烦躁易怒,膈上如焚,口苦,夜寐不安,舌紫黯,脉细涩。曾求医于苏、沪数家大医院,服中西药物多种,疗效平平,细询病因,恙起于郁怒之后,肝气失调,气郁化火,横逆犯胃,导致胃气不和。认为宜肝胃同治,选越鞠丸加减。处方:醋柴胡6g,制香附、山栀、川芎各10g,红花6g,大贝母10g,百合20g,炒苍术、炒六曲、合欢皮各10g,萱草15g,服药5帖后,心中懊侬、脘腹痞胀减轻,胸膈如焚基本缓解,继续服药1个月,病情明显好转出院。

按:此案例乃情志所为,郁怒伤肝,肝失疏泄,气机郁滞,郁久化火,横逆犯中,脾胃受损,脾失健运,胃失和降。笔者施越鞠丸添疏肝开郁之品得效。

七、四磨汤

出处:出自《济生方》。

组成:人参、槟榔、沉香、乌药。

功能:主治七情所伤、肝郁气滞、肝胃不和之胃痛、痞满、呕吐、呃逆;或因情志不遂,肝郁气逆,肺气不降所致的胸膈烦闷、上气喘急;或治气机郁滞,腑气不通之便秘、腹痛等。运用心得:方中沉香顺气降逆以平喘;槟榔行气化滞以除满;正如《医方集解》所说:“槟榔性如铁石,沉香入水独沉,故皆能下降。”乌药行气疏肝以解郁,三药相配,顺气破结,使烦闷解、逆气平、痞满除。然气为人身之宝,破气之品,每易耗损正气,故又用人参益气扶正,使郁结之气散而正气不伤,诸证平而无遗患。张秉成曾在《成方便读》一书中指出:“大抵此方所治,皆为忧愁思怒得之者多。因思则气结,怒则气上,忧愁不已,气多厥逆,故为上气喘急,烦闷不食等证。然气之所逆者,实也。实者泻之,故以槟榔、沉香之破气快膈、峻利之品,可升可降者,以之为君。而以乌药之宜行十二经气分者助之。其所以致气之逆者,虚也。若元气充足,经脉流行,何有前证?故以人参辅其不逮,否则气暂降而郁暂开,不久又闭矣。是古人每相须而行之。”由此而知,本方的主要功能是行气降逆,宽胸散结,消积导滞,兼以益气。四磨汤治实防虚,邪正兼顾,气实气滞可用,气虚气滞亦可用,关键是人参的用量要把握好,临证应用重在辨证而非辨病,要紧紧抓住气滞、气逆这一病机关键,并根据证之兼夹变化,随证加减,灵活运用。若气虚明显者,可加黄芪、山药、白术等益气健脾之品;若正气不虚者,可少用人参,加枳壳、木香等;夹湿者,加苍术、厚朴;夹食积者,加莱菔子、鸡内金、山楂等;气郁化热者,加黄连、黄芩,气滞血瘀者,加当归、丹参、川芎;大便秘结不通者,酌加大黄、枳实、芒硝;若夹痰热者,加瓜蒌皮、冬瓜子、贝母。

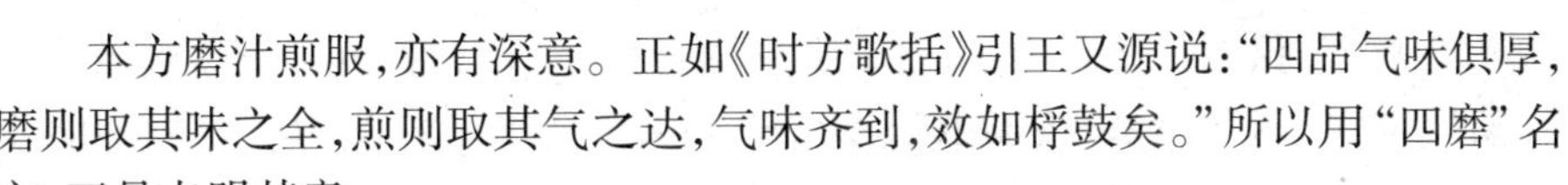

本方磨汁煎服，亦有深意。正如《时方歌括》引王又源说："四品气味俱厚，磨则取其味之全，煎则取其气之达，气味齐到，效如桴鼓矣。"所以用"四磨"名方，正是点明其意。

应用本方，病变部位以腹部、胸部为主；症状以胀、痛、喘、秘等为特点；病机以气滞、气逆、气阻为关键，无论虚实均可用之，用药应根据病证兼夹把握剂量与配伍。

1. 功能性消化不良（FD）　FD临床主要表现为上腹痞满或胀痛、嗳气、早饱、烧心、呕吐等症状，多因气滞郁结、胃失和降所致。对此病人，笔者常用本方，屡屡获效。

验案：邬某，女，46岁，教师，南京江宁人，1993年10月20日诊。有上腹胀病史10余年，多次检查胃镜，均诊断为"慢性浅表性胃炎"，多方求医，病情均未见明显好转，甚为痛苦。刻诊：脘腹胀满，按之如鼓，难以忍受，食后加重，嗳气频频，时作呕吐，消瘦乏力，面色少华，饮食量少，大便不爽，日行2～3次，舌质淡紫，苔薄腻，脉细弦。证属气滞中阻，胃气上逆，兼有正虚。治当顺气降逆，佐以健脾益气。药用：党参10g、白术12g、乌药、槟榔各10g、沉香3g（后下）、枳壳10g、茯苓15g、陈皮6g，当归10g、丹参10g、莱菔子15g。服药7剂，矢气频多，腹胀明显减轻，呕吐已止，唯大便偏稀，每日1～2次，纳谷仍少，笔者以前方去槟榔、沉香，加山药、建曲，调治3个月而病缓。

按：患者以脘腹胀满如鼓、食后加重、嗳气呕吐为主诉，是因中焦气郁，升降失常，逆而不降所致，即《内经》所云："浊气在上，则生䐜胀"气机不畅，肠失传导，则大便不爽。胃疾多年，久必伤正，脾运不健，生化乏源，则面色少华、消瘦乏力。前医治疗皆为柴胡之辈，取效甚微。笔者则抓住胀、吐这一气滞、气逆病机特点，急以槟榔、沉香、乌药、枳壳、陈皮、莱菔子理气降逆，通降胃气治其标；党参、白术、茯苓等扶助正气顾其本，且防理气辛香太过，耗伤正气；当归、丹参养血活血。服药7剂后，矢气频多，胀减吐止，此为胃气已和，气机通畅之象，去槟榔、沉香，乃理气破气之品不宜多用、久用，中病即止；加山药、建曲以加强健脾和胃之功。临诊时要知常达变，才能出奇制胜。

2. 喘证　古人云："左右者，阴阳之道也"。肝气自左而升，则木气条达，肺气自右而降，则金气清肃，左右升降，枢机自和。设有怫郁，肝气上逆于肺，肺气不得肃降，气机闭阻，升多降少，则气逆而喘。此即《医学入门·喘》所说"惊忧气郁，惕惕闷闷，引息鼻张气喘，呼吸急促而无痰声"之类。遇此病人，多用四磨汤化裁以开郁降逆平喘。

验案：杨某，男，72岁，退休干部，南京人。1998年5月7日诊。近月来，自觉气喘稍咳，动则尤甚，面色乏华，不思纳谷，胸胁胀闷，胸透及全胸片、心电图检查，发现左侧胸腔中等积液，心电图正常。患者拒绝住院。察其苔白腻，舌质有紫斑，脉弦。笔者辨为肝肺不调，饮停胁下，治以四磨汤合葶苈大枣泻肺汤加味，药施白参 5g、槟榔 10g、葶苈子 15g，乌药 10g、枳实 10g、桔梗 10g、沉香 3g、法半夏 10g，泽泻 30g、生甘草 5g、大枣 7 枚。药用 3 天后，气喘明显减轻，咳嗽止，胸闷亦缓。上方有效，继服 1 周，复查 B 超示：左侧尚有少量积液。再诊时以原方去槟榔，加薏苡仁 30g、炒白术 10g，共服半月而愈。

按：喘虽在肺，但与肝有不可分割的联系，这一点容易被人们所忽视，往往是在一味治肺无效的情况下，才被想起，易错过最佳的治疗时机。此例虽为咳喘之证，饮邪为患，然从其证候而见，胁为肝经所属，且脉象为弦。所以一改常法，以疏理肝肺，调节升降，施以四磨合葶苈大枣而收效。临床实践中若兼见胸闷胸痛，加瓜蒌、薤白；伴心悸失眠者，加百合、合欢皮、酸枣仁、远志；舌苔黄腻口苦者，加黄芩、石菖蒲、胆南星等；舌苔白腻者，加苍术、厚朴。对临证加减不能教条式地套用书本，同一治法下有诸多药物可用，究竟选哪味，应针对兼证，联系主证，照顾体质，结合药物的功效，精心选择，切不可信手拈来。

3. 不全性肠梗阻　肠梗阻临床以痛、呕、胀、闭为特点，属中医学“关格”、“肠结”范畴。病在肠腑，以气机阻滞，闭塞不通为其病理基础。六腑以通为用，故治宜通腑攻下，因势利导，排出积滞，解除梗阻。笔者常以四磨汤合承气同用。本病发病急，病程短，大多正气不虚，故笔者用四磨汤时，多去人参，加枳实、大黄、芒硝等加强峻下通里之力。但对于老年或术后并发肠梗阻者，往往正气已虚，则要进一步辨清气虚、血虚、阴虚、阳虚分别佐以补气、养血、滋阴、温阳。对于肠梗阻用四磨汤，笔者这样认为，梗阻是气不通而积不行，只有行气导滞，荡涤腑中有形，通其不通是通也。若气虚无力不通，则应加强补气助其通。

4. 肠易激综合征（IBS）　IBS 常表现为腹痛、腹泻、大便急迫不尽感、便秘或便秘与腹泻交替、腹胀、腹鸣及矢气等，根据其症状表现将其分为腹泻型、便秘型及腹痛型。前者不宜用本方治疗，后两者，特别是便秘型运用四磨汤疗效显著。

案例：王某，女，57 岁，工人，南京市人，1991 年 3 月 4 日诊。患者大便秘结 2 年余，在外院查纤维结肠镜、钡剂灌肠等检查未发现异常而诊断为 IBS，常服果导、便塞停等，起始有效，而后渐渐效差，遂来求中医诊治。临床表现为大便干结如羊屎，三四日一行，腹胀腹痛，便后缓解，时有嗳气，舌质红，苔薄黄，脉弦。证属气滞郁结，肠失传导，腑气不通。治宜顺气行滞。四磨汤去人参，加枳实、生大黄、决明子、黄芩、莱菔子，并嘱患者多食蔬菜、杂粮，多饮水，每日散步半小时，每天早晚腹部按摩 2 次。经过 1 周的治疗，大便通畅，每日 1 次，腹部尚适，继以四磨汤成药调治而愈。

按：大便干结，属中医学“便秘”范畴。患者会计职业，平时久坐少动，易致

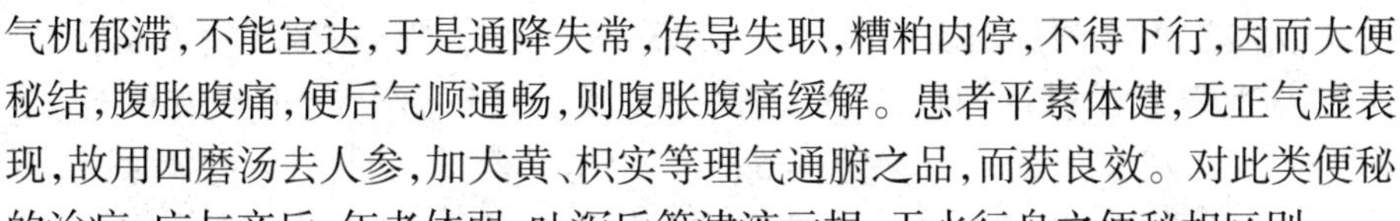

气机郁滞，不能宣达，于是通降失常，传导失职，糟粕内停，不得下行，因而大便秘结，腹胀腹痛，便后气顺通畅，则腹胀腹痛缓解。患者平素体健，无正气虚表现，故用四磨汤去人参，加大黄、枳实等理气通腑之品，而获良效。对此类便秘的治疗，应与产后、年老体弱、吐泻后等津液亏损、无水行舟之便秘相区别。

另外，妇科一些疾病如盆腔炎、附件炎，症见两少腹或小腹胀痛不适，带下较多，大便偏干者，笔者也常选用四磨汤加川楝子、延胡索、橘核、小茴香、刘寄奴、败酱草等治疗，效果显著。

八、苓桂术甘汤

出处：《金匮要略》。

组成：茯苓、桂枝、白术、甘草。

功能：中阳不足之痰饮。胸胁支满，目眩心悸，短气而咳，舌苔白滑，脉弦滑或沉紧。

运用心得：笔者基于仲景之论，综合各家之识，参入自己经验，将本方的适应证候定位于上、中、下三焦，脏腑体现为肺、脾、肾，其重点在中焦脾胃，病本为气虚阳虚，病标为痰饮。总的病机为中焦脾胃虚弱，涉及肺肾，运化制约水液失调，三焦失渎，水液内停，为饮成痰，致生百病。

认为痰饮为阴寒之邪，可流浸人体各处，饮停中焦则恶心，呕吐，胃中辘辘，脘痞胀闷，不思纳谷；上蒙清窍则见眩晕，头痛，耳闭或耳流黄水，鼻流浊涕，视物不清，健忘，失眠等；上逆胸肺则胸胁支满，或咳，或喘，咯痰许多；饮泛凌心可致心悸怔忡，胸痹疼痛；饮停肠间则肠鸣辘辘有声，便泻稀水或夹黏液；流注于脉络，为周身痹酸疼痛，畏寒，四肢重着，浮肿，汗出异常等；浸注下焦则阴囊潮湿，阳痿，早泄，妇女带下，痛经，小便不利等。总之，凡是痰饮所致病证，均可运用苓桂术甘汤治之。然所有病证都必须符合三焦气化不利，水液失调，痰饮内停之基本病机，并有“舌质淡、舌苔薄白腻或白而水滑，脉沉细”之证候符点。

1. 胃下垂

验案：范某，女，38岁，纺织工人，1991年9月5日诊。患者素体瘦弱，婚后育一女，小产两次。近两年来由于工厂经常加班，站立过久，常觉脘部痞胀疼痛，食后尤甚，胃中时辘辘作声，泛恶清涎，卧后稍舒，然工种限制，不得休息，症情日渐加重，形体羸瘦，脘痛日甚，终至休工。经上消化道X线钡餐造影摄片检查：胃小弯下角切迹下垂于髂骨连线下4cm，提示中重度胃下垂，肝功能正常，前医曾予大剂补中益气汤而罔效，今来吾处诊治。刻下患者面色㿠白，体单形瘦，大便溏薄，日行一二次，肢冷背寒。笔者察其舌淡体瘦，苔薄白而水滑，脉细沉无力。辨为禀赋虚弱，加之小产更损肾元，长久站立，饮食失节，劳伤其中焦之脾气，胃肌薄弱，和降失司，水湿内停为饮，阻遏中阳。笔者立其论、随其法，择苓桂术甘汤加味，处方：茯苓20g、白术15g、川桂枝10g、甘草6g、葛根15g、炙升麻10g、枳壳20g、陈皮6g、党参10g。药进1周，来诉脘痛大减，不泛恶，便溏亦干。方药对渠，更进半月，脘痞疼痛得除，肢冷背寒亦去，脉来比前有力。后以苓桂术甘汤合补中益气汤加枳壳、葛根调理两月余，面颧渐次红润，纳佳便调，神旺体增，比治前增加2.5kg。入冬再以上方为基础，适加平补气血阴阳之品制膏调理百日，复查上消化道钡餐造影摄片，见胃小弯下角切迹平髂骨连线，提示轻度胃下垂，停药嘱其休养。

按：从此案胃下垂表现的临床症状论，当属痰饮所为，患者禀赋亏乏，加之小产肾元又损，不得充实后天之本，且又站立过久，耗伤中焦之气血，胃体濡养不能，而成胃缓之证。中焦脾虚，胃失和降，不得健运，水湿不化，停聚而成痰饮，更遏中阳，不得温煦，治当温阳化饮，补益中气。方遣苓桂术甘汤温化水饮，以振脾阳，更加葛根升阳益胃以助提举之力，炙升麻以提下陷之气，配用枳壳，以调升降出入之气机，寓降于升，近代药理研究，枳壳有调理平滑肌松弛之功能，再则枳壳配白术理同枳术丸，对脾虚之痞满证有很好的疗效。

2. 梅尼埃病

验案：施某，女，42岁，公司职员，1992年3月28日诊。患者有慢性腹泻病史2年，平日喜甜食，常有头眩、身重、疲乏无力症状。近周来因疲劳过度，而突发眩晕，忽忽耳闭，头重如蒙，倦卧畏寒，而不能动弹，恶心呕吐痰涎，动则呕甚，胸闷纳呆，两手作麻，周身肉瞤，按摩不解，不得安寐，经他院检查，诊断为梅尼埃病，投眩晕停及静脉滴注葡萄糖等，见效鲜寡，故延余诊治。察其脉濡，舌苔白水滑，舌质淡胖。素体脾虚，复因劳倦加损中阳，水湿不化，停蓄为饮，饮邪上犯蒙闭清窍而病眩晕，施苓桂术甘汤加泽泻40g、煨葛根15g、石菖蒲(杵)12g、生姜2片。3剂药后耳闭无，呕恶除，肉瞤息，能坐起，仍觉头晕，便溏日行二三次，上方加炒薏苡仁30g、荷叶10g，更进3帖。晕解大半，便调，纳开，精神好转，施药得效。原方再用半月而病愈，后以百合、山药作膳调理，随访1年未发。

按：梅尼埃病又称内耳眩晕病，西医学认为是由于耳膜迷路水肿所引起的以自身或周围景物旋转性平衡感觉失常为主要和突出症状的疾病，属中医之眩晕证。此案患者素有腹泻病史，中焦脾土本虚，加之劳倦，益损中焦，致得运化不力，水湿内停，聚合成饮。饮为阴邪，困遏中阳，不得升清，浊阴反逆，上蒙清窍，患成眩晕。脾主四肢肌肉，脾气本虚，脾阳又遏，不得温润濡养，则可见肢麻肉瞤。根据舌淡胖、苔白水滑，脉濡之临床特征，处以苓桂术甘汤加泽泻降泄湿浊以去上蒙之因，又泽泻配白术名为泽泻汤专治支饮眩晕，《金匮要略》曰："心下有支饮，其人苦冒眩，泽泻汤主之"，治疗内耳眩晕必用泽泻，用量亦

可不拘常规，一般用量在30～50g，甚至更大，无伤阴之弊。再加葛根、菖蒲以升发阳气，化湿除浊，通利清窍。诸药同用则中土脾健，湿去饮除，脾阳得张，清气得升而眩晕自止。

九、桃核承气汤

出处：张仲景《伤寒论》。

组成：桃仁、大黄、桂枝、芒硝、甘草。

功能：治疗邪在太阳不解，传入下焦，瘀热互结所致下焦蓄血证。症见少腹急结，其人如狂，小便自利，甚则谵语烦渴，至夜发热等，经后人拓展，亦运用于妇科疾患等。

运用心得：只要符合瘀热互结病理机制，无论病在下焦，还是在中上焦，均可运用本方。

在应用本方时，首先要阐明其运用病证的病理机制，无论外因，还是内因，导致瘀热互结内阻者，均是桃核承气汤证的范围。然瘀热互结所致证候复杂多样，临证时应掌握“其人夜热早凉，口渴不多饮，大便干结，舌质红绛，舌下脉络增粗、延伸、扭曲，脉细数”之辨证要点。其中“小便自利”一症，自仲景以下，历代医家均将之视为其辨证要点之一，而这仅是仲景在“太阳病篇”中为区别“蓄水证”而列，设想如瘀热互结于下焦膀胱，小便必不自利，因而“小便自利”不应视其为辨证要点，而“蓄血证”和“蓄水证”，一个病在血分、一个病在气分，临证不难鉴别。

笔者在强调本方应用的辨证要点同时，还对方中用药作了深入研究。认为桃仁善入心、肝、肺、大肠经，既能破血祛瘀，又可止咳下气，润肠通便，大黄入脾、胃、大肠、肝、心经，具攻下瘀结，荡涤热邪之功，二药共为主药，“瘀”、“热”并治，通理三焦；桂枝通行三焦血脉，以助大黄、桃仁逐除瘀热，芒硝软坚散结，助大黄通便泄热，泻下祛瘀为辅；炙甘草为佐使。全方不但能驱逐小腹之瘀血，且具有通理上、中、下三焦瘀热互结之功，所以本方临床运用十分广泛。

1. 头面部疾患　瘀热互结上冲所致的头痛、头晕、头部疖肿、目赤面红、齿龈肿痛等，伴大便干秘、夜间潮热、舌红绛或有瘀点、苔黄、脉滑数者，则可施用桃核承气汤，取其降气泻下，釜底抽薪之功，导引瘀热下行，以平上逆之势，笔者常在本方基础方再加丹皮、山栀凉血清热，取数甚捷。

验案：1992年6月笔者下乡义诊时，遇得李姓农民，男，患急性牙周脓肿，经排脓及抗生素等治疗，牙龈肿痛依然，且低热，笔者观其舌红，苔黄，舌下脉络增粗、扭曲，脉滑数，患者诉四日未便，腹胀，不思纳谷。齿龈为胃经所络也，遂用桃核承气汤加土牛膝30g、丹皮12g、白芷10g以清泄胃肠积热，药投周日而愈。

按:急性牙周脓肿乃热毒所患,齿龈乃胃经所络,热毒循经侵扰胃腑,致使胃热壅盛。胃乃多气多血之腑,投桃核承气以降泄热毒,佐以土牛膝、丹皮、白芷清热解毒消痛,使其热毒由下而解,胃腑得安,故邪无循经上扰。

2. 胃肠疾患　瘀热互结滞留于中,得见脘腹急结,或痛势较甚,呕吐咖啡样物,或见痞胀不舒,烦渴引饮,不能纳谷,大便秘结不解,或解便黑如栗状,夜热早凉,寐差,小溲自利色黄,苔薄黄、舌质红绛,脉细滑数等。用桃核承气汤化裁治之。

验案:马翁,60岁,南通人,1962年处暑首诊。乃因罹患肠伤寒在当地医院予抗生素治疗,其身热虽退,然便下紫黑色稀便数百毫升,神志渐次昏糊,因家中经济拮据,回家准备后事,适逢笔者回乡,遂请诊治。察得面色萎黄,神志昏迷,腹满按之坚硬,干呕无物,舌质红绛,苔灰黑无津,便干结四五日不解,寸口沉细有力。脉证合参,合仲景"蓄血证"。投桃核承气汤减桂枝量,加仙鹤草40g、京菖蒲12g、三七6g。1帖药后,得下紫黑色便约半便桶,腹满坚硬旋即解除,翌日神志转清,病家大喜,后以半剂桃核承气加芦根100g、西洋参3g(另煎兑冲),3天病愈大半,再以归芍六君调理半月而瘳,半年后随访已下地农作。

按:20世纪50~60年代,肠伤寒的死亡率较高,主要死于肠伤寒并发症——肠出血。此案例病症较重,已入膏肓,辨证得之肯綮,果断施用桃核承气加减以祛瘀泄热,安抚神窍,寓祛瘀生新之意。药后瘀阻之废血遂下,邪随之而解,而收起死回生之功。

3. 妇科疾患　亦常以桃核承气汤施治于瘀热所致的月经不调、经闭、痛经、带下、少腹痛等妇科病证。如瘀血重者可酌加莪术、红花等;郁热重者可加丹皮、山栀、薄荷等;兼有肝气郁滞者可选香附、乌药、木香、佛手等;如少腹坚满疼痛,喘胀难忍者,可少加水蛭、九香虫、地鳖虫、黑白二丑等以逐瘀下泻,但须中病即止,不可贪功。

验案:王某,女,38岁,南京人,1991年8月　23日诊。因患"急性盆腔炎",而见少腹拘急疼痛,牵及腰脊部,入夜尤甚,苔黄,舌有紫气,脉滑数。系肝经血热蓄积,经脉瘀阻不通,治拟清解血热,和络止痛,故予本方加乌药、红藤、山慈菇等。服后1周,病证大解。再服7帖而愈。

按:女子以肝为先天。肝体阴而用阳,藏血,少腹乃肝经所过之处。邪热侵袭,肝经受之,血与热结蓄于下焦,经脉瘀阻不通而痛,此案病机为瘀热互结,治用桃核承气汤清泻瘀热之邪,使肝经不受侵扰,络脉和而痛自止。再添红藤、山慈菇以加强清解热毒之功。

4. 肾系疾患　肾系位处下焦,符合蓄血证所阐明的发病部位,所以肾系疾病中属于瘀热互结证较多,如肾、输尿管、膀胱的疾病以及前列腺疾病、乳糜尿等,大凡伴有少腹急结或大便干结、不爽,夜热早凉,苔黄,舌绛有紫气,脉细

弦滑数者，均可作瘀热论治，遣用桃核承气汤。如小便不利者可酌加清利通导之品，尿血者可选配凉血止血之药等。

验案：李某，男，65岁，淮阴人，1987年5月诊。患乳糜尿病10余年，历经多方多药治疗均未控制。来诊时诉尿下膏脂夹有紫血块，溲前小腹拘急疼痛，形体消瘦，午后及夜晚有低热，大便干结，三四日一行，夜寐不实，口干不欲饮，查尿：乳糜试验强阳性，诊断为乳糜血尿，初以归芍六君合小蓟饮子不效，后察舌质红绛，舌下脉络增粗扭曲明显，脉细数而小滑。思从"蓄血证"而治，遂投挑核承气汤加路路通、大小蓟、穿山甲。3帖药后，便下三四次，少腹拘急疼痛得缓，尿中已无血块。前方有效，减桂枝、芒硝量加当归、薏苡仁继投7天，病证向愈。继以1/3量大黄䗪虫丸合补中益气丸调理半年，两年后随访，病证未作。

按：此案例"乳糜尿"病已10年有余，古人云　"病久入络"，从其临床症状而言，亦有瘀象。扼其证候要点，将其归为蓄血范畴，施以桃核承气祛瘀泻下，使其瘀消血循归经，不止血而乳糜尿自止。

十、礞石滚痰丸

出处：出自《玉机微义》。

组成：青礞石（煅）、沉香、黄芩、大黄。

功能：为实热老痰所致千般怪证而设，此方经后世众多医家的进一步阐发和临床验证，运用于癫、狂、惊、悸、怔忡、昏迷、咳喘、胸脘痞闷、眩晕、呕恶等一系列实热老痰所致的病证。

运用心得：临床以"大便秘结，苔黄厚而垢腻，脉滑实或数"为辨证要点，用之无不取效。礞石滚痰丸为王隐君所创，本方专治实热老痰为病。方中以硝煅青礞石为君药，取其金石之品燥悍重坠之性，善能攻逐陈积伏匿之老痰；大黄号为"将军之药"，走而不守，通腑泄热，开痰下火为臣，此案用之甚为妥当；黄芩苦寒泻热为佐；所谓"治痰先治气，气顺痰自清"，沉香降气化痰，芳香开窍。笔者轻用沉香2g为药引，不可多用，多用易耗气伤津，也易引起患者服药时呕吐。二陈汤为治痰通用之方，通过合理加减配伍可治一切痰证。《医方集解》中云："治痰通用二陈"。与礞石滚痰汤合亦用可消实火顽痰。运用礞石滚痰丸时，无论是新病、久病，还是疑、难、杂、重、顽、怪等症，只要认证准确，抓住"大便秘结，苔黄厚垢腻，脉滑实"为其要点，均可施用，不必瞻前顾后。然丸中大黄、礞石、沉香性趋下泻，运用以大便日行二三次为度，不可过量，中病即止，以防下泄太过而伤正。服用此药时可适量饮用米汤，以顾护脾胃。此外，凡体弱、年高、小儿、气血亏虚者应慎用，正如虞抟所云"滚痰丸止可投之于形气壮实，痰积胶固为病者，若气体虚弱之人，决不可轻用也。"但若认为病情确须礞石滚痰为治，可酌情伍用扶正之品。

验案：患者为中年男性，有“精神分裂症”病史，神情紧张，言行异于常人，症见口干口苦，大便干结，数日1行，舌红苔黄腻，脉滑数有力，证属痰热腑实证。笔者以礞石滚痰汤治之，获得良效。

患者顾某，男，36岁，南京人，未婚。

首诊2012年1月23日，主因“胃脘胀满不适1月余”就诊，刻下：食后脘胀，疼痛不显，伴有嗳气，嘈杂，口干口苦，口有异味，大便干结，甚则如粒状，3~4日1行，形体肥胖，舌暗红，苔黄厚腻，脉滑数而有力。另患者有“精神分裂症”病史，其母亲陪其就诊。就诊时神情紧张，急躁，多疑焦虑，眼神恍惚，言行异于常人，尚能与人正常沟通。胃镜检查示：糜烂性胃炎。西医诊断：糜烂性胃炎，精神分裂症。中医诊断：胃痞，辨证属痰热互阻，腑实不通。治当泻火逐痰，通腑泄浊。方选“礞石滚痰丸合二陈汤”酌加理气润肠通便之品，方药如下：

青礞石15g（先煎）	制大黄10g	黄芩10g	沉香2g（后下）
陈皮6g	法半夏6g	茯苓12g	大贝6g
杏仁10g	槟榔10g	莱菔子15g	佛手5g
南沙参12g			

7剂，水煎服。

二诊2013年1月30日，药后尚合，食后脘胀，大便仍不通畅，舌脉同前，原方去陈皮，加决明子15g润肠通便。

2013年2月26日复诊，药后尚合，食后脘胀、嗳气、嘈杂、口干均好转，大便不通较前好转，2~3日1行，舌暗红，苔黄厚腻渐化，脉滑数而有力。原法继进：去佛手，太子参易南沙参。

青礞石15g（先煎）	制大黄10g	黄芩10g	沉香2g（后下）
茯苓12g	法半夏6g	大贝6g	麦冬15g
槟榔10g	莱菔子15g	决明子15g	太子参10g

2013年3月22日　复诊，药后尚合，胃脘不适明显缓解，大便1~2日一行，有时偏干，欠通畅，厚腻苔已化。去沉香、茯苓、麦冬，加火麻仁、桃仁、肉苁蓉润肠通便。

太子参10g	青礞石15g（先煎）	制大黄10g	黄芩10g
法半夏6g	大贝6g	槟榔10g	莱菔子15g
决明子15g	火麻仁10g	桃仁10g	肉苁蓉10g

后患者多次来笔者门诊复诊，随症加减用药，诸症皆好转，精神状态大有改观，其老母亲非常感激。并与患者详细沟通，消除其疑虑，就诊时也多予照顾，鼓励其独立生活，多与人交流。

按：本案患者素有精神疾患，望其神色形态，闻其言语，观其举止，的确有异于常人。古语有云“望而知之，谓之神，闻而知之，谓之圣”。可见望诊、闻诊对中医诊断的重要性。笔者在临证中常常向我们强调这一点，仔细观察病人，可以大体知道患者病情，以及生活状态，心理，阅历等。这些对诊断治病都是很有帮助的，确为经验之谈。本例患者食入则胀，嗳气，嘈杂，大便干结难解，口干口臭，此为腑气不通所致。六腑以通为用，《素问·五脏别论》云："六腑者，传化物而不藏，故实而不能满"。"浊气在上，则生䐜胀"。腑气不通，则浊阴不降，酿生痰浊，郁而化热。舌暗红，苔黄厚腻，脉滑数有力，皆是痰热腑实的征象。中医有"怪病多由痰作祟"。"痰"既是一种病理产物，有可以是致病因素。本按患者"精神分裂症"，中医上讲，是由于痰浊内阻，上蒙清窍，痰火攻心，扰乱心神所致。治疗本案，当以泻火逐痰，通腑泄浊同用。

槟榔、莱菔子、杏仁、桃仁、火麻仁、肉苁蓉、决明子皆是行气润肠通便之药，配合大黄可增强通腑之力。且莱菔子、杏仁、桃仁还有化痰之功。大贝母有化痰散结，制酸护膜之功。南沙参有益气养阴，化痰止咳之效，养阴而不恋邪，化痰而不伤阴。二药与大队清热泻火，燥湿化痰之药同用，可以缓解其燥烈之性，防其戕伐阴津，保护胃气。本案中后来加入太子参、麦冬益气养阴之品，也是意在养阴而不恋邪，化痰而不伤阴，其精妙之处，全在配伍中。

十一、真人养脏汤

出处：《太平惠民和剂局方》。

组成：人参、当归、白术、肉豆蔻、肉桂、炙甘草、白芍、木香、诃子、罂粟壳。

功能：主治大人小儿肠胃虚弱之泻痢、腹痛病证。

运用心得：须从方剂的组成来认识、理解真人养脏汤。方中以人参、白术、甘草甘温益气，健脾补中为主；辅以辛热之肉桂、肉豆蔻温肾阳，暖脾土，散寒止痛，合主药以健脾益肾，温运中土，肉豆蔻的主要功用为温中行气止痛，正如《本草经疏》中云"肉豆蔻辛味能散能消，温气能和中通畅，其气芬芳，香气先入脾，脾主消化，温和而辛香，故开胃，胃喜暖故也"，如煨用则兼涩肠止泻之用；诃子、罂粟壳酸涩，具涩肠止泻、敛肺止咳、温收止痛作用，合人参、白术、肉桂、肉豆蔻既能温中益肾而止泻痢，健脾补肾敛肺而治久咳，又可温运中阳而治冷痛；当归以温养阴血；白芍性凉柔肝养血和阴，配甘草有酸甘缓急止痛之用，又可兼制肉豆蔻、肉桂之辛温火热之弊，木香具醒脾和胃理气助运，既与肉豆蔻相合，理中暖痛，又能佐制酸涩之品碍滞。诸药共用，具有温中益肾、理气止痛、固涩止脱之功，主治肺脾肾阳虚所致的咳喘、泻痢、滑脱等病症，以"腰膝酸冷，畏寒肢凉，舌淡苔薄白，脉细沉无力"为其辨证要点。

1. 滑脱症　真人养脏汤所治滑脱症，除久泻久痢不止之外，还应包括带下滑脱不禁、滑精、冷汗不禁等，凡符合脾肾阳虚之辨证要点，均可施用本方，尤其对于久病带下证，用之如神。带下日久不愈，其湿热之邪尽去而成脾肾阳虚之候，得见带下频多，质稀色白，无味，伴见面黄或皖白无华，腰膝酸冷，手足不温，畏寒，舌淡胖或见齿印，脉沉细无力等症。笔者遇之即施真人养脏无疑，此外凡治脾肾阳虚之带下证，必用白果、鹿角霜。白果乃止带之圣品，鹿角则加强温肾助阳之力，用霜以收敛。

验案：少妇王某，安徽滁州市郊农民，1985年初春来诊。两年前因人流后，即得带下频多，起始色黄味腥，腰酸，经多次反复口服、静脉、肌内及宫内运用多种抗生素，时好时作，自觉精神乏弱，腰膝酸冷，加之年前做生意，劳作过度，复感寒邪，致患带下频多，质稀无味，每日用纸二三刀，畏寒，不愿在当地再诊，故来宁，适逢笔者坐诊。询得腹痛隐隐，得温稍舒，手足清冷，面黄形瘦，语言低弱无力，着衣较他人多，便溏日2次，舌质淡而边有齿印，脉沉细无力。笔者即诊为“脾肾阳虚带下”，急施真人养脏汤加山药30g、白果30g、鹿角霜10g。3帖，嘱住宁几天，以观药后情况。药服3天，病人面有笑容，诉腹痛已除，便溏亦干，带下明显减少，日用纸一刀，药已中鹄，再施3帖，回家以原方裁罂粟、诃子，继服1个月而病愈，后以白果、莲子调理至夏季。1年后随夫做生意来宁，身体康健。

2. 咳喘　用真人养脏汤治疗老人咳喘，取效亦佳。咳喘如见胸闷气憋，呼多吸少，动则喘甚，冷汗均出，四肢不温，畏寒神怯，小便清长或便溏，舌淡而胖嫩，脉象微细无力者，当属脾肾阳虚之喘证。虚喘应敛，每用真人养脏加减而收效，但不可壅补太过。

验案：朱某，男，年逾花甲，1981年1月30日诊。有“慢性支气管炎、肺气肿、肺心病，心功能不全、前列腺增生”等病史10余年。此次病发咳喘已月余，口服阿莫西林、氯喘、氨茶碱、桂龙咳喘宁等取效不显，用舒喘灵喷雾剂仅得效一时，故来诊要求服用中药。询其喘不得平卧，喘甚额出冷汗，咯痰不多，呼多吸少，畏寒肢冷，怀揣两热水袋仍不解其冷意，面色皖白，心悸不甚，形瘦，小溲清长，便溏，日行二三次，以清晨为多，舌淡胖边有齿印且有紫气，脉沉细而弱。病证符合“咳喘”范畴，乃肺病日久，脾肾受累，长期而肺、脾、肾三脏俱虚，阳虚生寒，肺失宣肃，肾不纳气，故而投以真人养脏汤加百合30g、紫河车30g、补骨脂10g，以通补肺、脾、肾三脏之阳气，便得阳旺寒却、气充而喘平。经用上方1周，病证大减，去罂粟再服半月。后以冬虫夏草、蛤蚧、红参以1∶5∶4的比例制成胶囊，每粒重0.4g，每服3粒，1日3次，合以金匮肾气丸服用半年，随访翌年冬季未作。

十二、当归四逆汤

出处：《伤寒论·辨厥阴病脉证并治》

组成：当归、桂枝、芍药、细辛、通草、大枣、炙甘草。

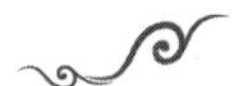

功能：血虚寒凝脉痹之手足厥寒，脉细欲绝者。现多用于神经根炎、血栓闭塞性脉管炎、坐骨神经痛、肌肉萎缩、小儿麻痹、冻疮等。

运用心得：当归四逆散中用当归甘温补血养血，是温补心肝阴血之要药。成无己云："凡通血脉者，必先补心益血"，从方中以当归命名来看，足以说明当归在此方中的重要地位，即是针对心肝血虚之"本"；辅以芍药甘凉以益阴和营，桂枝辛温入心经宣通心阳，鼓舞血行，温经通脉以祛经脉中客留之寒邪，而使脉通血行，芍药配桂枝内疏厥阴，"调和营卫"，使寒邪无处稽留，白芍配当归以"酸甘化阴"，当归配桂枝"辛甘化阳"，使血脉温通畅行，阳气得充；又佐用细辛辛温，入归心、肺、肾经，以启发心、肺、肾中之阳气，特别是能够鼓动诸阳之本（肾阳），使得肾阳上升，外温经脉，内温脏腑，通表里、上下、经脉内外，尽散寒邪，周身四末、脏腑皆得阳气温煦而厥除，虽说细辛耗散，但得芍药其弊减弱，更能入阴分祛散寒邪，且又以少量木通（古称通草）为佐为使，其苦寒之性既可防范桂枝、细辛鼓动心肾阳气升发太过而妄动，又可通利血脉而利关节，使经脉中之气血畅行无阻，活利各脏腑、筋骨；甘草、大枣调和诸药，补益脾胃，以充养后天之本，使得生化有源。又甘草配芍药酸甘缓急止痛，桂枝合大枣辛甘以补心肝之阳，有益于心主脉、肝主血的功能发挥。诸药配合，温阳而不动阳，补虚而不壅滞，散寒而不耗劫，标本兼顾，则脏腑经脉之寒邪自驱矣。

有些医家认为此方因不用干姜、附子，所治仅为寒在经脉，而非寒在脏腑，非也，从上述方解中已看出。当归四逆散乃治周身四末、脏腑之虚寒证。非独为寒在经脉所制，仲景在《伤寒论》中曰"手足厥寒，脉细欲绝者"，只是阐述一切血虚受寒之共有的特征，也就是说凡是"手足厥寒、脉细欲绝者"的所有病证均可运用当归四逆散。

1. 心律失常

验案：杨某，68，江苏省农行退休干部，1988 年初春首诊。有"冠心病"史 8 年，平常间断性服用丹参片、消心痛等。近 2 月来由于家务烦劳，自觉心慌胸闷，动则气喘，甚则额出冷汗，曾多家医院查治，诊断为冠心病，Ⅱ度房室传导阻滞，心律失常（心动过缓，44 ~ 50 次 / 分〉，经用硝酸甘油、阿托品、丹参片、心宝等药，仅取效一时。刻下胸闷时作，心慌，不能过动，面色皖白，畏寒，精神委顿不振，身体振振摇，触摸其双手冷如冰，自觉腰以下冷甚，察其舌苔薄白，舌质淡有紫气，脉沉迟无力。根据手足厥冷、脉沉迟无力的特点投以仲景当归四逆汤，药取当归 12g、大白芍 20g、桂枝 10g、细辛 3g、木通 3g、炙甘草 10g、大枣 7 枚，再加红参 5g（另煎兑冲）。3 帖药后，畏寒及手足厥寒明显好转，脉得虽沉但已有力。原方再投，并以半量金匮肾气丸口服 1 周后，病已愈大半，胸闷心悸、畏寒及身体振振摇已失。又告诫病者不可松懈，继续巩固。前后以原方调理 3 个月，病证悉除，查心电图窦性心律（65 次 / 分），无房室传导阻滞。再以归脾丸合金匮肾气丸(半量)善后1年,即便暑夏之时亦不可停用。2年后随访已参加老年门球运动队,未再复发。

按:此案为老年冠心病,因劳累太过伤及心脾,心脾气血受到耗损,得致阳虚,心脾阳虚涉及肾阳亏乏,鼓动无力,寒从中生,内痹于心脉而见胸闷心悸,手足不温。临床辨证,撮其要点,辨得患者“手足厥冷,脉沉迟无力”之特点,径投当归四逆汤,又因心中之阴气过于亏虚,则加红参以大补心脾之元气,与当归相伍,补充心脾之气血,使得气旺阳充血生而周身血脉通畅无阻,寒邪自却,病证向愈。从中可以看出一味红参有画龙点睛之功。

2. 十二指肠溃疡

验案:屠某,男,28岁,大厂区农民,1994年11月3日诊。患者7年前即罹“十二指肠溃疡”,至今已出血4次,此次2月前出现黑便一次,经用洛赛克、止血敏、硫糖铝、云南白药等治疗2周,出血止,后查胃镜示:十二指肠溃疡(H2期)、慢性浅表性胃炎。面黄乏华,形瘦体弱,精神委靡,蜷缩畏寒,四肢厥冷,胃脘嘈杂不适,隐痛不断,纳谷不香,喜热饮,便溏日行一二次,他药见效不多,观得舌苔薄白,舌质淡有瘀斑,舌下脉络瘀滞,脉细弱无力。综合而论,良由中焦阳虚血亏,寒从中生,乘于土位,经脉不利。此案有阴血亏耗,阳气不足,寒侵经脉之特点,正合当归四逆汤证。遂遣当归炭12g、大白芍20g、川桂枝5g、细辛2g、甘草6g、大枣10枚、木通2g、阿胶10g、白及15g、仙鹤草15g。药服2帖后,脘痛除,四肢转温。原方再服3帖,病去大半。后去木通,持续服用两月余而疾瘳。查胃镜示:十二指肠溃疡(S2期)。嘱其服归脾丸半年,并每年冬季进服调补气血阴阳之膏药,随访三年病证未作。

按:一般认为溃疡病进服当归四逆汤,似有不妥。中医临证施治重在辨证,抓住血虚、阳虚、寒凝、脉闭几大病理特点,以四肢厥寒,脉细弱欲绝为要,尽可施用当归四逆汤。对其方中之细辛、桂枝、木通是否能够运用于溃疡病,笔者略有体会。当归四逆汤中本寓建中之意,所以桂枝运用应无争议,关键在细辛和木通。细辛属辛温之品,通行经脉,散寒止痛,但易耗散动血,此案中用细辛的根据有二:一为手足厥冷,用之辛窜通脉散寒,使寒邪无处滞留;二为脘腹隐痛,得温则缓,用之以祛散中土之寒。一味桂枝温力不足,故佐用细辛加强温阳通脉、散寒止痛之功。木通苦寒,一则佐制桂、辛之燥热;二则与细辛、桂枝协同通利血脉。为防耗阴动血,一当减轻它们之用量;二合阿胶、仙鹤草以加强滋养阴血、凉血止血之用。此外笔者还非常重视辨病用药,对于溃疡病者常加白及、乌贼骨等护膜、制酸,止痛之品,这又是笔者临证用药特点之一。

3. 雷诺病

验案:王某,女,36岁,南京棉纺厂工人,1983年10月诊。两手指泛白清冷,入冬尤甚已4年,起始仅两小手指有此证候,渐次加重,目前两手十指均有

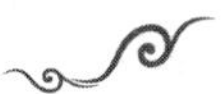

此征象，春、夏季好转，经用多种方法和药物得效甚少。两手进入热水泡2分钟立即红润，抽出后恢复原状。平素月经量多，但无腹痛，面黄乏华，双足亦清冷，着衣总比他人多。察其唇口泛白，舌淡胖边有齿印及瘀斑，脉沉微细无力，正合当归四逆所治之证。诚乃肝血不足，血亏及阳，阳虚生寒，寒邪乘虚而入经脉，脉气痹阻致患本病。笔者处以全当归15g、白芍15g、桂枝10g、细辛5g、木通3g、甘草6g、大枣7枚、鹿角胶10g，1日1帖：另用川草乌各10g、红花5g、乳香10g、苏木10g，1日1帖，煎水泡手，每只累计2小时。经用1周病证不松，口服方中加葱白5g，再进7天，脉来有力，双足冷感明显减轻，证明此方有效。前后口服药方50余帖，泡手30天，病证得解。翌年入秋前服原方20余剂，冬季未作，连续3年如此，病证未能发作。

雷诺病临床遇之不多，其治疗亦较困难，目前西医学对该病机制尚未弄清，中医却能辨证施治取效。此案平素经量较多，肝血亏虚，损及阳气，寒从中生，邪乘虚位，肝主筋，故见双手经脉拘急痹阻，且阳气不能温煦，两手泛白厥寒，双下肢清冷。笔者一方面遣用当归四逆加鹿角胶口服，以温阳散寒，填精养血，通行血脉；另一方面则以温经散寒、活血化瘀之品煎水泡手，以取药效直入病所。起始药后取效不显，乃由阳气通达之力尚嫌不够，故加葱白一味，取其辛温以轻轻拨通脉窍，阴血、阳气始能通达四末而收奇功。

十三、温胆汤

出处：《三因极一病证方论》

组成：茯苓、半夏、甘草、枳实、竹茹、陈皮、生姜、大枣。

功能：胆寒虚烦不得寐。癫痫、郁证、失眠、痴呆、半身不遂、呕吐、胃痛、眩晕、心悸、胸痹等气郁痰阻之证。

运用心得：古人遣用温胆汤在于通过其祛痰化浊、行气解郁的功能，以达到清净胆腑而复其常用。如张秉成在《成方便读》中指出的："今胆虚即不能遂其生长陈发之令……因木郁而不达矣。土不达则痰涎易生，痰为百病之母……此方纯以二陈、竹茹、枳实、生姜和胃豁痰、破气开郁之品，内中并无温胆之药，而以温胆名方者，亦以胆为甲木，常欲其得春气温和之意耳。"《医宗金鉴》在姚增垣《集验方》温胆汤的基础上加用利湿健脾的茯苓，陈修园说："痰之本，水也，茯苓制水以治其本；痰之动，湿也，茯苓渗湿以镇其动"，从而兼顾了治痰之本源。

"痰为百病之崇"，临床众多疑难杂症怪病均与痰有关。温胆汤实为治痰之剂，其临床运用十分广泛，亦常立奇功。痰之所生责之于脾，《本草纲目》云："脾无留湿不生痰，脾为生痰之源"，痰之病证范围甚广，变化复杂。痰之留注，无处不至，脏腑、肌肉、骨骼、皮肤、经络，上下内外均可蓄而成疾，所以祛痰是为大法，然根据痰致病的性质分燥、清、温、润、豁等则，而温胆汤非为治痰之通剂，必须掌握“气郁生涎”与“胆虚痰扰”之要点，“气郁”又与肝胆相关，所以温胆汤祛痰化浊，清净胆腑而复其常用，使胆气条达而决断明，故而对于痰气郁结伴有神志症状者效果甚佳，当然对于气郁痰阻之其他疾病亦常收卓效。

温胆汤之主治病证机制为“气郁痰阻”，所以方中用半夏辛温体滑而性燥，入脾、胃经，功专燥湿祛痰，且能和胃降逆；痰之生，由于水湿不运，液之聚，由于气机不顺，故辅以陈皮理气燥湿，芳香醒脾，使气顺痰消，合乎“治痰先治气”，亦如《证治准绳》中云“善治痰者，不治痰而治气，气顺则一身津液亦随之而顺矣”；茯苓甘能健脾以治痰之本源，淡能渗湿，使湿由小便而去，无汇聚之患；枳实苦辛微寒，理气消积，化痰除痞，使得气顺痰去，胆胃腑气条达而和；竹茹甘寒，清热化痰，除烦止呕，入于温胆汤中，防其痰郁成热，且能清宁胆腑；生姜辛温散发开痰，且解半夏之毒；甘草缓中调和诸药。全方则有通理气机，化痰开郁之功。

1. 慢性溃疡性结肠炎

验案：章某，男，46岁，工人，南京六合人，1983年10月8日就诊。患者腹痛腹泻已年余。1982年夏季曾因饮食不洁，致患菌痢，经抗菌治疗而愈。今年春季又缘劳累和饮食不慎致腹痛时作，腹泻溏便，时夹黏液，甚则夹有鲜血少许，在当地医院做大便培养：阴性，乙状结肠镜示：乙状结肠见一枚0.8～1cm^2的糜烂面，病理为炎性改变。特来余处诊治。诊得腹痛以左下腹痛为主，尤以便前痛甚，腹泻带黏液夹血，量不多，日行四五次，里急后重，精神欠佳，口稍干，舌苔薄白腻，舌质偏红，脉濡滑。此乃湿聚中州，气机不畅，升降失常，肠道失司，络脉受伤。治宜理气燥湿，清化和络。以黄连温胆汤加味治之，处方：黄连5g、陈皮10g、法半夏6g、茯苓15g、枳壳10g、竹茹10g、仙鹤草15g、石菖蒲12g。3剂药后腹痛减少，便夹黏液少，下血止，前方效显。继进半月而病愈。后以上方去黄连续服2月余，查乙状结肠镜示：糜烂消失。嘱服参苓白术丸3个月，1年后随访未发。

按：此案初起乃饮食为患，如《丹溪心法·痢病》曰：“皆由肠胃日受饮食之积余不尽行，留滞于内，湿蒸热瘀，郁结日深，伏而不作，时逢炎夏……又调摄失宜……而滞下之证作矣。”今又因疏于调理而复作，伤及中焦，脾胃失于健运，湿聚中州，壅遏气机，升降失常，湿痰凝滞肠中，肠腑传导失司而作滞下。《医宗必读》云：“痰疑气滞，食积水停皆令人泻”。湿痰蕴郁有化热之势，伤及肠络而便血。施以标本兼治，以温胆汤理气燥湿化痰而和肠胃，去其辛散之主药，另加黄连、仙鹤草、石菖蒲，清化湿热而安肠络。药合机宜，其效亦著。

2. 食管炎

验案：祁某，男，37岁，江浦人，1986年5月12日诊。诉去年4月因患甲型黄疸性肝炎而住某院传染病房治疗，48 天痊愈出院，但仍继续服用清热解毒剂，以求巩固，唯脘部稍感不适，后渐觉咽部有阻碍感，且不断加重，伴有烧灼样疼痛，遂停用中药。至 12 月份疼痛渐下移至胸骨后中下部，向背部及上胸放射，食后尤剧，南京某医院做纤维胃镜及多次食管钡透检查，诊断为食管炎，用西药黏膜保护剂后，疼痛稍缓，然梗阻感不除，病者焦虑不堪。诊时吞咽受阻，且伴胸骨后下部隐痛，时呕恶，咯吐少许黏液，精神欠佳，神疲乏力，不思纳谷，面黄乏华，大便稍干，舌苔白腻、舌质淡，脉细弦。此乃病久中虚痰凝气滞，壅遏食管、胃口，行道不利。治从健脾益气，理气化痰畅膈。以参苓白术合温胆汤化裁治之。药用潞党参 12g、炒白术 10g、陈皮 8g、法半夏 10g、枳壳 10g、姜竹茹 10g、薏苡仁 30g、茯苓 15g、甘草 5g、桔梗 5g、大贝母 10g、丹参 15g。药用 2 周，胸骨后疼痛、呕恶已除，精神转佳，梗阻亦有所减轻。前后用此方出入治疗 2 月余病证得愈，胃镜复查示：食管黏膜光整，蠕动正常。

按：本案患者表现为吞咽受阻，符合中医噎膈病证，《金匮翼·膈噎反胃统论》云："噎膈之病，有虚有实"，是案正（气）虚为本，气滞痰凝为标，因病久服苦寒之剂，伤及脾胃，中焦虚损，运化不健，湿从中生，聚合为痰，阻遏气机，痰气交阻，闭塞胸膈，食管不利，诚如《临证指南医案·噎膈反胃》杨案载："气滞痰聚日拥（壅），清阳莫展，脘管窄隘，不能食物，噎膈渐至矣。"笔者切中其理，用温胆汤理气燥湿化痰治其标，施参苓白术益气健脾化湿而治本，用大贝母增化痰之力，又恐气病日久及血，故加丹参和血通络安其未病之所，收效立应。

3. 心动过缓

验案：赵某，男，54 岁，南京市人，1987 年 10 月 7 日诊。年过半百，形体逐渐丰腴，四五年来常觉胸闷不适，时隐时现，血压偏高，波动在（165～178）/（96～108）mmHg，一直服用西药降压片（维持量）。近周来因家庭琐事操劳，胸闷加重，心慌不安，动则尤甚，且伴头昏目眩，夜寐不实，时恶心，请余诊治。测血压 172/98mmHg，心电图示：窦性心动过缓，52 次 / 分，律尚齐，冠状动脉供血不足。察其舌苔白腻、舌质稍紫黯，脉沉迟稍弦。脉证合参，素有痰湿，胆心气郁，与痰相合，阻塞胸阳，心脉失通。治拟疏胆气，化痰湿，安心神，通心气。取温胆汤化裁。药用：枳实 10g、竹茹 12g、陈皮 6g、法半夏 8g、茯苓 15g、甘草 10g、石菖蒲 10g、川芎 12g、葛根 10g、薤白头 8g、全瓜蒌 10g。服药 5 剂，头晕胸闷有减，心悸转轻，苔白腻亦化，上方得效，又治 1 个月，诸症均除，复查心电图示：冠状动脉供血不足明显好转，心率 66 次 / 分。后以归脾丸调治 3 月余巩固。

按：本案患者形体丰腴，素有痰湿，烦劳过度，伤及胆心，胆心气机郁滞，与痰湿相结，阻塞胸中，胸阳被遏，心脉失于通畅，心神失宁，发为胸痹，症见胸闷、心悸而脉迟等。景岳曰"脉迟而滑者，实也"，笔者用温胆汤以疏胆气、化痰湿去其致痹之因，加薤白、瓜蒌以宽胸振奋胸阳而通心气，川芎、葛根、石菖蒲疏通心脉而宁其心，从现代临床药理研究来看，枳实、川芎、葛根、石菖蒲等均有显著的抗心律失常作用。

十四、补中益气汤

出处：李东垣《脾胃论·饮食劳倦所伤始为热中论》

组成：黄芪、人参（党参）、白术、炙甘草、当归、陈皮、升麻、柴胡。

功能：脾胃内伤，中气不足，清阳下陷。

主治：便血、经血不调、崩漏、带下病、内脏下垂（如胃下垂、肝下垂、肾下垂、子宫下垂、脱肛等）、久痢、久泻、自汗、眩晕、反复感冒、淋证等一切清阳下陷不升之证。

方解：方中黄芪补中益气、升阳固表为君；人参、白术、甘草甘温益气，补益脾胃为臣；陈皮调理气机，当归补血和营为佐；升麻、柴胡协同参、芪升举清阳为使。综合全方，一则补气健脾，使后天生化有源，脾胃气虚诸证自可痊愈；一则升提中气，恢复中焦升降之功能，使下脱、下垂之证自复其位。

运用心得：补中益气汤所治一切证候，其内在的共同病机为中焦脾胃之气不足，清阳下陷不升。从其病理来看，突出地体现在"虚"和"陷"二方面，脾气主升，脾胃气虚，升举无力，则脏器下陷，此所谓"脾气升则健"；清气不升，则浊气不降，而见痞满，所谓"浊气在上，则生䐜胀"。脾胃乃后天之本，气血生化之源；脾胃运化无力，生化乏源，女子则见经血不足，甚则闭经。李东垣《脾胃论》一书云："脾胃不足，皆为血病"。陷下者，升而举之。气虚下陷型胃下垂，治疗首选李东垣名方"补中益气汤"。

胃下垂患者多见形体消瘦，瘦长体型，临床症状以胃脘坠胀，食后加重，卧则减轻为特点，多属中医辨证之"中气下陷"。本案体现了笔者益气健脾，升清降浊，消补兼施的治疗思想与方法。

验案：患者赵某，女，35 岁，安徽人。

首诊 2013 年 1 月 4 日，主因"胃脘部胀满不适"1 年就诊，刻下：胃脘部胀满不适，食后明显，有下坠感，卧躺时症状可稍缓解，纳呆食少，形体消瘦，身高 158cm，体重 37kg，疲乏无力，夜寐欠安，二便尚调，平素月经量少，色淡，延期，且近 4 月月经未行，舌淡白，有紫气，苔薄白，脉细弱。X 线钡餐（2012 年 5 月 19 日）：胃小弯角切迹在髂嵴连线下 3cm，诊断为胃下垂。胃镜（2012 年 3 月 4 日）：轻度慢性浅表性胃炎，Hp（-）。中医诊断：胃痞，证属脾胃气虚，中气下陷。治当补中益气，升阳举陷，方选补中益气汤合枳术丸加减。

方药：潞党参 10g　炙黄芪 10g　炒当归 10g　柴胡 5g
炙升麻 5g　陈皮 6g　炒白术 10g　炒枳壳 10g

荷叶 10g　　砂仁 2g后下　　14 剂，水煎服。

二诊 2013 年 1 月 18 日，药后尚合，患者胃脘胀满稍减，纳食较前好转，月经仍未至，原方去砂仁、陈皮，加鸡血藤 15g、川芎 10g、赤芍 10g 以活血调经。患者居住外省，予 28 剂，水煎服。

三诊 2013 年 2 月 22 日，药后尚合，患者胃脘胀满明显缓解，食量增加，体重加重 1kg，畏寒肢凉，月经仍未至，舌脉同前。上方去赤芍、荷叶，加红花 5g 活血养血，鹿角片 10g先煎温阳散寒。再进 28 剂，水煎服。

四诊 2013 年 3 月 22 日，药后尚合，胃脘有时痞满，食纳可，患者体重增加至 39kg，月经 6 月未行，夜寐欠安，原方加灵磁石 15g先煎。21 剂，水煎服。

五诊 2013 年 4 月 12 日，药后尚合，患者胃脘不适，偶有烧灼感，月经仍未至，夜寐转佳，入睡 5 小时，舌淡暗，苔薄少，脉细。方药如下：加桃仁，荷叶，合欢花。

方药：党参 10g　　黄芪 10g　　炒白术 10g　　炒枳壳 10g
鸡血藤 15g　　川芎 10g　　红花 5g　　桃仁 10g
鹿角片 10g先煎　　灵磁石 15g先煎　　荷叶 10g　　合欢花 5g
14 剂，水煎服。

六诊 2013 年 4 月 26 日，药后尚合，食后胃脘痞满不适，月经 7 月未至，上方去桃仁，加鸡内金 6g 以健脾消食。

后一直复诊，方药随证加减，2013 年 5 月 8 日就诊，患者月经已至，诸症转佳，体重增加至 46kg；

2013 年 5 月 22 日复诊，患者诉胃脘胀满基本消失，纳食香，月经尚可，舌淡红，苔薄白，脉细。已获疗效，治在前方出入：

方药：党参 10g　　黄芪 10g　　炒白术 10g　　炒枳壳 10g
升麻 5g　　柴胡 5g　　麦冬 15g　　荷叶 10g

后患者再次复诊，体重以增长至 49kg，月经已正常，其欣喜感激之情溢于言表。笔者予“补中益气丸”缓图以治本，并教患者腹部按摩法，嘱饮食细嚼慢咽，以易消化食物为主。

按：胃下垂是指站立时，胃的下缘达盆腔，胃小弯弧线最低点降至髂嵴连线以下，称为胃下垂。该病的发生多是由于膈肌悬吊力不足，肝胃、膈胃韧带功能减退而松弛，腹内压下降及腹肌松弛等因素，加上体形或体质等因素，使胃呈低张力的鱼钩状，即为胃下垂所见的无张力型胃。X 线检查较易确诊，胃下垂的程度一般以小弯切迹低于两髂嵴连线水平 1～5cm 为轻度，6～10cm 为中度，11cm 以上为重度。本患者体型瘦长，临床症状典型，根据其钡餐检查可以明确诊断为胃下垂。结合其舌苔，脉象，可辨证为气虚下陷证。

方选“补中益气汤”，本方以参、芪大益中焦脾气为君，白术、甘草为臣，共收补中益气之功。配以陈皮理气,当归补血,为佐药。升麻、柴胡升举下陷之清气,是为要。方中有两味升药,升麻和柴胡,最有深意。李东垣详细阐明了这两味药的用药意义“升麻二分或三分,引胃气上腾而复其本位,便是行春升之令;柴胡二分或三分,引清气,行少阳之气上升。”又《内外伤辨惑论·饮食劳倦论》曰:“胃中清气在下,必加升麻,柴胡以引之,引黄芪、人参、甘草甘温之气味上升……二味苦平,味之薄者,阴中之阳,引清气上升也”。可知,李东垣在此以两药升引脾胃之清阳,助甘温之品补益脾胃之气。全方大意,一是补中益气以治本;一是升举下陷之清气,清气得升,则浊气下降,此为“升清能降浊”。枳术丸是李东垣老师张元素从《金匮要略》枳术汤变化而来。枳术汤枳实之用量倍于白术,且用汤剂,意在行气利水,消痞散结,以消为主,治疗水饮停滞之实证:“心下坚,大如盘,边如旋盘,水饮所作”。而枳术丸,重用白术,荷叶烧饭为丸,以补为主,消导为辅,且易汤为丸,意在缓图治本。最适宜脾胃虚弱,运化不利,中虚痞满之证。二方皆用枳、术,但用量不同,则功效缓急不同,补消有偏,不可不知。本案用枳术丸,用意主要在于健脾助运,兼以消导。改枳实为枳壳,亦有其用意。枳实破气,行气消导之力强,而枳壳行气偏于中上焦,力缓而不伤正气,且现代研究显示其有升举脏器之功。荷叶也主升,与升麻、柴胡共奏升举之功。如此,全方则补而不滞,升降相宜,消补兼施。本案患者停经达数月之久,后经调理脾胃,养血活血后,月经正常,由此可见脾胃与气血关系之密切,脾胃健运,升降恢复,生化有源,则血液得充,经水自来。在补中益气,升清举陷的治法中,酌加温经养血活血之鹿角片,鸡血藤、川芎,桃仁、红花等,亦属有是证用是药。

笔者亦强调,虽然胃下垂多属脾胃气虚,中气下陷之证,但并非只此一证。如还可见气滞湿阻,肝气犯胃等证,临床上当根据患者具体情况辨证用药,切不可以执一方一法而统治一病。中医治疗以辨证论治为主,可参考辨病论治,但且不可以西医病名为主导而辨病用药。

十五、连苏饮

出处:《湿热条辨》

组成:黄连,苏叶。

功能:化湿和中,清热止呕。

主治:湿热困阻中焦之脘闷不舒,恶心呕吐等证。现代可用于慢性胃炎、反流性食管炎等消化系统疾病。

方解:苏叶辛温,气味芳香,疏肝和胃通降顺气;黄连苦寒,善入中焦,泄降胃热,以降上冲之胃火;二药配伍,一辛一苦,辛开苦降,一寒一温,具有化湿畅中,清热止呕之功。

运用心得：连苏饮最早是由清代温病学家薛生白所创立，是治疗呕吐的验方，薛生白用此方治疗湿热证、肺胃不和证。近代南京金陵医派名医张简斋，在薛生白之连苏饮基础上加味而组成临床验方——加味连苏饮，方中以黄连、苏叶为基础疏肝和胃，加吴茱萸、白蔻仁共4味药组成，使之由治疗温病湿热证扩展，广泛用于治疗内科杂症，尤其用于消化系统疾病，效果十分明显。其中加吴茱萸辛热疏肝，温胃降气；加白蔻仁辛温芳香化湿和中止呕。四药相伍，共奏苦辛通降之效。本方寒温并用，辛开苦降，顺应胃气下行之性，乃和胃要方。临证常用于脾胃气滞之胃病兼见胃有郁热者或遇外感风寒也常选用。笔者一向推崇简斋轻灵平和治胃之法，常将此方灵活运用于脾胃系疾病中，取得满意的疗效。此外，笔者予以创新，将该方用于治疗口臭，收效颇佳。

1. 呕吐　青年男性，患呕吐之疾，以干呕或呕吐胃内容物及酸水为主要症状，笔者治以清热和胃，降逆止呕，选方连苏饮合橘皮竹茹汤加减，药后收效甚佳，热象渐清，标去治本，后期以益气和胃为主，选方六君子汤，药后诸症皆消。

验案：于某，男，22岁。

初诊（2013年7月3日）：胃脘不适4年余，晨起干呕，时有反酸，饮食不节易呕吐，呕吐物为胃内容物及酸水，夜寐尚可，纳食欠佳，舌质红，苔黄腻，脉细弦。此为湿热中阻，胃失和降，湿热阻滞中焦，则气机不畅，胃气失和，为以降为顺，上逆则呕吐。治当降逆和胃，方选连苏饮合橘皮竹茹汤加减。

黄连2g，吴萸1g，苏叶5g，蔻仁2g，大贝6g，竹茹5g，陈皮5g，半夏6g，炒谷芽12g，炒麦芽12g，7剂，每日1剂，水煎服，分两次服。

二诊（7月10日）：3剂药后，反酸减轻，待7剂服毕，干呕即止，饥饿感减轻，纳谷不香尚存，舌淡红，苔薄，脉细，湿热渐化，原方去吴萸，黄连改1g，加炙鸡内金10g，增强消食和胃之功，继服7剂。

竹茹5g，黄连1g，苏叶5g，蔻仁2g，大贝6g，陈皮5g，半夏6g，炒谷芽12g，炒麦芽12g，炙鸡内金10g。

三诊（7月14日）：服药后，反酸、呕吐基本消失，纳食尚可，舌淡苔白，脉细，病后脾胃气虚，六君子汤加减，巩固疗效，以善其后。太子参10g，炒白术10g，茯苓15g，法半夏6g，陈皮6g，炒谷麦芽各30g，7剂，水煎服，服法同前。

四诊（7月31日）：服药后一切正常，嘱其饮食清淡，调畅情志。

按：有声无物，谓之干呕；有物无声，谓之吐；而两者常常伴随而出，合称呕吐。呕吐总由胃气上逆而作。本案患者初诊时以呕吐为著，饮食不节后呕吐易作，干呕或呕吐胃内容物及酸水，时有反酸，纳食欠佳，舌质红，苔黄腻，脉细弦。该患者素体脾胃虚弱，饮食不节，积食阻滞，胃气不和，和降失司，胃气上逆而致呕，治当降逆和胃，方选连苏饮合橘皮竹茹汤加减。胃腑以降为顺，以通为用，宜降、宜通、宜和。方取苏叶、吴萸、蔻仁之辛，以散积滞；黄连之苦，以降胃气，辛苦相合，辛开苦降，寒热并用，内外兼顾；竹茹乃清热和胃止呕的要药；法半夏、陈皮化湿和胃；谷芽、麦芽开胃健脾；大贝制酸和胃，诸药配合，相得益彰，共奏清化、和胃之功。3剂药后反酸减轻，待7剂服毕，干呕即止，饥饿感减轻，纳谷不香尚存，原方去吴萸，黄连改1g，加炙鸡内金10g，再服7剂，病症基本消失，后以六君子汤加减调服，急则治标，缓则治本。本案主方连苏饮，此方为清代温病学家薛生白所创，仅川连、苏叶两味，用量极轻，川连三四分，苏叶二三分，却被后世医家奉为治呕吐之验方。近代南京金陵医派名医张简斋，在薛生白之连苏饮基础上加吴茱萸、白蔻，共成4味，取苏叶，辛温芳香，疏肝和胃，通降顺气，理气宽中，化浊辟秽，醒脾止呕；黄连，苦寒，泄降胃热，以降上冲之胃火；吴茱萸，辛热疏肝，温胃降气；白蔻仁，辛温芳香，化湿，和中。此方用于治疗胃痛、呕吐诸证，经过加减后适用范围更广，寒热虚实，苦辛并进，均可运用。笔者临床应用连苏饮灵活多变，不仅反映在药味上，也反映在药量上。若证属寒多热少，则用药辛温多于苦寒；热多寒少则苦寒重于辛温，亦可放入茶杯内沸水浸泡，不定时频频饮用，轻药可以治重病，所谓轻可去实也，根据病情灵活机动，但总不离辛开苦降之则，不失轻灵平和之性，故临证收效更佳。

呕吐之证，用药当尽量轻灵。因患者本身就呕吐，又加中药之异味，患者在服药时很容易呕吐。医生在处方时当注意中药的口感，也可以加生姜片、生姜汁，中药煎煮时宜浓煎，可采用少量频服的方法。

2. 口臭　患者年轻女性，深受口有异味之苦，与人交流多有不便，虽常咀嚼口香糖也难掩异味，曾多方求治，疗效不显。证属脾胃湿热，笔者以“加味连苏饮”泡水代茶治疗之，获得良效。本案充分体现了孟河医家“轻灵简约”的治疗风格。

验案：李某，女，28岁。

首诊 2013年3月15日，近半年来口有异味，黏腻不爽，口干口渴，口苦，嗳气，食后甚，痞胀，二便调，月经尚调，舌偏红，苔黄，脉细。证属脾胃湿热。患者平素喜食辛辣，酿生湿热，浊气不化，上蒸于口，故口有异味。口干口苦，黏腻，舌苔黄都是湿热内蕴脾胃的表现。方选“加味连苏饮”，方药如下：

黄连 2g，苏叶 5g，白豆蔻 2g，吴茱萸 1g，佩兰 5g

7剂，泡水代茶饮。并嘱其饮食清淡，忌食辛辣油腻，禁饮酒吸烟。

复诊 2013年3月22日，药后尚合，口中异味稍减，仍口干口苦，舌脉如前，加石菖蒲 5g。续进7剂。

三诊 2013年3月29日，患者欣然告知，药后口中异味大减，口干口苦基本消失，余无不适。减去石菖蒲，再进7剂。

按：口有异味，虽不是大病，也无身体上的痛苦。但是非常影响患者的工

作生活，尤其是对于年轻爱美，注意自身形象的女性。口有异味，可属《内经》之“脾瘅”。瘅即湿热之意，认为是多食肥甘厚味，酿生湿热所致。并提出了治法“治之以兰，除陈气也”。陈气者，辛辣、甘肥酿成陈腐之气也。兰，叶天士认为是兰草，即佩兰，俗名省头草。兰，也有芳香之意，即芳香除秽，化湿醒脾的治法。

本案患者病情单一，即以“口有异味”为主苦，属脾胃湿热证。治疗此种患者用药处方不必复杂，抓住主证即可，药不宜过多，剂量不宜过大，否则药过病所，疗效不显。患者初见本方仅几味药，仅几元钱，心存疑虑，笔者细心解释，终获显效。本方药味少，用量宜轻（黄连1～2g，苏叶5g，吴茱萸1～2g，蔻仁2g），临床运用时当根据寒热偏重而适当调整剂量。服用方法也有讲究，最好是放入茶杯内沸水浸泡，代茶饮，不定时频频饮用，谈笑间口臭之疾欣然而愈。

简、效、灵、验是中医的特色和优势，而孟河医派尤其注重处方用药的轻灵简约，所谓“轻可去实”，“四两拨千斤”。孟河名家费伯雄曾言“天下无神奇之法，只有平淡之法，平淡之极，乃为神奇”。

十六、玉女煎

口腔属消化系统，为消化道的开口，与咽、食管、胃、肠等共同组成人体的消化道。《素问·阴阳应象大论篇》曰：“脾主口……在窍为口”。脾胃所主各经络的循行最能说明其与口腔在结构上的密切联系，《灵枢·经脉》云：“脾，足太阴之脉……连舌本，散舌下”；《灵枢·经别》曰：“足太阴之正……上结于咽，贯舌中”。足阳明胃经循经鼻外侧，入上齿内，环口唇；足太阴脾经上循咽喉，连于舌根，散舌下。

由此可见口腔与脾胃关系密切，脾胃受邪则口唇为之病，《医学正传》曾说：“脾热则口甘”。《证治准绳》云：“脾气开于口，燥则干，热则裂，风则瞤，寒则揭，久郁则生疮，血少则色白”。《太平圣惠方》言：“脾胃有热，气发于唇，则唇生疮而肿也”。胃主受纳腐熟水谷，胃为燥土，喜润而恶燥，平素若过食辛辣肥腻，食结化热生火，或外邪传内化热，燥热伤胃则可至胃火上攻，而见齿龈红肿热痛或唇舌生疮。

从脾胃论治口腔疾病可分为胃火上攻、脾胃湿热、脾气虚弱等证型，此处着重介绍笔者运用清胃泻火法治疗胃火上攻型口腔疾病，其常用代表方为《玉女煎》，适用于胃火上炎所致牙痛、牙宣、齿衄，口疮等。

《玉女煎》一方出自《景岳全书》，是由石膏、熟地、麦冬、知母、牛膝五味药组成，原文用治：“水亏火盛，六脉浮洪滑大；少阴不足，阳明有余，烦热干渴，头痛牙疼，失血等证如神”。该方主治少阴不足，阳明有余之证。方中石膏辛甘大寒，清阳明有余之火而不损阴，故为君药。熟地黄甘而微温，以滋肾水之不足，用为臣药。君臣相伍，清火壮水，虚实兼顾。知母苦寒质润、滋清兼备，一助石膏清胃热而止烦渴，一助熟地滋养肾阴；麦门冬微苦甘寒，助熟地滋肾，而润胃燥，且可清心除烦，二者共为佐药。牛膝导热引血下行，且补肝肾，为佐使药，以降上炎之火，止上溢之血。

验案：向某，女，54岁，湖北宜昌人。2012年10月12日于我门诊就诊。6年前于当地医院诊断为口腔扁平苔藓，患者自诉口干明显，饮水后无明显缓解，影响睡眠，于当地医院行激素"泼尼松"治疗，并口服中药治疗2月余，症状较前稍缓解，但病情反复，影响日常生活。刻下：口干口苦，反复口腔溃疡，自汗，畏寒，夜尿频数，寐差，大便不成形，日行1～2次，舌红，两侧舌下部毛糙充血，苔少，脉细。辨证当属胃阴不足，虚火上炎。治当以养阴生津，益气清热。方选玉女煎化裁：生地黄15g、赤芍6g、生石膏15g、知母6g、麦冬15g、黄芪10g、炒白术10g、防风5g、煅牡蛎15g、人中白10g、百合15g、怀牛膝10g、煅龙骨15g、蛇舌草10g，7剂，水煎服。药后，患者诉口干较前稍好转，并有慢性支气管炎10余年，每年秋冬季节变化则咳嗽，气短，无哮喘，乏力，易感冒，易疲劳。已绝经。患者中年妇女，形体消瘦，病情缠绵反复，肾阴不足，肺气亏虚，气阴两虚，虚火上扰，时值冬令之际，以膏方治疗最为周全，可兼顾全身症状。拟滋肾补肺，养阴清热方：生地黄250g、赤芍100g、玄参150g、生石膏300g、知母60g、熟地黄250g、黄芪250g、黄精250g、天冬150g、麦冬150g、炒白术100g、防风30g、煅龙骨250g、煅牡蛎250g、百合150g、凌霄花150g、土茯苓150g、露蜂房150g、蛇舌草150g、白鲜皮150g、地肤子150g、制首乌250g、葛根100g、紫丹参150g、炙百部100g、功劳叶300g、枇杷叶300g、夜交藤150g、制远志60g、合欢花30g、黄连10g、肉桂10g、女贞子150g、旱莲草150g、川断150g、杜仲150g、桑椹子150g、当归100g、浮小麦150g、糯稻根250g、玫瑰花30g、阿胶400g、鹿角胶250g、龟板胶250g、西洋参100g、珍珠粉30g、红枣250g、桂圆肉250g、莲子250g、银耳250g、核桃仁250g、蜂蜜150g、冰糖350g。服药2年后，口干口苦。口腔溃疡少作，咳嗽未作，乏力疲劳缓解，大便已成形，全身症状转佳，舌红，苔薄，脉细。舌苔脉象较前皆好转。

口腔扁平苔藓是一种常见的慢性口腔黏膜皮肤疾病，一般不具有传染性。该病的发病机制尚未完全明确，目前的研究认为其发病与精神因素、免疫因素、内分泌因素、感染因素、微循环障碍因素、微量元素缺乏以及某些全身疾病（糖尿病、消化道功能紊乱等）有关。本案病位在口腔，病机是由各种原因所致中焦胃土阴亏，失于润降，虚火中生；更兼患者中年妇女，阴气自半，肾精亏损，阴精不能上荣于口腔，口腔失于濡润，加之虚火上炎，循经上至口腔，灼烁口腔，则形成苔藓、溃破，伴有口干口渴，故治疗当选玉女煎养胃阴、清胃热；患者热甚，易熟地黄为生地黄加强清热滋阴之力；石膏甘寒质重，独入阳明，清胃中

有余之热；知母上益胃阴，下滋肾水，能治阳明独胜之火；赤芍清热凉血散瘀；麦冬、百合养阴和胃；黄芪、白术、防风取玉屏风散之意，益气固表，提高机体免疫力；煅龙骨、牡蛎敛阴止汗，蛇舌草清热解毒；牛膝导热引血下行；人中白清热降火，为笔者治疗口腔溃疡的经验用药。全方融滋阴、清热、益气、祛瘀为一体，组方合理，故收效显著，且处方简约，药用轻清醇正，于平淡中见神奇。各种原因所致胃阴不足，滋生虚火，循经上炎，致使牙痛、口腔溃疡等症皆可化裁施用玉女煎，常得佳效。

十七、橘皮竹茹汤

现介绍辨证运用橘皮竹茹汤加减治疗纵隔黏液表皮样癌术后一例。

患者：朱某，男性，22岁，学生。

病史：患者2012年5月因剧烈活动后出现胸闷、胸痛，遂就诊于某医院，诊断为自发性气胸，治疗后出院。然几月后无明显诱因再次出现胸闷、胸痛，就诊于南京军区某医院，影像学提示：纵隔肿瘤。2012年10月在该院行手术切除，术后病理示：低恶度纵隔黏液表皮样癌。术后行放疗1次，放疗过程中及放疗后患者恶心呕吐频作，呕吐黄绿苦水，遂停止放疗。

2013年1月25日就诊于笔者门诊。刻下：常呕吐黄绿苦水，上腹饱胀，恶心、嗳气频频，食纳差，口干，口中黏腻，大便不成形，易于腹泻，大便日行1次，舌偏红，苔薄黄，脉细数。形体消瘦，体重48kg，胸口正中线有手术瘢痕约20cm。诊断：西医：纵隔黏液表皮样癌术后；中医：呕吐。中医辨证为胃气上逆，气虚湿热，正虚邪恋，脾胃耗伤，逆而不降。治以益气和胃，清热化湿。方以橘皮竹茹汤合连苏饮加减治疗。处方：橘皮6g，竹茹（姜制）5g，姜半夏6g，太子参10g，黄连2g，苏叶5g，炒薏苡仁15g，仙鹤草15g，茯苓12g，炒谷麦芽15g，生姜2片。7剂，每日1剂，每次150ml，一天2次，水煎服。

二诊：2013年2月1日，药后病症大减，呕吐次数明显减少，但多食则胀，大便不成形，方药对症。原方加鸡内金6g，佛手5g，理气消导助运。再进14剂。

三诊：2013年2月26日，春节过后，患者复诊，诉：晨起恶心欲呕，有时泛酸，食纳渐渐转香，大便已成形。仍宗原意，重在益气健脾，从本缓图。处方：太子参10g，炒白术10g，橘皮6g，竹茹（姜制）5g，姜半夏6g，仙鹤草15g，炒苡仁15g，炒麦芽15g，茯苓12g，鸡内金6g，佛手5g，大贝6g。14剂。

四诊：2013年3月15日。晨起干呕，口干，舌淡红，苔薄黄，有剥苔，脉细。上方去鸡内金、佛手，加麦冬15g养阴生津，白花蛇舌草15g解毒抗癌。21剂。

五诊：2013年4月5日。诸症皆缓解，体重增加4kg，食纳香。上方药物增删，再予调理巩固。

处方：太子参10g，白术10g，橘皮6g，竹茹（姜制）5g，姜半夏6g，仙鹤草

15g，炒苡仁 15g，炒麦芽 15g，大贝 6g，玉竹 15g，麦冬 15g，白花蛇舌草 15g。

后患者多次来复诊，食量大增，体重渐长，已经恢复正常学习生活。

按语：黏液表皮样癌是指出现鳞状细胞、产生黏液的细胞和中间型细胞为特点的恶性上皮性肿瘤，是一种极为少见的病理类型，临床少有报道，发生于纵隔的极少，西医主要选择手术治疗。此病案为纵隔黏液表皮样癌术后，按其主要症状归属为中医“呕吐”范畴。该患者呕吐是由于肿瘤术后的特殊病情及具有放射性损害放疗治疗的攻伐所致。恶性肿瘤的病机为正虚邪实，正气不足，阴毒内聚。刀针术后，失血亡津，更伤正气，肿块虽切除，然余邪未尽，此为正虚邪恋；术后放疗、化疗，在杀伤癌细胞时，也会耗伤气血，戕伐胃气，尤以气阴两伤最为常见。正虚以脾胃气阴两虚为主，因手术创伤及术后放疗，正气更虚。

该患者初诊时以“呕吐黄绿水”为主苦邪恋为主，当先解所苦，故笔者先主治其标兼顾培补脾气，待邪气渐去，则从本图缓，加入益气健脾养阴之法。呕逆之证，皆因胃气不和，上逆而起，病位在胃。所谓“胃气降则和”、“胃宜和、宜通、宜降”。然呃逆一证，也有虚实寒热之分。本例当属“胃虚有热”型。胃虚宜补，虚热宜清，湿浊宜化，气逆宜降。笔者以橘皮竹茹汤合连苏饮加减治疗。橘皮竹茹汤出自《金匮要略·呕吐哕下利病脉证治》，“哕逆者，橘皮竹茹汤主之”。此方最适宜由于病后“正虚邪恋”而出现的呃逆。吴昆在《医方考》中言：“大病后……此方主之。大病后则中气皆虚，余邪乘虚入里，邪正相搏，故令呃逆……是方也，橘皮平其气，竹茹清其热，甘草和其逆，人参补其虚，生姜正其胃，大枣益其脾”。连苏饮出自薛生白《湿热病篇》曰：“湿热证，呕恶不止，昼夜不瘥，欲死者，肺胃不和，胃热移肺，肺不受邪也。宜用川连三四分，苏叶二三分，两味煎汤，呷下即止。”此为辛开苦降之方，辛以开郁，苦以降上逆之火，两药皆有止呕的作用。方中黄连清用 2g，取“苦味健胃”及苦味折火降气之功，多用则有苦寒败胃之弊。紫苏叶，辛温，入肺、脾经，功能发表散寒，行气宽中。《本草正义》载：“紫苏，芳香气烈，外开皮毛，泄肺气而通腠理。上则通鼻塞……中则开胸膈，醒脾胃，宣化痰饮，解郁结而利气滞”。加入半夏燥湿化浊，降逆和胃，宽胸散结；半夏合生姜为小半夏汤，降逆止呕；黄连与半夏、生姜配伍又具寒热并调，辛开苦降之效。仙鹤草，其能健胃补虚，清热止血。《本草镜》谓其可“下气活血，理百病，散痞满……”现代研究结果显示，仙鹤草水煎剂能明显增强红细胞对肿瘤细胞的免疫黏附功能，提高血清中红细胞免疫促进因子活性，对肿瘤的免疫监视有增强作用。用薏苡仁、茯苓、炒谷麦芽共奏健脾益气和中之效。二诊时患者呕吐次数明显减少，为气逆得降之征，然胃气降而脾运未复，故不能多食，大便仍溏，予原方加鸡内金、佛手消食助运，理气健脾。后患者大便成形，饮食能进，仅晨起呕恶感，口干渴。是邪气渐去，正气未复之征。故笔者加入白术、麦冬、玉竹，益气养阴，蛇舌草抗癌防复发，治本

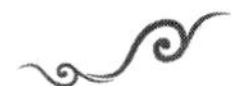

图缓。诸药合用，补胃虚，清胃热，化湿浊，降胃逆，且补而不滞，清而不寒，故在临床应用中取得良好疗效。

临床上肿瘤术后放疗、化疗，呕吐是其最常见的副反应之一，通过合理的辨证用药，中医药在此领域大有作为，可以有效地减少患者的毒副反应。

十八、二参三草汤

二参三草汤是笔者根据慢性萎缩性胃炎久病脾胃气虚夹有血瘀的病机特点所拟，是笔者治疗慢性萎缩性胃炎的常用方之一。方中太子参甘、平，清补脾胃之气；白术苦、甘、温，健脾益气，能助脾胃之健运以促生化之源，二药同用，善补中焦脾胃之气，使脾健而阳升，补而不峻，温而不燥；又以黄芪、太子参二药，益气健脾，补气为主，扶正固本。蛇舌草味苦而甘，性寒，有清热散瘀，消痈解毒之功，现代药理表明有很好的抗癌之效，可逆转胃黏膜上皮的肠化生，薏苡仁甘淡而凉，具有“健脾益胃，补肺清热祛风胜湿”(《本草纲目》)、利水消肿等效，“煎服之破五溪毒肿”。仙鹤草苦、涩、平，除能清热、和血外，还能健胃补虚，丹参一味，活血补血为要，《妇人名理论》赞其：“一味丹参，功同四物”，既可活血通络，又可养血生血；丹参与黄芪、太子参相配，意在气为血之帅，使气充则血行，血行则瘀祛；血为气之母，使“阳得阴助而生化无穷”，甘草缓中，兼以调和诸药。

周某，男，45岁。2011年11月29日初诊。

患者诉2个月前无明显诱因下出现胃脘部隐痛，2011年10月24日查胃镜示：①慢性胃炎；②疣状胃炎APC术后。病理：(窦小)轻度萎缩性胃炎，伴肠上皮化生，灶性区腺上皮轻度不典型增生。Hp(-)。刻下：胃脘部隐痛，空腹嘈杂，口有异味，苔薄黄，舌暗红，脉细弦。证属：脾胃气虚，治当益气和胃。方以二参三草汤加减：太子参10g，黄芪10g，炒白术10g，炒薏苡仁15g，仙鹤草15g，蛇舌草15g，紫丹参15g，炙甘草5g，佛手5g。14剂，每日1剂，每剂2次。水煎服。

二诊：药后胃脘隐痛时作，食后为甚，嘈杂，口有异味，胃纳不香，口干苦，舌暗红，苔薄黄，脉细弦。治再前方出入。前方去炙甘草，加炒谷芽、炒麦芽各15g消食导滞。14剂，每日1剂，每剂2次。水煎服。

三诊：药后胃脘隐痛减轻，脘胀，时有嘈杂，口有异味，胃纳转香，胃寒，喜热食，舌质黯，苔薄黄，脉细弦。治再前方出入。前方去炒谷麦芽，加干姜2g胃中散寒。14剂，每日1剂，每剂2次。水煎服。

四诊：药后胃脘隐痛不著，嘈杂不显，口中异味减轻，血压偏高，证仍属脾胃气虚，治再前法出入。前方去干姜，加钩藤15g，天麻10g潜降肝阳。14剂，每日1剂，每剂2次。水煎服。

五诊：于2012年3月31日复查胃镜示：慢性胃炎，病理示：(窦小)重度浅表性胃炎。Hp(-)。患者诸症缓解，治再前法巩固疗效。太子参10g，黄芪

10g，炒白术 10g，炒薏苡仁 15g，仙鹤草 15g，蛇舌草 15g，紫丹参 15g，佛手 5g，百合 15g，夜交藤 15g。14 剂，水煎服，每日 1 剂。

按：导师学宗孟河医派，治疗脾胃病继承和发扬了孟河医派的特色，主张临床处方简约，用药轻灵，用药时应注意顾护胃气。《素问·玉机真脏论》曰："五脏者，皆禀气于胃；胃者，五脏之本也。"李东垣在《脾胃论·脾胃盛衰论》中说："百病皆由脾胃衰而生也。"脾胃既病，则用药更须注意勿戕伐脾胃生生之气，因此临证选药也多为平和之品，有时用药食同源之品，如百合、苡仁、山药、荷叶等。孟河医家费伯雄在《医醇賸义》之自序中写道："天下无神奇之法，只有平淡之法，平淡之极，乃为神奇……"导师临证常以看似平淡之剂，出奇治愈疑难重病。他时常谆谆教导，临证处方要抓住主要矛盾，辨证要准，方不要大，用药要精，量不要重，方证相合即可产生四两拨千斤之效。

十九、芪芩乌贝汤

慢性糜烂性胃炎多属中医学"胃痛"的范畴。笔者长年从事脾胃病的临床与科研研究，对慢性糜烂性胃炎的诊治有一定的心得。提出益气清化、抑酸护膜的治疗方法，并总结出经验方芪芩乌贝汤（黄芪、白术、黄芩、仙鹤草、薏苡仁、乌贼骨、大贝母、白及等）治疗本病。

患者：董某，女，57 岁，南京人

初诊：2013 年 4 月 12 日初诊。胃痛 5 年余，其间胃痛反复发作，曾服用"奥美拉唑"等药，疗效不显，遂寻求中医药治疗。就诊时：胃中隐隐作痛，伴脘胀、嗳气，饭后加重，泛酸、烧心感，胃中嘈杂，晨起口干口苦，乏力，二便尚调，舌偏红，边有齿印，舌下络脉稍粗，苔薄黄，脉细。辅助检查：胃镜：胃窦部痘疮样糜烂（2013 年 2 月 25 日，江苏省中医院）；病理：中度萎缩性胃炎伴肠化（2013 年 3 月 1 日。江苏省中医院）。四诊合参，证属气虚湿热，治当益气清化，抑酸护膜，以"芪芩乌贝汤"加减：黄芪 10g，太子参 10g，炒白术 10g，法半夏 6g，麦冬 15g，仙鹤草 15g，黄芩 10g，薏苡仁 15g，煅乌贼骨 15g，大贝母 6g，白花蛇舌草 15g。7 剂，水煎服，每日 1 剂，每日 2 次。

二诊：服药后泛酸缓解，仍胃痛隐隐，胃胀，嗳气，饭后加重，舌脉同前。原方加鸡内金 6g 消导助运。续进 14 剂。

三诊：药后尚合，泛酸已不著，胃胀，嗳气缓解，胃痛隐隐。上方去鸡内金，加丹参 15g 养血活血止痛。续进 14 剂。

患者以"芪芩乌贝汤"为基础加减用药治疗 5 月余，诸症缓解，唯有轻微脘胀不舒，复查胃镜显示，糜烂消失，中度萎缩性胃炎变成轻度萎缩性胃炎，肠化消失。

按：慢性糜烂性胃炎（Chronic Erosive Gastritis，CEG）是常见的消化系统疾

病，是一种具有独特内镜特征及临床表现的胃黏膜病变，表现为胃黏膜上皮完整性受损，糜烂不涉及肌层，深度一般在1mm以内。该病缺乏特异性临床症状及体征，诊断主要靠胃镜及病理确诊。

慢性糜烂性胃炎的中医特点，可以归纳为：①脾胃虚弱，发病之本；②湿热内蕴，发病之标；③幽门杆菌，发病之邪。此案患者胃病时间较长，中焦脾土虚损，气血生化乏源，运化不健，胃腐熟受纳功能减弱，故见胃脘痞胀不舒，嗳气，食后加重。脾虚不运，加之饮食不节，湿邪不化，内蕴化热，伤及胃络故见胃中隐隐作痛，泛酸，嘈杂，口苦等。舌偏红，有齿印，苔薄黄，脉细，皆是脾虚夹有湿热之象。此例患者虚实夹杂，本虚标实，既有"不通则痛"的一面，又有"不荣则痛"的一面，因此不可过用温补，以防壅滞，也不可过于苦寒消导，以免败胃，故投以益气健脾，清利湿热，抑酸护膜之剂，标本兼顾。黄芪、太子参、炒白术健益中焦脾胃，固其根本。黄芩、仙鹤草、薏苡仁清化湿热，且仙鹤草、薏苡仁也有健脾之功，黄芩清热化湿又无苦寒败胃之嫌。半夏配麦冬，刚柔相济，润燥相宜，具有生津养胃，醒脾开胃，和胃降逆之功；大贝母配乌贼骨，制酸止痛，护膜生肌。对查有萎缩性胃炎，或伴肠化、异型增生者，笔者常加用白花蛇舌草，此药微苦、甘、寒，有抗癌解毒之效，在一定程度上可逆转肠化、异型增生，防止癌变，此是截病之法。二诊加入鸡内金以消导助运，解除食后胀满。三诊取"丹参饮"之丹参养血活血止痛，原因有二：一是患者胃痛时间较长，久病多瘀，久病入络，《临证指南医案》中云"初病在气，久必入血，以经脉主气，络脉主血"；二是因为患者舌下络脉增粗，为血瘀之征。查看舌下络脉，此是笔者辨是否有瘀血征象的常用方法。笔者临证，辨证精细，组方严谨，更难能可贵的是善于利用现代先进的检查技术为中医临床用药服务。

二十、柴胡疏肝散

笔者为孟河医派传人，谨遵孟河用药轻灵醇正之旨，每于平淡中见神奇。肝郁气滞者，予柴胡疏肝散加减。方中柴胡用量颇有深意，轻用则起到疏肝理气、引诸药入肝经的作用，重用则可清肝胆经热邪。笔者经常提及柴胡截肝阴的问题，可将鳖血同柴胡一同翻炒，将柴胡之燥性去而疏肝理气之性存。不仅如此，笔者为了不伤及人体内的阴液，在选用疏肝理气药时，勿过辛香温燥，喜用玫瑰花，合欢花、玫瑰花等理气而不伤阴之品。

验案：周某，女，62岁，南京人。

2013年3月9日初诊，因"胃脘不适2年余"来诊。患者两年来时有胃脘不适，食后益甚，食少，泛酸，右胁下疼痛，每因情绪变化而症情加重，口干口苦，夜寐尚可，舌红，苔薄黄，脉细弦。2012年12月30日查胃镜示：浅表性胃炎伴胆汁反流，胃镜内见黄绿色胆汁；病理示胃黏膜充血水肿。

患者病症发作与情绪密切相关，辨证为肝胃不和，治以疏肝和胃。方选柴胡疏肝散加减治疗，处方：柴胡5g，炒白芍15g，黄芩10g，炒白术10g，仙鹤草15g，薏苡仁15g，金钱草15g，莱菔子10g，决明子10g，并嘱其心情舒畅。连服14剂。

2013年3月13日复诊：患者觉右胁下疼痛缓解，食欲改善，大便仍干结，2～3日1行，自觉畏寒，加大腹皮10g，肉苁蓉10g，以通降，促进大便通畅。

患者以上方加减治疗3个月后症状消失，大便正常，胃镜复查示：胃黏膜充血水肿消失，胃镜内有少量黏液，无胆汁。患者甚满意，嘱畅情志，禁食生冷、油腻、辛辣刺激食物。

按：笔者在临床上观察到本病的发病多为情志所诱发，或为急躁易怒，或为郁郁寡欢，且临床症状多在情绪变化时加重或减轻。故首重调畅病人情志，解除患者思想负担。有时患者会反复的叙述病情，每于此时，笔者都细心耐心听取患者痛苦，并不厌其烦地逐一解答，并嘱患者打消顾虑，建立战胜疾病的信心；另嘱患者平日多与他人沟通，控制自己不好的情绪，培养自己的兴趣爱好。除此之外，笔者会在用药配伍中加用合欢花、玫瑰花、绿梅花等疏肝解郁之品，正所谓"合欢蠲忿，萱草忘忧"。通过以上几种措施，病人的情绪很快得到控制，症状也会很快得到改善。

邪热犯胃者，予笔者经验方柴芩枳黄汤加减。以柴胡，白芍，郁金，黄芩，鸡内金，金钱草，川朴，枳实，制大黄等品，药专力宏，使热邪速去，防止热邪入里化燥伤阴。此药不可过用久用，正如《素问·五常政大论》所云："大毒治病，十去其六，常毒治病，十去其七，小毒治病，十去其八，无毒治病，十去其九，谷肉果菜，食养尽之，无使过之，伤其正也。"胃阴不足证，予益胃汤加减；中虚脏寒者，则以黄芪建中汤加减；寒热错杂，则予半夏泻心汤辛开苦降并调寒热；瘀血停胃证则以丹参饮加减。

二十一、黄芪建中汤

验案：裴某，女，52岁，常州人。

初诊（2013年5月7日）：患者上腹部疼痛不适，伴反酸、烧心，空腹明显，饭后可缓解，疼痛多发生在半夜，喜温喜按，无恶心、呕吐，无呕血、黑便，胃纳尚可，舌淡红苔薄白，脉细。查胃镜示：十二指肠球部溃疡。辨证为：中焦虚寒证，治以温中散寒，护膜止痛。方选：黄芪建中汤加减：

处方：

黄芪10g，炒白术10g，桂枝5g，炒白芍15g，炙甘草5g，大枣10g

仙鹤草15g，炒苡仁15g，黄芩10g，乌贼骨15g，大贝6g。

14剂，每日1剂。

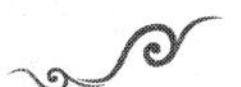

三七粉 60g，白及粉 60g，每次各 2g，藕粉调服，早晚空腹各服一次。

三诊（2013 年 5 月 21 日）：药后尚合，夜间胃脘时有隐痛，嗳气频作，食后脘胀，无明显反酸，大便不通畅，舌脉同前，治再前方出入，加鸡内金 6g，莱菔子 15g，肉苁蓉 10g。

三七粉 60g，白及粉 60g，每次各 2g，藕粉调服，早晚空腹各服一次。

四诊（2013 年 6 月 5 日）：药后尚合，上腹疼痛较前缓解，仍有泛酸，烧心，大便较前通畅，日行一次，脘胀，食后明显，嗳气，口干，苔薄黄，脉细。

处方：

黄芪 10g，炒白术 10g，桂枝 5g，炒白芍 15g，法半夏 6g，麦冬 15g

仙鹤草 15g，炒苡仁 15g，黄芩 10g，乌贼骨 15g，大贝 6g，鸡内金 6g

莱菔子 15g，肉苁蓉 10g，紫菀 10g，14 剂，每日 1 剂。

三七粉 60g，白及粉 60g，各 2g/ 次，藕粉调服，早晚空腹各服一次

五诊（2013 年6 月 19 日）：2013 月 6 月 15 日胃镜示：十二指肠溃疡已愈合。胃痛不显，嗳气明显，时有腹痛，大便偏干，日行 1 次，苔薄黄，脉细，前方出入。

处方：

太子参 10g，白术 10g，法夏 6g，麦冬 15g，薏仁 15g，仙鹤草 15g，大贝 6g，决明子 15g，莱菔子 15g，紫菀 10g，大腹皮 10g，14 剂，每日 1 剂。

按：本案系消化性溃疡，消化性溃疡的发病机制，现代医学认为是黏膜防御屏障和黏膜攻击因子的失衡所致。提出了“无酸不溃疡”，“无 Hp 不溃疡”的学说。消化性溃疡以十二指肠溃疡多见，空腹痛，进食痛减，或有进食后痛甚者。患者以胃脘痛为主症，素体中焦脾胃虚弱，复因饮食伤胃，导致中焦失和，脾胃气机失常，不通则痛，气血失畅，胃膜失滋，易发生本病，伴见反酸、嗳气、脘胀，大便难等胃气不和、脾运不健之症，属于中医“胃痛”范畴，辨痛、辨舌是辨证的关键。笔者在临证遣方用药时主张益气温中，护膜止痛为治疗大法，以黄芪建中汤加乌贼骨、大贝、白及等加减运用。饮食不节，损伤脾胃，病本在胃，因中虚而生，故立温中益气为大法，多以黄芪，白术为基本药物加减用之。临床多表现为虚实夹杂之证，兼见湿热、气滞、血瘀等邪实症状，夜间疼痛明显，提示瘀血存在；嗳气、食后脘腹胀满不适，则为中焦气机阻滞之症；桂枝配白芍，且白芍倍于桂枝，乃建中之法，白芍缓急止痛，且制桂枝温燥之性，防其伤阴动血，并发溃疡出血；乌贼骨、大贝取乌贝散之意，有制酸护膜止痛之效，治疗胃痛、反酸、胃、十二指肠溃疡。莱菔子行气消痞、通降胃气；肉苁蓉润肠通便；鸡内金健运脾胃，消食导滞；三诊后脘胀依然，故择用紫菀以开泻法润肺下气；可治疗气滞之脘腹痞胀、大便秘结。薏苡仁，仙鹤草健脾益气，且仙鹤草还有止血之功效。三七、白及粉为治疗消化性溃疡常用药物。三七止血化瘀、消肿止痛之上品，止血而不留瘀，行瘀而敛血；白及收敛止血，消肿生肌，《本草

求真》云其能“涩中有散,补中有破,故书又载去腐、逐瘀、生新”,两药相合,一散一敛,活血止血,护膜生肌,去瘀生新,同时加藕粉调服,以增强护膜止血的作用,防止出血。用法:三七、白及粉各1.5~3g,一日2~4次,温开水调成糊状。无论寒热虚实均可使用,适用于溃疡病甚至不出血者,促进溃疡病灶愈合,临床用之屡用屡效。消化性溃疡若并发大出血,需中西医结合,抢救病人生命。

二十二、香草汤

笔者常运用香草汤化裁治疗闭经,效果显著,屡试不爽,现附上临床案例一则与大家共同分享。

验案:钱某,女,35岁。

初诊:胃脘胀痛1年余,加重伴有嗳气、泛酸1月余,患者诉平素性情急,易怒,情志不畅时伴有两胁胀痛明显,无恶心呕吐,大便偏干,便后不畅,2~3日一行,夜寐欠佳,饮食欠佳,食后胀甚,月经已有3月未行,以前月经正常,查妊娠试验阴性,未行胃镜检查,舌淡红,苔薄黄,脉细涩。患者为求缓解胃脘部胀痛及调节月经周期,故前来寻求中药治疗。

辨证:肝胃不和,气机不畅。治拟疏肝和胃,行气活血,通络止痛。

选方:“金铃子散、左金丸合香草汤加减”

用药:毕澄茄10g　延胡索10g　川楝子10g　黄连2g
吴茱萸1g　煅乌贼骨15g　煅瓦楞子15g　制军6g
佛手5g　香附10g　益母草15g　红花5g
川芎10g　鸡血藤15g

7剂　每日1剂,并嘱患者保持心情舒畅,忌食辛辣,过酸等食物。

二诊:上方服用3剂过后患者胃脘胀痛即大减,嗳气泛酸亦少;大便较畅,日行1次,质软。服用5剂后月经即至,量色均正常,痛经及血块,经期为3天。说明上方得效,根据患者服药后的症情,用药调整如下:

毕澄茄10g　延胡索10g　川楝子10g　黄连2g
吴茱萸1g　煅乌贼骨15g　煅瓦楞子15g　制军6g
佛手5g　香附10g

7剂　每日1剂,水煎服

三诊:药后诸症已愈,患者胃脘胀痛已无,心情舒畅,食欲转佳,夜寐可,未诉特殊不适,舌淡红,苔薄白,脉细弦。加用健脾药巩固如下:

太子参10g　炒白术10g　法半夏6g　麦冬15g
佛手5g　薏苡仁15g　百合15g　夜交藤15g

再服上方7剂健脾开胃,综合调理。药后主证皆除。

辨证特点:本患者辨病属“胃痛”、“闭经”,辨证属“肝郁气滞”。肝为刚脏,

性喜条达而主疏泄，本患者为年轻女性，平素因生活及工作压力原因而情绪急躁易怒，气郁而伤肝，肝木失于条达，疏泄失常，横逆犯胃，致气机阻滞，不通则痛而出现胃脘胀痛。正如《素问·六元正纪大论》曰“木郁之发……故民病胃脘当心而痛”。又《沈氏尊生书·胃痛》曰“胃痛，邪干胃脘病也……唯肝气相乘为尤甚，以木性暴，且正克也。”患者罹患胃病已有1年余，病久脾胃必虚，加之肝气每每克伐脾胃，致使中焦脾失健运而纳食欠佳，胃失和降而见嗳气泛酸。“胃不和则卧不安”，故而夜寐欠佳。肝主疏泄，体现在条达气机、条畅情志及调节女子月经三方面。又因“女子以肝为先天”，肝藏血“体阴而用阳”，本患者肝气郁滞，久则血行不畅，故见月经不行即闭经。病机之关键在于性情易怒急躁，肝气不舒，病久中土又虚，木气又相对过亢，体现了木与土关系失常。分析此案，认为病之初期乃“木横克土”，后则“木不疏土”。

治疗特点：治疗此病时，强调要谨守其病因病机、病性、病势，叶天士曾谓“肝为起病之源，胃为传病之所。”结合此论，提出治疗本案之原则，疏肝解郁为其治本之法则，肝气条畅则疏泄有常，横克不能也，和降胃气、活血通络止痛为其治标之法，胃气以通降为顺，和降胃气可使中焦气机条畅不滞则胃脘痛止，活血通络，则月经来行，标证既除，则需补脾，以复脾土之位，使其木土关系平衡协调，无以再度过克。除了药治以外，还嘱患者保持心情舒畅，调整心情，以达到祛除病因的目的。

用药特色：治则已定，用药即有法可依，此案中以毕澄茄、延胡索、川楝子、佛手、香附以疏肝解郁、行气止痛，其中毕澄茄为笔者治疗胃脘疼痛的经验用药。而延胡索及川楝子则为《素问病机气宜保命集》中清肝火、泄郁热、行气止痛之名方。除此之外，川楝子有小毒，故用量不能大，导师常用剂量为10g，且中病即止，不能久用。且延胡索兼有活血作用，《本草纲目》曰“能行血中气滞，气中血滞，故专治一身上下诸痛，用之中的，妙不可言。盖延胡索活血化气，第一品药也”，故对治疗闭经亦有好处。《丹溪心法》记载左金丸，由黄连及吴茱萸按6：1比例组成，但临床常根据患者热与酸的程度重新定量及定比例，辛开苦降，肝胃同治，泻火而不至凉遏，降逆而不碍火郁，相反相成，使肝火得清，胃得降，故嗳气泛酸得除。吞酸重则加用煅乌贼骨及煅瓦楞味咸而涩以制酸止痛。《药品化义》：“大黄气味重浊，直降下行，走而不守，有斩关夺门之功，故号将军。专攻心腹胀满，胸胃蓄热，积聚痰实，便结瘀血，女人经闭”，而本患者胀痛、便结、经闭症状均存在，故此处用制军有一箭三雕之义。本方中用到香附、益母草、红花、川芎、鸡血藤，乃取“香草汤”之义；香草汤出自陈素庵的《妇科医要》一书，闭经乃妇科常见之症，一般认为有血枯、血瘀、寒凝、气滞四种情况，治疗亦从补血、行瘀、温中、解郁四法，立出不同类型之方剂。民国时期妇科名医陈筱宝认为经闭只需从虚实两因素着手，笔者取其经验，以香附、益母草、川芎、鸡血藤等养血活血,行气化瘀,加以红花活血化瘀而不伤正。药后见效,即停用,即标证已除,转为治本,故以太子参、炒白术、薏苡仁等甘温之品健脾和胃,顾护中焦。百合、夜交藤为导师常用于治疗失眠之药对,随证加减,收效甚佳。

二十三、芪竹方

芪竹方为笔者多年临床及多年临床经验总结而成,组成如下:

黄芪 10g　玉竹 15g　法半夏 6g　麦冬 15g
仙鹤草 15g　薏苡仁 15g　蛇舌草 15　灵芝 15g
半枝莲 15g

功效:益气养阴,扶正抗复发。

主治:主要用于癌症术后气阴两虚患者,防止复发。

方解:本方以黄芪、玉竹为君药,并以该两味药命名方名,益气养阴,且现代研究表明黄芪对于防癌抗癌有重要作用。半夏、麦冬为笔者常用刚柔并济、养阴护胃药对,取麦门冬汤之义。仙鹤草、蛇舌草、薏苡仁、半枝莲、灵芝为临床常用抗肿瘤及防止术后癌症复发的常用药,现代药理均有研究证实。李秀源研究显示:芪竹方能够显著改善患者生存质量,是胃癌术后抗复发与转移的有效方剂;能够诱导人胃癌细胞 MGC-803 发生凋亡,其机制与线粒体途径有关。

验案:陈某,女,52 岁,江苏南京人,初诊时间:2011 年 9 月 9 日。患者于 2011 年 4 月 12 日于江苏省某医院行远端胃癌根治术,切除远端 4/5 胃,术后共行化疗 6 次。术后 4 个月体重共下降 5kg。刻诊:患者胃脘部隐痛不适,食欲下降,饭后脘胀,口干,畏寒喜暖,形体消瘦,面色苍白,精神欠佳,神疲乏力,舌红,苔薄少,脉细数。证属正虚邪恋,气阴两虚,胃气不和。治拟扶正驱邪,健脾益气,养阴和胃。

处方:黄芪 10g　玉竹 15g　法半夏 6g　麦冬 15g
仙鹤草 15g　薏苡仁 15g　蛇舌草 15　灵芝 15g

二诊:2011 年 9 月 23 日:患者药后胃脘部隐痛不适较前好转,食欲渐佳,面部出现褐斑,二便调,舌淡红,苔白腻,脉细数。治当健脾益气,养阴和胃兼祛风邪。

处方:原方加白芷 10g、骨碎补 10g、白蒺藜 10g。

三诊:2011 年 10 月 11 日:药后尚合,口干好转,睡眠欠佳,治当前法出入兼以养阴安神。

处方:2011 年 9 月 23 日方加百合 15g。

四诊:2011 年 11 月 11 日:患者出现呕吐,呕吐物为酸水,嘱患者勿进食生冷油腻及甜食,乃为胃阴虚火灼,胃失和降,胃气上逆,故见呕吐酸水,治当兼顾清热降逆止呕。

处方：2011年11月11日方加姜竹茹5g。

五诊：2011年12月20日：患者已无呕吐，胃脘部无明显不适，口干好转，面部色斑减退，舌淡红，苔薄白，脉细弱。治当前方出入。原方减去白芷、骨碎补、白蒺藜、姜竹茹。

六诊：2012年1月4日：患者药后尚合，自觉手脚发冷，气虚之渐为阳虚，不能温煦四肢，治当健脾益气，养阴和胃，兼温阳。

处方：黄芪10g　玉竹15g　法半夏6g　麦冬15g
仙鹤草15g　薏苡仁15g　蛇舌草15g　灵芝15g
百合15g　鹿角片10g

七诊：上方连服3个月，2012年4月3日：四肢发凉有所好转，未见特殊不适，患者2012年3月30日复查胃镜：残胃炎，hp+，肝功能转氨酶轻度升高，CT示肝脾轻度肿大，加用疏肝利胆药。

处方：2012年1月4日方加垂盆草15g、五味子15g。

后因患者在深圳工作，不方便来南京复诊，以此方略事出入，巩固治疗，随访半年，已无胃脘部隐痛不适症状，食欲良好，体重增加约5kg，面色红润，精神状态良好，诸症缓解。嘱患者慎起居，节饮食，畅情志，并定期复查胃镜及肿瘤指标，冬季进食膏方调养。

辨证思路：癌症病机多属正虚邪实，正虚乃气血津液不足，邪实多为痰瘀邪毒交结阻络，由微至甚，发为癥积。本案为中老年女性，肝郁脾虚，日久痰阻气滞，渐至血瘀脉络，正如唐容川云："瘀血在经络脏腑之间，则结为癥瘕"。患者虽然通过手术切除了病灶，但是其痰瘀邪毒交结阻络之病理机制仍在，余毒未尽。患者术后中焦脾胃虚弱，受纳乏源，气血更虚，瘀血再生，造成本虚更甚，标实又起，导致病情错综复杂。加之化疗戕伐正气，中焦脾土再伤，脾之气阴两虚。运化不健，则见不思饮食，食欲减退，口干，少酸。胃气受损则通降不顺，久之以致恶心呕吐。脾虚水湿不化，聚而成痰，与气交结，加之术后新瘀再滞，络脉不和，而致脘痛隐隐。久病气虚而渐成阳虚，故而见手足不温。

治疗特点：《素问·至真要大论》云："坚者削之……结者散之"，癌肿形成之时可用攻消之法。然术后正气创伤，出现新的本虚标实之证，患者胃痛隐隐，究其缘由，乃因虚致实，则治疗不离开扶正驱邪之原则。本证之正虚为脾胃气阴亏虚，中焦气阴两虚，胃络无以濡润，络脉不和，故胃脘隐痛。中焦运化不健，故脘痞不思饮食，阴虚生内热，故口干，胃中有灼热感，胃气上逆，故见呕吐。舌淡红，苔薄白，脉细均为气阴不足证之表现。故治当益气养阴，此时养而不能壅腻，是以清养为要，"清"含义包括两层，一为滋阴，二为轻调；看似患者术后加之化疗一派虚象，但其邪实确实存在，且余毒未清，证属正虚邪恋，故益气养阴须与清热解毒同用，扶正与驱邪并用，初期应以扶正为主，后期应以扶正为主。

第七章　中药临床运用心得

一、西洋参

西洋参又名花旗参、广东人参，甘、微苦，凉，入心、肺、肾经，《本草从新》谓其“补肺降火，生津液，除烦倦，虚而有火者宜”。《药性考》谓其“补阴退热，姜制益气，扶正气”。《本草再新》谓其“治肺火旺，咳嗽痰多，气虚而喘，失血，劳伤，固精安神，生产诸虚”，《本草求原》谓其“清肺肾，凉心脾以降火，消暑，解酒”。《医学衷中参西录》谓其“能补助气分，并能补益血分”。综合认为西洋参具有益气养阴，清虚火，生津止渴作用。临床药理研究显示西洋参对大脑有镇静作用，对生命中枢有中度兴奋作用。笔者临证处方，西洋参乃常用之品。情志内伤，劳倦过度，偏嗜辛辣厚味，导致气阴两伤者增加。临床常见未入高龄，鬓发早白，眩晕耳鸣，健忘少寐，腰膝酸软，胃纳减少，口干欲饮，神疲乏力，舌红少苔，脉搏细数等气阴两虚之症，这时在运用其他益气养阴之品时，加用西洋参，一者可增强养阴清热之功效，二者西洋参还具有益气作用，《医学衷中参西录》云：“西洋参性凉而补，凡欲用人参而不受人参之温补者，皆可以此代之。”可起到补气生津，益气养阴之效。

西洋参单味使用，药专效宏，但病情复杂者还需要配伍应用，用药如用兵，要善于把握病机，见微知著，合理用药。

1. 西洋参配枸杞子、麦冬、石斛　枸杞子、麦冬、石斛皆为养阴之品，后二者偏于助养胃阴，能生津止渴，安神定肺，安五脏，令人肥健。《神农本草经》谓麦冬“主心腹结气，伤中伤饱，胃络脉绝，羸瘦短气”，现代药理研究报道有镇咳祛痰、强心利尿、抗菌作用。石斛甘淡微寒，入胃经，《本草衍义》云其“治胃中虚热”，而《神农本草经》也有“主伤中，除痹，下气，补五脏虚劳羸瘦，强阴，久服厚肠胃”之论，现代药理研究报道有促进胃液分泌助消化作用。枸杞子甘平，入肝、肾经，补肾益精，养肝明目，治肝肾阴虚，腰膝酸软，头晕目眩，虚劳咳嗽，消渴，遗精，《药性论》云其“能补益精诸不足，易颜色，变白，明目，安神”，现代药理报道有抗脂肪肝、抗胆碱、降血糖作用。肾为元阴之脏，肝肾乙癸同源，西洋参配枸杞子有滋补肝肾之阴作用，西洋参配麦冬、石斛可养肺胃心阴。四药合用，调治五脏阴虚诸疾，有良效。

验案：贾某，女，54岁，1996年6月14日诊。胃痛、呕吐反复发作年余，经胃镜、上消化道钡餐检查诊断为慢性胃炎、贲门失弛缓症，他医多处以香燥理

气之品，胃痛呕吐未见好转，反增口干、大便干燥等症，舌红有裂纹，脉细弦。辨属气阴两虚，胃气上逆，遵叶天士忌刚用柔法。拟益气养阴，和胃降逆。选沙参麦冬汤、益胃汤加减。处方：南北沙参各12g、麦冬10g、半夏10g、石斛10g、玉竹10g、生地12g、枸杞子10g、黄芩10g、仙鹤草15g、炒谷麦芽各15g、煅乌贼骨5g，另用西洋参每日2g舌下含服。1996年7月2日二诊。药后口干明显减轻，呕吐未作，效不更方，仍守养阴和胃之法。连服月余，胃痛呕吐基本缓解，口干但饮水不多，舌红苔薄白脉弦。继用西洋参2g、麦冬5g泡服，月余而愈。

2. 西洋参配决明子　决明子苦甘凉，入肝、肾经，具清肝明目，利水通便的作用，可用于治疗风热赤眼，青盲，高血压，肝炎，肝硬化腹水，习惯性便秘等。《日华子本草》云其“助肝气，益精水。”《神农本草经》曰其“治青盲，目淫肤赤白膜，眼赤痛，泪出，久服益精光”，《常用中草药手册》载其“清肝明目，利水通便，治肝炎，肝硬化腹水，高血压，小儿疳积，夜盲，风热眼痛，习惯性便秘”，现代药理研究报道：决明子含大黄素、胡萝卜素，具有降血压、降胆固醇、通便等作用。“大肠者，传导之官”，主传导水谷糟粕，其传导功能是胃降浊功能的延续，其功能的维系有赖于肾气的充足和肺气的肃降，古云“肾主五液，开窍于二阴，而司二便”，唐容川也说“大肠之所以能传导者，以其为肺之脏，肺气下达，故能传导”，若肺气不能下达，胃气失于通降，肾元亏乏，肠腑失濡，传导失职，出现腹胀，便秘。决明子主要成分是大黄素、大黄酚、大黄酸等，与大黄相近，然与大黄相较，则通便之力缓而无大黄苦寒败胃之弊，与西洋参相配有滋阴润肠、增水行舟功效，标本同治，久用而无伤正之虑，对腹胀便秘兼有阴伤者，疗效显著。

验案：张某，男，73岁，退休干部，1996年5月28日诊。长期患习惯性便秘，自服果导、芒硝、番泻叶方解，否则间日不行。自觉腹胀但不甚，纳谷不香，口干不欲多饮，精神疲乏无力，曾作全消化道钡透及纤维结肠镜检查无异常，察其舌苔少，舌质淡红，中有裂纹，脉细弱。老年体弱中虚加之常服泻下之品，劫伤气阴，肠腑无以传导。故以益胃汤加决明子治之。药用：西洋参5g（另煎）、麦冬10g、生地10g、玉竹10g、百合30g、决明子10g、谷麦芽各15g。药后2日即行大便。5天后，原方去生地，加山药20g共调月余，便秘即除，1～2日一行，后以参苓白术丸调理3个月，随访2年，便行如常。

3. 西洋参配桔梗、甘草、木蝴蝶　桔梗、甘草相配名曰桔梗汤，首载于仲景《伤寒论》，曰“少阴病二三日，咽痛者，可与甘草汤，不差者与桔梗汤”（宋本第311条）。咽痛乃邪客于咽部，肺窍不利，气道不宣所致，效以桔梗汤宣利肺气，利咽止痛。而笔者常用西洋参配用桔梗汤用治于慢性咽喉炎表现为咽病及咽部不适或如梅核状等，常收显效。又因慢性咽喉炎治疗时间较长，长期煎药较为不便，故而在服用一段时间药后，常以西洋参片合木蝴蝶泡服，同样有效，疗程多为1个月左右。盖木蝴蝶“清肺热、利咽喉。治急慢性支气管炎，肺结核咳嗽，咽喉肿痛，扁桃体炎”（《常用中草药手册》），配合西洋参共主益气养阴、润肺降火、利咽止痛之功。

验案：刘某，女，54岁，南京某机关干部，1997年8月2日诊。恙起5载，咽部不适，干咳，口干欲饮，胃纳欠香，大便干燥，有慢性咽炎病史，舌红少苔，脉搏细数。证属肺胃阴虚，津不上承，治拟养阴清肺利咽。选方沙参麦冬汤加减。药用：西洋参6g、麦冬10g、石斛10g、玉竹10g、黄芩10g、木蝴蝶6g、莱菔子10g、决明子30g、桔梗6g、生甘草3g。药进7剂，口干、咽部不适明显减轻，后因出差不能连续服药治疗，处以西洋参片3g、木蝴蝶2g，每日泡服，坚持两个月，诸症悉尽。

4. 西洋参配用黄芩、仙鹤草　黄芩、仙鹤草乃笔者治疗胃中郁热证之常用药。黄芩苦寒，《名医别录》谓其“疗痰热，胃中热，消谷，利小肠”，能清胃肠之郁热；仙鹤草苦辛，《本草纲目拾遗》谓其“消宿食，散中满，下气，疗吐血各病，翻胃噎膈”。胃炎多与热、瘀有关，故以黄芩配仙鹤草清泻胃中之邪热，和血理胃。而西洋参有补气养阴降火之效，与黄芩、仙鹤草相配，而起协调之用，清化而不伤气阴，滋补而不壅滞。

验案：付某，男，42岁。上腹痞胀间作10年，1997年1月胃镜示：慢性萎缩性胃炎，不完全性肠上皮化生，轻度异型增生，幽门螺杆菌感染。胃脘痞胀，食后胃胀加重，有烧心感，胃纳不香，口干欲饮，嗳气，大便干结，舌红少苔，脉细。证属气阴两虚，胃中郁热，胃气不和。治拟益气养阴，清热和胃。处方：太子参10g、白术10g、白芍15g、麦冬10g、石斛10g、黄芩10g、枳壳10g、佛手片10g、百合20g、莱菔子10g、决明子30g、丹参15g、仙鹤草15g。另加西洋参胶囊2粒，每日2次。服药7剂，胃脘痞胀减轻。连服1个月，口干、烧心感明显好转，食欲增加。治疗半年后复查胃镜示慢性萎缩性胃炎，轻度肠上皮化生。

当然西洋参的配伍运用远不止这些，其他如配用活血药、温阳药、化痰药等，笔者用之极为广泛，不胜枚举。此外，如何服用西洋参亦很有讲究，西洋参价格昂贵，所以长期使用，方法极为重要。笔者临床常用方法有以下几种：①片剂含服，将西洋参切片，或外购西洋参片剂，每日6~8片约3g，舌下含服；②研粉，将西洋参研粉，装空心胶囊，每日2g，分2~3次饭前半小时服用；③泡茶，将西洋参6~8片，置沸水中，以保温杯盛之，频频啜服；④如用入水剂中，加强协同作用，则应另煎取汁，兑入煎好之药液中，避免同他药一起煎煮，造成浪费。

二、仙鹤草

仙鹤草苦、涩、微甘，平，归肺、肝、脾、大肠经。功能收敛止血，解毒止痢，健胃补虚，截疟。本品系止血要药，适用于内外各种出血病症。笔者临证30余年，喜用仙鹤草，体会较多，在临床中，除用于各种出血病症外，不断拓展其

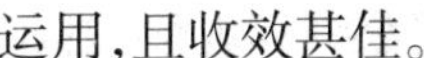

运用,且收效甚佳。

1. 胃痞 胃痞指胃脘部闭塞不通,胸膈满闷不舒,外无胀急之形,触之柔软,按之不痛的病症,多因痰气搏结、饮食阻滞、湿热中阻、情志失和、脾胃虚弱等多种原因致脾失健运,胃失和降,气机升降失常使然。《内经》称之为“否”、“否塞”、“否膈”,《伤寒论》云:“满而不痛者,此为痞”,《丹溪心法》云:“痞者与否同,不通泰也”,为消化系统常见病证之一,大致包括西医学中的慢性浅表性胃炎、慢性萎缩性胃炎、幽门螺杆菌相关性胃炎、胃神经官能症、胃肠动力障碍性疾病等。笔者临床每遇此等患者而主诉有胃脘痞满,纳食不香者,必用仙鹤草,《本草纲目拾遗》称本品有“消宿食,散中满,下气”之功,《百草镜》也谓其具“下气活血,理百病,散痞满”之效。而胃痞之疾常日久迁延,反复不愈,终致本虚标实,脾胃虚弱为其本,湿热、瘀血、气滞等为其标,治疗当标本兼顾。而仙鹤草既能健胃补虚,又能清热、活血、消痞,用此最为妥切,若配合枳壳、白术,其效益著;而对于有幽门螺杆菌感染者常与黄芩配伍,清热之力可增,又无芩、连苦寒败胃之弊;若遇萎缩性胃炎癌前病变,可配薏苡仁、莪术、白花蛇舌草、石见穿等防癌抗癌。

2. 出血诸疾 仙鹤草苦涩,入肺、肝经,能收敛止血,其性平而不偏,无论寒性、热性出血均可应用,《百草镜》云可疗“吐血、血崩、痢、肠风下血”,《滇南本草》云其可治“妇人月经或前或后,赤白带下”,《本草纲目拾遗》云“疗吐血各病”,仙鹤草除收敛止血外,尚有一定的凉血止血作用,现代药理研究表明仙鹤草及其浸膏可使动物血小板数量增加,血清钙离子含量增加及凝血时间缩短,具有良好的止血作用。最多用于上消化道出血之疾,可与白及(粉)、乌贼骨、地榆炭、侧柏炭、藕节炭、黄芩炭、大黄炭等止血药配用增强疗效;配槐花、地榆等则可用于肠风下血;配白茅根、山栀、大小蓟等则有凉血止血,清热利尿之功,常用于血热妄行之尿血;配白及、藕节、黄芩、炒山栀、阿胶珠等可用治咳血;崩漏不止者,与乌贼骨、煅龙牡等同用,可收固崩止血之功;过敏性紫癜,常配丹皮、生地、生龟甲、炒山栀、连翘等加强凉血止血;下痢出血,本品味苦则能燥湿,入大肠经,可除大肠湿热而止痢,与黄芩、黄连等配用增清热止痢作用,对于久痢不愈者,更为适宜,因本品有补虚止痢之功,如《滇南本草》谓其“治日久赤白血痢”。临床只要辨证准确,并在辨证基础上,均可加用仙鹤草以止血。

3. 噎膈翻胃 《药镜·拾遗赋》云:“滚咽膈之痰,平翻胃之哕,石打穿(即仙鹤草)识得者谁?注:噎膈翻胃,从来医者病者,群相畏惧,以为不治之症,余得此剂,十投九效……乃作歌以志之……味苦辛平入肺脏,穿肠穿胃能攻坚,采掇茎叶捣汁用,蔗浆白酒佐使全,噎膈饮之痰立化,津咽平复功最先”,阅历代本草,言及仙鹤草有此功效者,唯此而已,然后世较少用之,实为憾事,笔者用之,配伍他药治疗噎膈翻胃,疗效也佳。如曾治一老年男性患者,吞咽困难两月余，查胃镜示食管癌（下段），因年龄较大，不愿手术，子女携其投治中医，冀苟且延年。诊其虽吞咽困难，然米粥、糜饮尚能进之，胃气犹存，舌质淡带紫气，苔薄少。药用太子参15g、麦冬15g、石斛15g、生半夏10g、石见穿15g、威灵仙15g、莪术10g、丹参15g、白花蛇舌草30g、鸡内金10g，重用仙鹤草30g，并嘱每日以新鲜仙鹤草煎汤代茶频服，患者1年内病情稳定。后因与子女争吵，情绪不畅，病情加重，遂致不治。现代药理研究仙鹤草对多种肿瘤细胞有明显的抑杀作用，故凡消化道肿瘤性疾病均可在辨证基础上加用此药，以提高疗效。

此外，笔者还常用本品与红枣、红豆、红糖共煎，治疗妇女脱力劳伤，面色苍白，精神委靡及小儿疰夏等。也可用鲜品捣烂外敷，治疗乳痈、痈疖肿痛等，《百草镜》载仙鹤草："治乳痈，初起者消，成脓者溃，且能令脓出不多"，《本草纲目拾遗》也载仙鹤草："疗疖肿痈疽，肺痈，乳痈，痔肿"，此之谓也，本品有活血消肿之用。

三、枸杞子

枸杞子又名枸杞豆、血杞子、红青椒、枸蹄子等，为茄科植物枸杞或宁夏枸杞的成熟果实，其根皮为地骨皮，嫩茎叶为枸杞叶，均可入药。入药时以生品暴晒为干，果肉柔软为佳。作为药材有西枸杞和津枸杞之分。西枸杞产于宁夏、甘肃、青海等地，果实大而艳红，味甜不酸；而津枸杞主产于河北、河南、陕西等地，果实稍小，偏黯红，内有种子多枚，有酸味。临床上，医家多喜用西枸杞，而津枸杞鲜少问津。西枸杞、津枸杞功效各有所偏，西枸杞味甘而平，补益肝肾，偏于滋润生精；津枸杞甘而酸，补益肝肾，偏于养阴，酸收敛精；临床用之则应知晓。总体来讲，枸杞子味甘、微酸，性平，归肝、肾二经为主，具有养肝、益肾、润肺之功。主治肝肾亏虚，精血不足所致的腰膝酸软、头昏目眩、耳鸣、遗精、虚劳咳嗽、消渴引饮等症。古人在此药运用方面积累了丰富的经验，如《药性论》中云"能补益精诸不足"，《本草述》载其"疗肝风血虚，眼赤痛痒昏翳"及"治中风眩晕，虚劳，诸见血证，咳嗽血，痿，厥，挛，消瘅，伤燥，遗精，赤白浊，脚气，鹤膝风"等。

笔者临证喜用枸杞子调治多种病证，认为枸杞子味甘性平，非仅滋补肝、肾二脏，实可调补五脏之虚也。何以论之？盖肾主一身之阴液，肾水亏虚则他脏亦有受累，心中虚火无以滋降，上炎为患；子病及母，则肺金受及；先天不能济充后天，致使脾病；肾水滋涵肝木，肾水亏虚无以涵木，可呈肝木阴亏，风火上亢之证。又肝藏一身之阴血，肝主疏泄，肝之阴血不足，其疏泄亦能失常而及他脏为恙。所以临证遇有脏腑气血阴阳不足，亦即凡是劳伤虚损者，均可使用枸杞子，或为主药，或为辅药。正如《本草汇言》所云"世俗但知补气必用参、芪，补血者必用归、地，补阳者必用桂、附，补阴者必用知、柏，降火必用芩、连，散湿必用苍、朴，祛风必用羌、独、防风，殊不知枸杞能使气可充，血可补，阳可

生，阴可长，火可降，风湿可去，有十全之妙用焉”，此之谓也。

1. 肺系虚损病证　肺系病证多肺气虚和肺阴虚。肺气虚则少言懒言，面色黄而㿠，易出汗，动则尤甚，经常外感，或咳嗽气喘，苔薄，舌淡，脉细等，常以枸杞子配合玉屏风及四君子治之。对于肺气虚的诊治，不可速补或温补之类，宜徐徐清养。现代药理研究表明，枸杞子具有调整人体免疫功能、强壮机体的作用，符合运用于肺气虚病理机制的患者。再则可用于肺阴虚见咳嗽，干咳少痰，甚或咯血，潮热盗汗，形瘦体弱，口干欲饮，舌苔少，舌质红，脉细数等。遇有此证，多以枸杞子配伍于其他滋阴药中，以增强协同作用。

验案：孔某，男，48 岁，南京人，1994 年 3 月 20 日诊。初春调护不慎得感风热之邪，发热，咳嗽四五天，后经检查确诊为“右下肺大叶性肺炎”，住他院予抗炎、止咳、化痰等治疗 2 周，身热依然，咳嗽依旧，且干咳少痰，摄全胸片炎症吸收，嘱其出院调养。患者干咳不停，时咯血丝，请笔者要求中药治疗。刻诊：伴有口干欲饮，但不多，手足心热，大便稍干，苔无，中裂，脉细。辨为抗炎苦寒伤阴，肺阴受损，肺络失和。以枸杞子、功劳叶配于百合固金汤中，前后共治半月而愈。

笔者常用枸杞子配茯苓、白术、山药、太子参等以补益肺气，用枸杞子合麦门冬、南北沙参、百合等以滋润肺阴，起效甚显。

2. 肝系虚损病证　肝系虚损临床多阴虚、血虚。肝阴虚多表现为眩晕头痛、耳鸣、耳聋、目呈干涩、咽干、手足筋挛、两胁隐痛、性情急躁、舌质红干少津、苔少、脉细弦或数等症。笔者抓住舌红苔少、脉细为其辨证要点，每于方中加用枸杞子，以其滋养肝阴，复其“体阴而用阳”，古代著名方剂如一贯煎、杞菊地黄丸等，均为范例。临床实际中常以之配伍潼蒺藜、五味子、桑椹子等，屡收效验。阴虚阳亢者每以枸杞子配菊花长期泡服，亦能得效。又肝血虚常有眩晕、两目视物模糊、肢麻、唇淡面黄、男子可阳痿不用，女子可伴月经量少或闭止不行、舌质淡白、脉沉细等症，其中以“唇淡、舌淡、脉细”为其辨证要点，一般以枸杞子配伍当归、黄精、阿胶等品，而收佳效。

临证中，笔者运用枸杞子治疗肝系疾病，多为慢性活动性肝炎（乙肝、丙肝）、肝纤维化、脂肪肝等，现代药理研究认为枸杞子有防止肝细胞坏死，促进肝细胞再生等功能。

验案：褚某，男，34 岁，南通市郊区农民，1991 年 6 月 21 日诊。罹患“慢性活动性乙型肝炎”7 年余。今年 4 月下旬肝功能示：ALT 192U/L、AST 244U/L、γ-GT 183U/L、TP 60g/L、白蛋白 29g/L、球蛋白 31g/L，在当地医院予强力宁、茵栀黄注射液静脉滴注，口服联苯双脂及中药茵陈蒿汤合黄连解毒汤加减，治疗两旬余，症情不减。肝功能检查好转不明显，便溏，日行二三次。观其面色萎黄，形疲乏力，舌苔中剥，舌质偏红，脉细弦数。笔者以一贯煎合左归饮损益。药用枸杞子 12g、北沙参 10g、炒白术 12g、炒白芍 12g、百合 30g、川楝子 10g、当归

10g、山萸肉 10g、六月雪 15g、薏苡仁 30g、茯苓 12g、田基黄 20g、炒山楂 20g、荷叶 10g，同时停用其他一切药物。药后半月来诉，病症已明显好转，效不更方，再服半月查肝功能示：AST 92U/L、ALT 81U/L、γ-GT 126U/L，口干除，苔剥已复，精神尚可。再诊时，在原方基础上去沙参，加鸡内金 8g，前后共服两月，肝功能恢复正常，又坚待服药三月余。后以左归丸、归脾丸、参苓白术丸、当归芍药散等方参合，制成膏药内服一个冬季。其后每年均制膏进服。随访至今病证未复。

3. 肾系虚损病证 《本草通玄》云："枸杞子，补肾益精，水旺则骨强，而消渴、口昏、腰疼膝痛无不愈矣"，又云"按枸杞平而不热，有补水制火之能"，突出地说明了枸杞子其有补肾作用，通常单用枸杞子治肾阴虚，亦时而用于肾阳虚。枸杞子味甘而厚重，药平而性纯，善以补阴见长，然阴中有阳，故清润滋阴而不偏执，微微助阳而不动性。若用于补阳，常配用鹿角胶、杜仲、补骨脂等药品，常用方剂有右归丸等；如补阴者，多配用生地、山药、山萸肉、龟甲胶等，代表方剂如左归丸、枸杞丸（《古今验录方》）等。临证必须辨清阴虚、阳虚，分而用之。

验案：赵某，女，41 岁，南京江浦县人，教师。1994 年 4 月诊。恙得非胰岛素依赖型糖尿病 2 年有余，经饮食控制及口服降糖药治疗（D860 每日 1.5g，消渴丸每次 8 ~ 10 粒，1 日 3 次等），血糖控制不满意，波动在 9.5mmol/L ~ 11.4mmol/L 之间，要求中药治疗。症见精神疲乏无力，头昏目花，视物模糊，膝酸膝软，手足心热，时盗汗，口干多饮，苔少，中剥，舌质偏红，脉细数无力，查空腹血糖为 11.2.mmo1/L。辨证为久病肾阴亏虚，兼见中焦胃液亏乏，治以肾、胃同治，施用杞菊地黄汤合玉液汤化裁。药用枸杞子 15g、杭菊花 6g、山萸肉 10g、生熟地各 10g、石斛 10g、玉竹 10g、玄参 10g、山药 30g、百合 30g、丹皮 10g、茯苓 10g、地骨皮 10g、地锦草 15g。用上方 1 个月后，血糖（空腹）降至 9.0mmol/L，并停用 D860、消渴丸，前后以上方增减进服 4 个月而病愈，空腹血糖连续 5 次复查均控制在 5.7 ~ 6.5mmol/L，后以杞菊地黄丸每次 6 ~ 8 粒、1 日 3 次维持服用，一年半后随访，空腹血糖控制良好。

认为糖尿病属中医学消渴范畴，其病机为积热阴虚。阴虚又分肺、胃、肾，其中以肾阴亏虚为根本，治疗以滋肾为主，兼补他脏。常用左归饮进行增删以适其候。其中必有枸杞子、生地、玄参、地骨皮、地锦草等。从现代药理研究来看，这些药物有显著的降糖作用。

四、薏苡仁

薏苡仁味甘、淡，性凉，归脾、胃、肺、肾经，功能利水渗湿，健脾止泻，清热排脓，祛湿除痹，为清补淡渗之品。如《本草述》云："薏苡仁，除湿而不如二术助燥，清热而不如芩连辈损阴，益气而不如参术辈犹滋湿热，诚为益中气要药"，《本草新编》则云："薏仁最善利水，不至损耗真阴之气，凡湿盛在下身者最

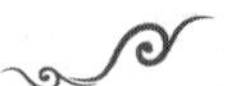

宜用之，视病之轻重，准用药之多寡，则阴阳不伤，而湿病易去”。本品功效诸多，可用于多种疾患，笔者临床也喜用之，根据不同的配合而有不同的功用主治，兹举例如下。

1. 泄泻　经云：“清气在下，则生飧泄”，《景岳全书·泄泻》曰：“饮食不节，起居不时……均可致脾胃虚衰不能受纳水谷和运化精微，水谷停滞，清浊不分，混杂而下，遂成泄泻”，脾胃虚弱泄泻，其症常见大便时溏时泻，水谷不化，稍进油腻之物，则大便次数增多，纳谷减少等，《本草纲目》：“薏苡仁能健脾、益胃，土能胜水除湿，故泄痢水肿用之”，《本草经疏》云：“甘以益脾，燥以除湿，脾实则肿消，脾强则能食，如是，则已上诸疾不求其愈而自愈矣”，《药品化义》也云：“薏米，味甘气和，清中浊品，能健脾阴，大益肠胃，主治脾虚泄泻”。因此，笔者对于脾胃虚弱之泄泻，薏苡仁乃必用之品，常与党参、白术、云苓、扁豆、山药等配伍，取参苓白术散之意，曾治一中年妇女，腹泻便溏年余，大便日行 2 ~ 3 次，质溏，每于进食油腻后加重，致不敢进食荤菜，食量少，体重减轻，面色萎黄，疲倦乏力，舌质淡，苔薄白，脉细弱。处以炒党参 15g、炒白术 10g、云苓块 15g、炒山药 15g、炒扁豆 15g、桔梗 5g、炙升麻 6g、炙黄芪 15g、补骨脂 10g，炒楂曲各 12g，重用炒薏苡仁 30g 治疗，浓煎频服，治疗 1 个月后，大便日行 1 次，质软成形，后与参苓白术丸 6g，每日 3 次及薏苡仁同粳米煮粥服用，巩固疗效，随访半年未发。在使用本品时，用量宜大，如《本草衍义》云：“凡用之，须倍于他药。此物力势和缓，须倍加用即见效”。用法也有讲究，健脾止泻应炒用，炒能助其人脾也。

2. 内痈　如《金匮要略》治肠痈之薏苡附子败酱散，《备急千金要方》治肺痈之苇茎汤及治肠痈方，均用薏苡仁为主药，以清利湿热，排脓消肿。《药性论》云：“主肺萎肺气，吐脓血，咳嗽涕唾，上气”，《药品化义》云：“取其入肺，滋养化源，用治上焦消渴肺痈肠痈”。曾治一老年男性，右下腹疼痛，身无热，畏寒，面色萎黄，精神疲倦，便秘，舌淡苔白，脉细微数，患者素体阳虚，乃寒湿内蕴，久郁成肺所致，处薏苡附子败酱散加大黄二剂，痛止，后以温中健脾利湿清热剂调治未发。若湿热瘀毒较甚，可与桃仁、冬瓜仁、丹皮、红藤等配用。此外，薏苡仁性微寒，有清热健脾益气之效，也可用于上、中消渴之疾，可配绿豆衣作食疗用，其效也佳。此时皆当生用，生用排脓消痈之力胜也。

3. 息肉性疾病　息肉性疾病属中医湿瘀为患，湿为起病之由，瘀为成病之因，湿去则病除。薏苡仁功能利湿消肿，健脾利水，用于息肉性疾病最为相宜，所以笔者常用于胃肠道息肉、疣状胃炎、黄色瘤等，对于皮肤扁平疣用之也甚效。而对于慢性萎缩性胃炎癌前病变，常配伍莪术、白花蛇舌草、石见穿等，有防癌抗癌之数。曾治一中年女性，患慢性萎缩性胃炎伴重度肠上皮化生，黄色瘤形成，症见胃脘痞满隐痛，纳谷不香，嗳气，神疲乏力，面色无华，大便溏，舌质淡偏黯，苔薄白，脉细弱。治以健脾益气、活血消痞为主，处方：炒党参15g、炒白术10g、炒枳壳10g、佛手片10g、炒山药15g、生薏苡仁30g、炒莪术10g、丹参15g、鸡内金10g、白花蛇舌草30g。加减治疗，半年后复查胃镜黄色瘤消失，病理检查转为浅表性胃炎伴轻度肠上皮化生。也常用生薏苡仁研粉，每日擦涂皮肤并煮粥内服治疗扁平疣，一般用后2周皮疹逐渐消失，乃至痊愈。

4. 湿痹　本品既能利湿，又能舒筋缓急。如《本草经疏》云："薏苡仁，性燥能除湿，味甘能入脾补脾，兼淡能渗湿，故主筋急拘挛不可屈伸及风湿痹，除筋骨邪气不仁……总之，湿邪去则脾胃安，脾胃安则中焦治，中焦治则能荣养乎四肢，而通利乎血脉也"。如《金匮要略·痉湿暍病脉证并治》云："病者一身尽痛，发热，日晡所剧者，名风湿，此病伤于汗出当风，或久伤取冷所致也，可与麻黄杏仁薏苡甘草汤"。该方即以薏苡仁配麻黄、杏仁、甘草组成。此方甘草剂量倍于麻黄，当为发汗轻剂，主在祛风除湿，以治风湿阻滞经络所致的肌肉酸痛，筋急拘挛，骨节烦疼等。盖薏苡仁阳明药也，筋骨之病，以治阳明为本，故拘挛筋急，风痹者用之，笔者用此治病无致，每获良效。同时强调，临证治疗时还须审证化裁，若寒甚而肾阳亏虚者，可加用附子，以温十二经之脉，祛一身之寒，如《金匮要略》也有薏苡附子散治风寒湿痹者；若寒邪入里化热，可配石膏以成越婢汤之意。此外还有薏苡仁与苍术、黄柏、牛膝相配，而成四妙丸，以治湿热不攘，流入下焦，蕴于经络而致筋脉弛长，痿痱不用。总之，临床当灵活应用，随证加减，薏苡仁乃治湿痹痿躄之要药也。

此外，薏苡仁还常用于治疗湿温初起，邪在气分，见头痛恶寒，午后微热，身重疼痛，湿重而热轻者，如配伍杏仁、白蔻仁、半夏、滑石等，则成三仁汤，可收轻宣、淡渗、芳化之效；若配白豆蔻、杏仁、滑石、竹叶、连翘等则成薏苡竹叶散，可治湿郁肌表经络而身热疼痛，胸腹白痦等症；若脾虚水湿停留，水肿，小便不利，又常配用冬瓜皮、大腹皮、茯苓、赤小豆等加强利水之功。

五、石菖蒲

石菖蒲为天南星科植物石菖蒲的根茎、其异名很多，有谓昌本、昌阳，也有称阳春雪、水剑草、石蜈蚣、香草等。盛产于四川、江苏、浙江等地，一般为秋季采挖，取其秋收药性深入根本也。药材以条长（古有九节之谓）、粗肥、断面类白色、纤维性弱者为佳品。其气芬香，味微苦，性微温，归心、肝、脾等经，功用众多，有豁痰开窍、祛湿化浊、疏风活络、清热解毒、理气和血等，其主治病证亦较广泛，癫痫，痰厥，热病神昏，健忘，气闭耳聋，心胸烦闷，胃痛，腹痛，风寒湿痹，痈疽肿毒，跌打损伤等均可运用此品与他药配伍使用，笔者临证喜以此药为主治疗多种杂病。

1. 脘腹疼痛，泻痢等症　湿浊之邪侵犯脾胃，脾胃气机受阻，不通则痛，可表现为脘腹疼痛；湿浊流注于肠腑，肠道传导失司，又可发生下痢、便泻等症。如是，当祛湿化浊，调理脾胃气机，复其肠腑传导之职，常以石菖蒲配合理气、芳化、清化之品治之而获效，藿香正气散是其例也。夏秋之季，笔者临证用于寒湿之邪侵袭所致脘腹疼痛伴发吐、泻等症，无不取效。亦常用石菖蒲治疗慢性非特异性结肠炎，或用于口服方，或施于灌肠方，得功尤显。

验案：胡某，男，45 岁，南京人，教师，1989 年 8 月 15 日首诊。患者慢性泄泻已 7 年余，难有不泻之日，曾做多次肠镜检查示：溃疡性结肠炎（乙状结肠显著），服用数种中西药不效。近二三月来，便下时夹黏冻，且有鲜血，量不多，腹痛以左下腹为著，肠鸣时作，形体消瘦，精神委顿不振，口干不多饮，舌苔薄黄稍腻，舌质边红，脉细弦。肝脾不和，湿热之邪伤及肠络。治拟调和肝脾，清化和络为法。口服痛泻要方加石菖蒲 15g、仙鹤草 30g、地锦草 30g，并以灌肠方（协定方）石菖蒲 20g、地榆 30g、白及 20g 灌肠，日用 1 剂。半个月后症情明显改善，腹痛已除，脓血亦无。口服方再加炒白芍 15g、炒薏苡仁 30g，灌肠方依旧。复用 40 余天，顽症尽除。为巩固疗效，续服参苓白术丸及逍遥丸善后 1 年有余，复查肠镜示：乙状结肠黏膜光整，无出血溃疡灶。

按：此案例为溃疡性结肠炎，西医学对其发病机制尚未完全明了，所以西药治疗很不理想，而中医药却能从人体的整体和局部进行综合辨证，祛邪扶正，而愈病症。此案无论是在口服药，还是在外用灌肠方中均大剂量运用了石菖蒲，足以说明石菖蒲在本病治疗中的重要作用，笔者乃依据本品有祛湿化浊，理气和血之能，并结合现代药理，因石菖蒲能促进消化液的分泌及制止胃肠异常发酵，保护胃肠黏膜，并有弛缓肠管平滑肌痉挛，和抑制某些致病菌（如真菌）的作用。所以在针对溃疡性结肠炎的治疗问题上，除灌肠方中运用石菖蒲外，在辨证治疗的口服方中亦常加石菖蒲，每收良效。

2. 孔窍闭阻，寒湿痹着等症　湿邪闭阻之患多矣，湿浊蒙闭元神则可见神昏癫痫、痴呆等症；或蒙闭孔窍可为头昏而晕、目盲、耳鸣、耳聋失听、鼻塞无嗅、音哑失声等；痰湿闭阻肺窍则见咳喘、胸闷如窒；湿阻下窍则见大小便不爽等，均可使用石菖蒲配伍他药治之。正如《本草汇言》："石菖蒲，利气通窍，如因痰火二邪为皆，致气不顺、窍不通者，服之宜然。"此药又可用于寒湿痹着经络，古人经验甚多，如《神农本草经》云："主风寒湿痹"，《药性论》云："治风湿顽痹"，《本草正义》云："菖蒲味辛气温，故主风寒湿邪之痹著"等，依据该论常用治风寒湿痹，或配溃热通络之品用于风湿热痹，屡收佳效。

验案：何某，女，34 岁，南京人，营业员，1987 年 3 月诊。素体肥胖，性情急躁，时常眩晕。此次因与家人争吵后突发性左侧耳闭失听，至某医院五官科诊治，听力检查示：重度感音性耳聋，前庭功能检查正常，外耳道、鼓膜、咽鼓管检查亦无异常，诊断为"突发性耳聋"，予中西药治疗半个月不能改善。察其舌苔垢腻,舌质不红,脉弦滑。笔者结合脉症,思得素本痰湿之体,常作眩晕,此次发病乃肝气亢旺,依风夹痰,上蒙清窍而为。治当疏肝祛风,化痰开窍。以柴胡疏肝散加石菖蒲 20g、川牛膝 10g。1 周后,苔退脉转,听力稍得恢复,后以上方增减,药服 1 个月,听力复原,病家大喜。

按:突发性耳聋古称“暴聋”、“卒聋”,西药疗效不显,笔者详审原因,辨析机制,诊得为肝气亢旺夹痰依风上蒙清窍,耳窍不利,始发本病。正合《素问·脏气法时论》所云:“肝病者……气逆,则头痛耳聋不聪”。而徐春甫《古今医统·耳证门》也有“耳聋证,乃气道不通,痰火郁结,壅塞而成聋”之论。石菖蒲辛温,其气清芬,化湿除痰,伸发郁阳,通利九窍能使耳目聪明。本案舌质不红,说明气郁亢旺,无火热症,所以石菖蒲无温燥之嫌,配伍川牛膝降上亢之气血,使痰浊随之清泄。所以以菖蒲、牛膝加用于柴胡疏肝散中,有画龙点睛之用。

3. 心神不宁之心悸、健忘、多梦等症　纵观古人认识,均言其能补五脏,尤其可用于心气不足者,如《本经逢原》中云:“菖蒲,心气不足者宜之,《本经》言补五脏者;心为君主,五脏系焉。”如何理解菖蒲“补五脏”、“补心气”之论,对此后人各有所论,称菖蒲味辛性温,“辛能补之”,实为辛通之理也。菖蒲能辛通温化湿浊,可并解五脏湿浊所困。如《本草正义》中云:“菖蒲味辛气温……开心孔,补五脏者,亦以痰浊壅塞而言荡涤邪秽,则九窍通灵,而脏气自得其补益,非温燥之物,能补五脏之真阴也”。笔者对此深有体会。痰湿蒙蔽心窍则心神不宁,可致心悸、怔忡、健忘、失眠、多梦等症,所以施用菖蒲温化湿浊,宁其心神,心有所主,则心悸等症悉除矣。

验案:韩某,女,46 岁,常州人,教师,1986 年 8 月 29 日诊。10 年前因“神经衰弱”在当地医院诊治,迭进中西药,自觉症状逐渐加重,神疲无力,目光乏神,记忆力极差,已休息半年。笔者诊治,询得四肢清冷,入寐艰难,甚至彻夜不眠,头昏,纳谷不香,胁肋部不舒,善叹息。舌苔薄白,舌质淡边光稍红,脉细弦。证乃心脾两虚,虚火内扰,心神不宁,以归脾汤和酸枣仁汤加石菖蒲 15g,并以金银器煎汤代水,以此汤煎熬中药。药服 2 周,每日已安寐 4 小时许,头昏好转。药证合拍,继以上方共进 3 月余,逾百剂病证而痊。后以此方为基础制膏调理 4 个月,两年后随访已恢复正常上班。

按:此案乃由心脾之气不足,心神不宁所致。而石菖蒲被认为是补肝益心安神之佳品。《千金方》以菖蒲配人参、茯苓、远志的有二方,一曰定志小丸,一名为开心散,分别治疗“心气不定,五脏不足,甚者忧愁,悲伤不乐,忽忽喜忘,朝差暮剧,暮差朝发”、“好忘”等症。此外现代药理研究认为石菖蒲挥发油能减弱麻黄碱的中枢兴奋作用,且能显著延长戊巴比妥钠的麻醉时间,具有较强的镇静作用。正是基于斯理,以菖蒲加入归脾汤和酸枣仁汤中,起到宁心开窍、镇静安神之用,煎煮时此药宜后入,煎煮时间不宜超过 15 分钟,且应捣碎入药。

六、木瓜

提起木瓜，一般医师常常想起《证治准绳》之鸡鸣散“治脚气疼痛，不问男女皆可服。如人感风湿流注，脚足痛不可忍，筋脉浮肿，宜服之：槟榔七枚，陈皮（去白）、木瓜各一两，吴茱萸、紫苏叶各三钱，桔梗（去芦）、生姜（和皮）各半两。上细切，只作一遍煎，用水三大碗，慢火煎至一碗半，去渣，再入水二碗煎渣，取一小碗，两次药汁相和，安置床头，次日五更，分作三五服，只是冷服。冬月略温服亦得。”人们最常熟知的是其去湿舒筋之功能，可用治吐泻转筋、湿痹、脚气、水肿、痢疾，孰不知木瓜酸温，其气辛香，另有一番用途，不仅可平肝和胃，亦可开胃健脾，缩泉涩尿，《柳选四家医案》中常记载长洲尤在泾，每喜将之用于疏泄平肝方中，如“脉弦小腹痛，食后胃脘痛，上至咽嗌，肝火乘胃。宜泄厥阴，和阳明。川楝子、木通、茯苓、甘草、石斛、木瓜”。邓评曰：“病因食后而作，是胃气被遏而不畅，与得食则缓者有虚实之异，故此方务取疏泄。”

1. 酸温开胃助运　笔者于尤在泾处获得启发，倘遇肝胃不和之胃脘疼痛或痞胀的患者，则每每用之，收效甚佳，尤其对慢性萎缩性胃炎，其效更佳。正如我们所熟知的那样，慢性萎缩性胃炎患者，固有腺体萎缩，胃酸分泌减少。针对这一特殊病况，笔者用乌梅、木瓜等药，乌梅偏于养肝生津，而木瓜则偏于酸温而疏肝和胃。尝治一慢性萎缩性胃炎患者成某，男，40岁，下岗工人。胃脘痞胀，隐痛不适，餐后明显，情绪波动后尤甚，形瘦神疲，舌淡红，苔薄少，脉小弦，每喜以手撑胁，嗳气则舒，历时半年。1996年8月6日胃镜示：慢性萎缩性胃炎（CAG）。情志不舒，肝气郁结，郁而化火，肝火乘胃，宜泄厥阴和阳明。拟方：柴胡5g、白芍20g、白术10g、法半夏10g、陈皮6g、木瓜6g、川楝子6g、延胡索6g、炙甘草4g、黄芩10g、仙鹤草15g、焦楂曲12g。7剂服后，症情缓解，痞胀不著，嗳气渐平，但纳食仍少，遂于前方去泄肝之川楝子、延胡索，木瓜增至10g以疏肝开胃，益以百合20g、莱菔子15g。此方加减服用3个月，后查胃镜CAG痊愈。

木瓜一药，其气芳香，鲜果更是如此，成熟果实，色浅黄，表面蜡质，其香气历月余而退。尝治疗一位公路管理局老工程师，于诊疗时聊起木瓜的效用，老工程师是有心人，便于夏秋季节，每日步行至植物园，拾取树下成熟落下之木瓜，带回家中，或自己欣赏或赠与亲友，其乐融融。不久胃痛之病亦愈，精神面貌，焕然一新，年轻许多。当然这只是有关木瓜的一段小插曲。

2. 收涩之性疗气淋　古书记载，尝有一船人因与新鲜木瓜同在船上而不欲解溲。《本草求真》中论及“木瓜气味酸涩，既于湿热可疏，复于损耗可敛，故能于脾有补，于筋可舒，于肺可敛，岂真肺胃虚弱，可为常用之味哉，然使食之太过，则又损齿与骨及犯癃闭，以其收涩甚而伐肝极，奈人仅知理脚而不审其虚实妄投，殊为可惜。”从另一侧面证实木瓜确有固涩的作用。正所谓“木瓜，气脱能收，气滞能和”。

笔者借鉴前人经验，并发挥之。对于久治不愈的气淋（气虚证），除用补脾益肾法之常法外，亦善于方中加用木瓜10g以收涩。肝主疏泄，调畅气机，气淋之虚证虽有脾肾不固的一面，也有肝失条达的一面。方中加用木瓜，合情合理，并且有效。如治张某，女，45岁，曾患慢性肾盂肾炎，小便频数，滴沥难尽，但无疼痛，遇劳即发，神疲乏力，腰酸膝软，舌淡脉沉细，面色皖白，曾因为是尿路感染而长期服用清热利湿剂及抗生素，虽曾加用补中益气丸，而疗效不甚满意，后加木瓜10g治之，症情竟日渐缓解。

七、荷叶

荷叶，《尔雅》称之为蕖，为莲的叶片。这也是笔者在临床上运用较多的药物之一。荷叶味苦、涩，性平，虽平凡价廉，却气香轻灵而有神奇之处。《本草纲目》云其能“生发元气，裨助脾胃，涩精浊，散瘀血，消水肿、痈肿，发痘疮。”

中药成百上千，每味药物的功用经数千年的经验总结也十分复杂。现代中医的责任之一便是去伪存真，去粗取精，将中药的功效加以验证，并提出自己的见解。

古人认为荷叶入心、肝、脾经，清暑利湿，升发清阳，止血。治暑湿泄泻、眩晕、水气浮肿、雷头风、吐血、衄血、崩漏、便血、产后血晕等病。经过多年的临床实践，荷叶确实具有这些功效，但需辨证与辨病相结合，运用适时，可收佳效。

1. 升发清阳治泄泻　首先，笔者喜将荷叶用于泄泻的患者。泄泻之中伤于暑湿者在临床上有季节性，并不常见，而脾虚泄泻，甚而滑脱不禁，则较平常。只要患者无实留着，即可用涩法，荷叶便是有效药物之一。倘患者泄泻势缓，或者少量黏液，则配合酸涩并可杀虫之石榴皮；泄泻量多，以水为主者，配合诃子肉，收效更佳。

曾治一患者，南京市胸科医院灌洗病区一位医生的母亲，因中风卧床，腹泻不止，日行10余次，遍用西药止泻剂而未果，遂延请会诊。症见泄泻日久，粪质稀薄，其气并不臭秽，大肉已尽脱，口唇干燥，舌红瘦薄，少津，苔剥，脉沉细数。患者年事已高，枯木沉舟，难以速效，勉力图之。笔者拟方南北沙参各15g、荷叶15g、诃子肉10g、炙甘草4g、炒白术10g。此时患者阴液已耗伤较著，清热除湿不妥，而利小便以实大便则更为错误，故笔者拟方以养阴并收涩，并以荷叶升清。患者服用该方旬余，腹泻减轻，饮食渐增，精神转佳。

2. 清灵之品，上病尤宜　荷叶用于泄泻之脾虚日久者，已为人们所熟知，而荷叶用于头晕、头痛、耳鸣，听力减退则鲜见于临床，清·林佩琴《类证治裁》记载以鲜荷叶汤治疗暑邪闭窍者（鲜荷叶、青菊叶、夏枯草、黄芩、栀子、苦丁茶、蔓荆子、连翘）或配鲜菊花叶，以辛散轻清，使清静灵明之气上走空窍。

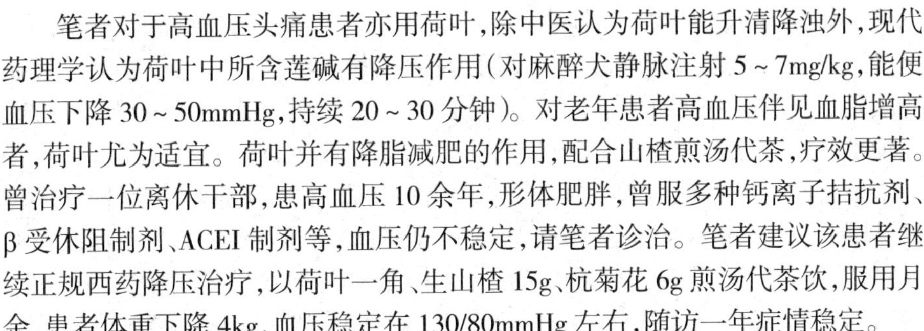

笔者对于高血压头痛患者亦用荷叶，除中医认为荷叶能升清降浊外，现代药理学认为荷叶中所含莲碱有降压作用（对麻醉犬静脉注射 5～7mg/kg，能使血压下降 30～50mmHg，持续 20～30 分钟）。对老年患者高血压伴见血脂增高者，荷叶尤为适宜。荷叶并有降脂减肥的作用，配合山楂煎汤代茶，疗效更著。曾治疗一位离休干部，患高血压 10 余年，形体肥胖，曾服多种钙离子拮抗剂、β 受休阻制剂、ACEI 制剂等，血压仍不稳定，请笔者诊治。笔者建议该患者继续正规西药降压治疗，以荷叶一角、生山楂 15g、杭菊花 6g 煎汤代茶饮，服用月余，患者体重下降 4kg，血压稳定在 130/80mmHg 左右，随访一年症情稳定。

八、决明子

决明子，始载于《本经》，为豆科植物决明 Cassia obtusifolia L. 或小决明 Cassia tora L. 的干燥种子。又名草决明、马蹄决明、羊角、假绿豆等。其性甘、苦，微寒，《神农本草经》记载“决明子，味咸，平”，《名医别录》上亦有“苦、甘，微寒，无毒”的论述。在归经上，属肝、大肠经。临床具有清肝明目，平肝潜阳，润肠通便的功能。现代药理研究表明，决明子含游离及结合成苷的大黄酸、大黄素、大黄酚及决明素、决明子内酯，此外尚有黏液、蛋白质、脂肪油及色素，还含有胡萝卜素等。动物实验证实，决明子水浸液有降压及利尿作用，所含蒽苷有缓下作用。决明子还能抑制血清胆固醇升高和主动脉粥样硬化斑块形成，因而临床应用较为广泛。笔者经过多年研究，悉心体会，临证时在一些成方的运用中略加决明子，往往起到事半功倍之效。

1. 高血压

验案：周某，男，60 岁，工人，1998 年 12 月 5 日诊。患有高血压病史 11 年，常服心痛定，血压控制在 160/95mmHg 左右。平素性情急躁，1 周前，因琐事与家人相争，遂感头昏不适，时时作晕，头痛且胀，耳鸣腰酸，口苦，少寐，小便量少，大便偏干，舌红，苔薄，脉弦。肝阳上亢。治以平肝潜阳，滋养肝肾。药用决明子并配合羚羊钩藤汤之属。嘱病人注意休息，调畅情志。1 周后复诊，患者头昏头痛明显减轻，小便量增多。继以原法调理 1 个月，诸症皆消。

按：经云：“诸风掉眩，皆属于肝”。患者年已六旬，老年肾亏，肝失所养；加之性情急躁。情志不畅，日久气郁化火，灼伤肝阴，以致肝阴不足，肝阳上亢，发为眩晕。故治当平肝潜阳，滋养肝肾。药选决明子，用量 30g 为宜，以平抑肝阳，配以羚羊钩藤汤等清肝息风，佐加滋养肝肾之品。现代药理亦证明决明子具有利尿降压作用。

2. 便秘

验案：张某，女，30 岁，南京市人，工程师，1999 年 1 月 8 日诊。大便秘结 2 年。大便艰涩难解，状如羊屎，五六日一行，并伴有脘腹病胀，胃纳欠香，神倦乏力,面色少华,舌淡红,苔薄白,脉细小弦。脾胃虚弱,胃失和降。治疗予健脾益气,和胃通降,润肠通便。药用:太子参10g、炒白术12g、茯苓15g、枳壳10g、莱菔子15g、决明子30g、黄芩10g、仙鹤草15g、谷麦芽各30g。服药3剂,大便即行,初硬后软,脘腹胀满感减轻。继以原法出入,调理半月而愈。

按:便秘一证,在临床颇为常见。若胃肠受病,或因燥热内结,或因气滞不行,或因气虚传送无力、血虚肠道干涩,以及阴寒凝结等,皆能导致不同性质的便秘。本例患者,既有神疲乏力、面色少华、胃纳不香、脉细等脾虚之证,又有脘腹痞胀、脉弦等气滞不行之象。故治疗上断不可用峻猛攻下之法,当以健脾益气,和胃通降。方中重用决明子30g,配合莱菔子15g,既能和胃降气又可润肠通便,收到较好疗效。临床运用,屡试屡验。

3. 常服可轻身延年

验案:吴某,男,68岁,退休干部,1994年5月16日初诊。患者于1个月前体检时发现患高血压病、高脂血症,遂前来就诊。自诉除偶有头昏之外,无特殊不适。察其形体偏胖,面色潮红,大便日行,质偏干,舌偏红,苔薄,脉弦;测血压160/95mmHg,总胆固醇增高。根据病史及体检所得,处方如下:决明子15g、菊花4g、山楂6g、枸杞子10g泡茶,日1剂,可常年服用。并注意保持心情愉快,饮食清淡,参加适当运动。3个月后诉病情稳定,近半年来坚持每日服用,复查血脂已恢复正常,测血压160/90mmHg。继以原方,以药代茶。随访4年,病人症情平稳,面色红润,耳聪目明,多次复查血压、血脂均在正常范围。

按:随着人民生活水平的提高,高血压病及高脂血症的发病率已呈明显上升趋势。如何防治高血压、高脂血症,已成为当今医学研究的热门课题。现代中医应不断汲取现代研究新进展。临证时,注意辨证与辨病相结合,将新知识、新成果融合其中,常可收到奇效。本例患者,年近花甲,肝肾素亏,肝阳上亢,故时有头昏,面色潮红,结合现代药理研究,决明子具有利尿降压,降低血脂的作用,遂选择决明子作为君药,既平肝潜阳,又降脂、降压。配伍菊花清肝明,枸杞子滋养肝肾,山楂消食化滞。上方以药代茶,服用方便,且价格低廉,患者易于接受,长期服用,可延年益寿,如《神农本草经》所云,决明子,久服可"益精气,轻身",值得推广。

九、莱菔子

莱菔子首载于《日华子本草》,又名萝卜子,《滇南本草》谓其"性温,味辛",《本草纲目》称其"辛、甘,平。无毒",故其性味当属辛、甘平、归肺、胃经。具有下气定喘、消食化痰等作用。现代研究表明,其含有少量挥发油及大量脂肪油,并含酚类、生物碱、黄酮等成分,具有消炎、降压等作用,临床应用颇为广泛。笔者善用此药,不仅用于治疗食积气滞,胸闷脘痞,下痢后重,咳嗽痰喘等症,

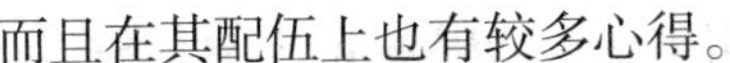

而且在其配伍上也有较多心得。

1. 莱菔子配决明子，下气通腑治便秘

验案：徐某，女，68岁，退休工人，1997年7月10日诊。患者有慢性萎缩性胃炎伴胆汁反流病史5年，平素性情抑郁，曾服多种药物，病情时好时作。就诊时上腹隐痛，食后作胀，嗳气泛酸，大便干结，难涩难行，需服泻药方能通便，舌淡红，苔薄黄，脉细。中虚气滞，肝胃不和，通降失司所致。治在疏肝和胃，下气通腑。在异功散合四逆散的基础上加用莱菔子15g，并配伍决明子30g，下气消胀，润肠通便。药服5天后大便已畅，脘胀有减，继以原法巩固10天而病证痊愈。

按："胃痛"一证，临床极为多见，脾胃虚弱者有之，肝胃不和者有之，饮食不慎、寒邪客胃者有之。观本例患者，病史5年，脾胃素虚，加之情志不畅，肝郁气滞，故见上腹隐痛，食后作胀，嗳气时作。中虚气滞，胃失和降，故见大便秘结，艰涩难行。胃以降为和，以通为顺，治当通降为法。然其人年近花甲，阴气自半，用药不宜过于峻猛，如大黄、芒硝之属。遂在用药时选用莱菔子配决明子，既能下气消胀。润肠通便，又无伤正之弊。

2. 莱菔子配人参，补消相得益彰

验案：周某，男，55岁，工程师，1998年5月3日诊。患者发现慢性萎缩性胃炎伴肠上皮化生，幽门螺杆菌感染已有10年，经常感到上腹隐痛，空腹为甚。近10余天来病证加重，食后作胀，嗳气频频，倦怠乏力，胃纳不馨，二便尚调，舌淡红，苔薄白，脉细小弦。中虚气滞，胃气不和。治疗当予健脾益气和胃为法，药用莱菔子合人参配伍于香砂六君子汤中，半月后复诊。药后上腹疼、饱胀感减轻，但仍有倦怠乏力，继守原法巩固治疗，旬日而病除。

按：民间有莱菔子最解人参之说，即一用莱菔子则人参无补益之功矣，其实不然。盖人参补气，骤服气必难受，易致胀满之症，得莱菔子以行其补益之气。故莱菔子得人参，亦可谓相制而相承也。正如《医学衷中参西录》所云："莱菔子，无论或生或炒皆能顺气开郁，消胀除满，此乃化气之品，非破气之品。盖凡理气之药，单服久服，未有不伤气者……若用以除满开郁，而以参、芪、术诸药佐之，虽多服久服，亦何至伤气分乎。"故莱菔子配人参，行气而不耗气，补气而无壅气之虞，临证相伍，相得益彰。

十、吴茱萸

吴茱萸又名吴萸、左力、曲药子、伏辣子、臭泡子、茶辣子、漆辣子等。药用部分采源于芸香科植物吴茱萸的未成熟果实，生用或炙用。炙用通常用甘草煎汤取汁浸泡吴茱萸，微火焙干，称为淡吴萸。吴茱萸味辛、苦，性热，有小毒，入肝、肾、脾、胃经。历来被众多医药学家推为温中、止痛、止呕之良药。

由吴茱萸一味药形成的单方或是方剂不胜枚举，广泛地用于胃痛（急性胃炎、慢性胃炎急性发作)、呕吐(神经性呕吐、幽门痉挛)、头痛、偏头痛(神经血管性头痛、高血压头痛)、眩晕(梅尼埃病)、痉病(腓肠肌痉挛),以及口舌生疮、眼疾、湿疹等疾病。

吴茱萸,《本草纲目》中述:"辛热能散能温,苦热能燥能坚,故所治之证,皆取其散寒温中,燥湿解郁之功而已。"《医学启源》载吴茱萸"气浮而味降"。由于其特殊的性味,临床配合他药可以用治多种病证。如《丹溪心法》中的左归丸,以黄连、吴茱萸相伍,治疗肝经火郁,肝胃不和之呕吐、吞酸等症,吴茱萸在此反佐作用;仲景之吴茱萸汤,主治阳明、少阴、厥阴三经虚寒证。笔者在长期临床实践中,深得其精髓,用于治疗头痛、呕吐诸症,取效颇捷。而《甄权本草》载吴茱萸能治:"霍乱转筋",李时珍指出"霍乱转筋",其机制在于"湿热、寒湿之邪袭伤脾胃所致",故有吴茱萸木瓜汤,可用治肝寒凝滞之手脚转筋。笔者援引其义,认为吴茱萸具有温经散寒,舒筋解痉之功,将其用于面肌痉挛,收效也佳。

1. 急性胃炎

验案:杨某,男,35 岁,南京市人,工人,1989 年 12 月诊。患者前一日受凉后胃脘不适,当日进食啤酒后,胃脘疼痛不止。诊时患者胃脘疼痛,恶心欲呕,畏寒肢蜷,但口苦口干,舌红苔薄黄,脉弦细。细询其胃脘疼痛,得温则舒,但同时又有口干口苦,舌苔黄之症,辨为寒凝胃腑,兼有肝胃郁热,寒热错杂,遂投以吴萸连苏饮施治,药用黄连 1g、苏叶 3g、吴茱萸 2g、白蔻仁 1g,每日 1 剂泡服,频饮代茶,同时嘱忌食辛辣腥冷之品。1 剂药后,胃中冷痛之感即明显好转,连服 3 日,胃痛、恶心、肢寒诸症皆除。

按:此案为急性胃炎,时值冬季,天寒地冻,患者又饮冷啤酒,寒湿客于胃腑,细观其胃痛特点,畏寒喜温,恶心欲呕,一派寒象;但追问病史,饮酒数载必酿生湿热,口苦口干、舌质偏红、苔薄黄,皆为肝胃郁热之征。寒热错杂,寒重于热,故用吴茱萸散寒温中,黄连配以辛热之吴茱萸,取其"木郁达之,火郁发之"之义,利于清肝疏郁,且吴茱萸量倍于黄连,尤适于寒重热轻证,配用苏叶理气和中,白蔻仁芳香醒胃。四药合用,辛开苦降,调理气机,共奏止痛、止呕之效。笔者使用时注意调适四者不同剂量,分别用于寒重、热重抑或寒热并重之证,药随证转,药简效宏。

2. 偏头痛

验案:李某,女,29 岁,昆山市人,工程师,1990 年 3 月诊。患者长期从事工程设计工作,常加班至深夜,3 年前每因劳累或受凉后引起左侧头痛,近来发作频繁。发时左侧头痛如刀锥,伴恶心欲呕,时呕清涎,畏寒汗出,失眠乏力,曾服西药未效。直至每周发作一二次,尤以经期为甚,影响工作、学习,其脉细软,舌淡红,苔薄白。诊为寒凝肝脉,浊阴上逆。治当温经散寒,拟方吴茱萸汤化裁。药用吴茱萸 2g、党参 15g、生姜 9g、法半夏 6g、白芷 6g、川芎 6g、当归

6g、炙地龙 10g、大枣 6 枚，每日 1 剂。服上方 1 周后，头痛发作频度、程度明显减轻。连服 1 个月，头痛只发作过 1 次，连服 3 个月后，头痛即除。

按：本例偏头痛符合《伤寒论》“干呕，吐涎沫，头痛者，吴茱萸汤主之”汤证。病人左侧头痛如刀锥，伴恶心、吐清涎，是寒凝厥阴、阳明，阴寒上逆之证，吴茱萸辛热味厚而走中、下两焦，温散降逆，立为主药，佐以生姜、法半夏散寒止呕，党参、大枣取“内生之寒，温必兼补”之义，又可甘以缓急，川芎、白芷通窍活血，炙地龙搜风通络，使药达病所，当归养血活血，针对女性经期特点而用。药证合拍，故获卓效。

3. 面肌痉挛

验案：刘某，女，35 岁，南京市人，工人，1995 年 1 月诊。患者左侧面部抽动时发三月有余，曾服西药不效，前来就诊。症见左侧面抽时作，紧张、受凉或失眠后更甚，伴有畏寒肢冷，舌红苔薄，脉细小弦。辨为寒凝经脉，筋肉不舒。治拟温经散寒，缓急解痉。方选吴茱萸木瓜汤化裁。药用吴茱萸 10g、宣木瓜 10g、晚蚕砂 10g（包）、炒白芍 20g、百合 15g、当归 10g、丹参 10g、炙地龙 10g、炙全蝎 3g、夜交藤 30g，每日 1 剂。连服半月，面抽次数明显减少，唯颈项不舒，原方加葛根 10g，继服半月，面抽、颈项不舒等均好转，此方连服 3 个月后，面抽未再复发。

按：此案为面肌痉挛，《圣济总录》卷二十六中载吴茱萸汤，治疗“伤寒后霍乱……转筋，手足冷……”，《温病条辨》中治疗“霍乱转筋”有蚕矢汤，笔者研究古人方义，认为寒主收引，寒邪入络，筋肉挛急，而致面抽不止，方中吴茱萸温经散寒；配以酸温之木瓜、蚕矢更能平肝舒筋；更用白芍、当归、丹参等养血荣筋，通养并举。诸药合用，共奏养血通络，荣筋解痉之功。

十一、红花

红花为菊科植物红花的花，性温，味辛，功能活血通经，去瘀止痛。从红花中已分离出 200 多种成分。笔者在许多病症的治疗中对它都有运用。

红花的运用从古到今由来已久，应用范围应该说越来越广，笔者在对它的运用上更为重视结合现代研究的成果。据研究，红花中含有黄酮类的红花苷、红花明苷、新红花苷、木脂素类及多炔类等。红花的子含有红花油，为多种不饱和脂肪酸的甘油酯类。红花黄色素为含有多种水溶性成分的混合物，是红花中具有生理活性的重要成分之一。现代药理研究显示：红花对人体多个系统均有影响。首先，它对心脏、冠脉流量及氧代谢的作用特别明显，它的煎剂中含有增加心脏收缩的有效成分，红花黄色素有增加冠脉血流量的作用。红花的注射剂、醇提物及红花黄色素对实验性心肌缺血或心肌梗死均有不同程度的对抗作用。其次，它对血压、血脂也有影响，动物实验表明，红花对实验动物有不同程度的降压作用，国外也有报道，红花及红花油有降低血脂作用。再次，它有抗血栓形成，改善微循环作用，红花及红花黄色素能抑制ADP及胶原诱导的血小板凝集，它还能增强纤维蛋白溶解，使凝血酶原时间和白陶上部分凝血酶原时间延长，从而防止血栓形成，促进血栓溶解；此外它对子宫平滑肌有兴奋作用，对各种动物已孕、未孕的离体、在体子宫均有兴奋作用。对已孕子宫平滑肌作用更为明显，还有性激素样作用。它还有扩血管作用，对急性缺血性脑损害有一定保护作用。近年来，还发现其有免疫调节作用，红花多糖能促进淋巴细胞转化率，增加脾细胞对羊红细胞空斑形成的细胞数，对抗泼尼松龙的免疫抑制，是一种新的值得研究的免疫调节剂。笔者运用红花治疗的疾病很多，主要是心血管病，如冠心病、心绞痛、早搏、血管神经性头痛；妇科疾病，如月经失调、闭经、痛经，配合其他药物治疗产后血晕及早期妊娠流产；血管栓塞疾病，如脑血栓、血栓闭塞性脉管炎；外伤、神经痛、腰痛；皮肤疾病，以及一些疑难疾病的治疗。这其中，红花在处方中的地位有主有次，君、巨、佐、使各不相同，但很多运用是借鉴现代研究而进行的。

历代医家均对红花的功用作了详细的记载：朱丹溪用治吐血、咳嗽；《本草纲目》也有红蓝花记载；张景岳用四物汤合红花治疗“留滞之血”；《医林改错》的助阳止痒汤更是用于治疗内外科多种疾病；《开宝本草》记载红花“主产后血晕，口噤、腹内恶血不尽，绞痛，胎死腹中，并酒煮服；亦主蛊毒下血……其苗生捣碎，敷游肿。”这些是对红花功效较早的论述，此后论者甚多，但综观历代对红花的记载，《本草便读》总结得较为准确：“红花行散之品，专入心、肝血分。破瘀活血，是其所长。至于消肿治风，理伤疗产等法，亦在人之善用耳。红花开于盛夏，其味虽有辛甘，然毕竟苦温色赤，为心之正药，少用和血，多用行血。治风者，亦凡花皆散，又血行风自灭也。”笔者还认为，虽然红花功效很多，而且疗效确实，但临床还需通过恰当的配伍才能达到治疗效果。

此外，临床运用红花时，剂量也是治疗效果的关键所在，如《药品化义》中所述：“红花，善通利经脉，为血中气药，能泻而又能补，各有妙义：若多用三四钱，则过于辛温，使血走散。同苏木逐瘀血，合肉桂通经闭，佐归、芎治遍身或胸腹血气刺痛，以其行导而和血也；若少用七八分，以疏肝气，以助血海，大补血虚，此其调畅而和血也；若止用二三分，入心以配心血，解散心经邪火，令血调和，此其滋养而生血也；分量多寡之义，岂浅鲜哉。”笔者以为这是对红花量、效关系把握较为全面、准确的论述。

1. 胸痹心痛　胸痹心痛乃“真心痛”，是为本虚标实之疾，本虚者为上焦心肺阳气极虚，标实者则是痰瘀痹阻心脉，心脉不通而痛，正如汉·张仲景《金匮要略·胸痹心痛短气病脉证并治》云：“夫脉当取太过不及，阳微阴弦，即胸痹而痛，所以然者，责其极虚也”。胸痹心痛的发病机制，痰瘀痹阻始终贯穿于整个发病过程中，无论是虚或实，均体现痰瘀痹阻这一病理现象。对此，活血

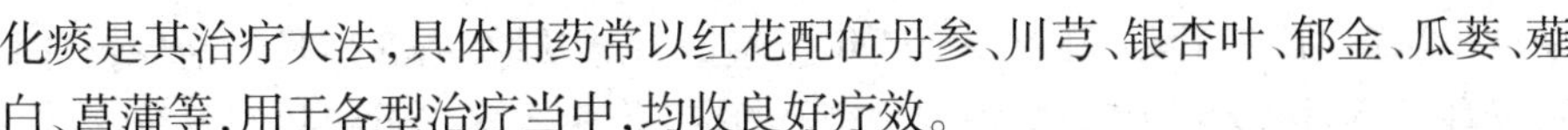

化痰是其治疗大法，具体用药常以红花配伍丹参、川芎、银杏叶、郁金、瓜蒌、薤白、菖蒲等，用于各型治疗当中，均收良好疗效。

验案：张某，男，50岁，南京人，某机关干部，1989年9月2日诊。患者平素体胖，少动，且长期便溏畏冷，罹患冠心病、心绞痛2年多，一直服用丹参片。近因工作操劳，加之饮食不节，以致胸闷、心前区隐病又作，经用药治疗缓解不明显。刻诊心悸短气，胸闷，隐痛，不思纳谷，脘部痞满，倦怠身重，大便溏薄，面黄乏华，舌质淡而满布紫气，苔白腻，舌下脉络淡紫细长，脉濡缓而结。心电图示：心肌缺血，ST段低平，伴不完全右束支传导阻滞。辨为中阳素虚，痰浊内生，痰瘀互结，阻于心脉，痹阻不通而痛。治拟益中温阳，活血化浊，理通心脉。药用党参10g、炒白术10g、炒薏苡仁30g、川桂枝10g、红花6g、薤白头（杵）10g、瓜蒌皮10g、枳壳10g、荷叶10g、煨葛根10g，同时予丹参注射液静脉滴注。前后治疗10天，诸症明显好转，心电图示：轻度心肌缺血，ST段稍有上升，停丹参静滴，原方去川桂枝、薤白头、枳壳，加丹参15g、银杏叶10g、川芎10g，同服参苓白术丸每次3g，1日3次，再治半月而愈，后以参苓白术丸合丹参片服用半年，随访至今未作。

2. 顽固性厌食　厌食之由多矣，有肝气郁结，横逆克伐中焦脾胃，致使脾不运化，胃失受纳；有脾胃本虚，运化受纳不健；亦有湿热蕴中，脾胃受困，运纳不能；有食积、虫扰所致；亦有久病痰浊，瘀血滞于中焦等。临床施治一般根据所致之因分别调治。顽固性厌食必有瘀血滞中，治疗以和血建中为法。

验案：王某，女，38岁，南京人，某公司职员。病起与公司他人不和而致气郁厌食，曾经众多中西药治疗及心理疏导，并沟通了与之不睦的同事，然厌食依然不愈，时延二月有余。近来愈发消瘦，每餐仅进食50g左右，时有嗳气、便秘，观其口唇色黯，舌下络脉纡曲、增粗，脉沉细无力。虑其食量甚少，消瘦、便秘、脉细本非意外，然其唇、舌之象确为非常。观其病机，当为中虚气滞，气机升降失常，久则痰入血络而见瘀象。此时，患者中气虚弱，如用四磨之类恐太辛燥，如用补中益气、八珍之类，虚弱之甚恐难受之，而以少量红花合五花养胃汤（玳玳花、佛手花、绿萼梅、白残花、合欢花）共调气机升降、血行瘀散，中焦得健则纳运增加。1周后复诊果如所料，自觉胸腹舒畅，食量渐增，精神转佳，大便仍干结，原方加莱菔子再进。三诊时症状又大有进步，又以上方调整治疗10余天而获全效。

3. 经闭　闭经之因不过气血不足、肝肾两虚、气滞血瘀、寒湿凝滞四大证型。从中可以看出闭经主要体现在血源亏乏和脉络瘀阻两方面。对于治疗，每方中必用红花，少用则养血生血，可配伍四物、五子衍宗丸、六味地黄丸等补益剂，以治疗虚闭；多用则可活血化瘀，配伍少腹逐瘀汤、下瘀血汤、温经汤等以治实闭。正如《本草衍义补遗》说："红花，破留血，养血。多用则破血，少用则养血。"

验案：圣某，女28岁，已婚，某公司职员。1996年11月24日诊。患者14

岁月经初潮，周期正常，量中等。两年前经期打球及饮冷，此后月经渐少，有时两三月一行，量极少，曾用黄体酮后稍有好转，但量不多。近半年来只行2次，量少，再用黄体酮无效。妇科检查正常，宫颈黏液检查提示激素水平低下，诊断为继发性闭经，患者要求中药治疗。诊得面黄少华，腰酸体乏，手足心热，不思纳谷，大便稀溏，日行一次，夜寐不实，舌质淡，苔薄白，脉细弱无力。脾肾两虚，气血不足，宫络痹阻不通，冲任不调，治以补益脾肾，调节冲任，益气养血，和血通经。笔者以圣愈汤合红花调治，红花用量为3～6g。前后共调治4月而愈，后以归脾丸调养6个月，翌年春季怀孕。

此外，红花还有良好的外用价值，如曾治老年胃痛患者，由于长期卧床，左侧臀部有2.2cm×2.5cm的褥疮，入院后予内服药治胃，外用药治疗褥疮。以红花50g、黄芪30g、地榆20g用75%医用酒精浸泡7天，去渣后以消毒纱布沾上药汁敷疮口处，每日2～3次。经2周的处理，褥疮收口。此法亦可用于肌内注射所致局部硬结，疗效亦佳。

十二、沙苑蒺藜

沙苑蒺藜又名沙苑子、潼蒺藜、夏黄草子等，为草本植物扁茎黄芪和华黄芪的干燥种子，形呈肾状，质坚不易碎，以饱满均匀者佳，主产于河北、陕西等地。炮制方法一般取干净种子，可生用，亦可以盐炒入药，为入肾而用。本品味甘性温，入肝、肾二经，益肾、补肝、明目填精，尤以补肾为要。主治肝肾不足、腰膝酸痛、眼目昏花、遗精早泄、小便频数、遗尿、尿血、白带等。如《本草汇言》曰："沙苑蒺藜，补肾涩精之药也。其气清香，能养肝明目，润泽瞳人（仁）。补肾固精，强阳有子，不裂不燥，兼止小便溲沥，乃和平柔润之剂也"。从现代药理研究来看，沙苑蒺藜确有强壮作用，并能增强机体免疫功能；还有抗炎、解热、降压、增加脑血流量、降血脂、抑制血小板聚集、改善血液流变性、保护肝脏、镇静止痛、抗利尿等作用。笔者临证甚是喜用本品，现择其常用几个方面加以阐述。

1. 滑脱证　沙苑蒺藜所治滑脱证，当属肾虚滑脱，可见于多种证候，如小便频数、淋沥不尽、大便滑脱不禁、肺肾气虚而致喘脱、汗出不止；男子遗精、早泄、尿白；女子带下不止、崩漏不停等。如是可配伍止遗、止泻、涩精、固精、止喘、止汗、止带、止崩等品，随证治之。古代本草论述很多，如《本草纲目》"补肾，治腰痛泄精，虚损劳乏"，《本草从新》"补肾、强阴、益精、明目。治带下痔漏"，《本草求真》"治肺痿、肾冷、尿多、遗溺"等。以沙苑蒺藜为主治疗肾虚滑脱等证的方剂，有真人养脏汤、五子衍宗丸等，临证常施用之。

验案：王某，男，41岁，南京人，公司职员，1991年8月22日诊。由于长期脑力工作，每日均在10小时以上，思虑劳倦过度，遗精日渐加重，发展至今达每日1次，性功能下降，以致不能与妻同房，甚为痛苦，精神日益疲乏，他医治之乏效。刻下自觉腰膝酸软，面黄少华，遗精，每日1次，甚则2次，神疲乏力，形瘦畏寒，寐差多梦，健忘。舌苔薄，舌质淡，脉细无力。经检查心、肝、肾等脏器无异常。辨证为思虑劳伤心脾，脾病日久及肾，肾虚不固，藏精不能。治从益肾固涩，佐以健脾之法，《本经逢原》云"沙苑蒺藜……为泄精虚劳要药，最能固精，故聚精丸用此佐鳔胶，大有殊功。"故遣以沙苑蒺藜为主药之金锁固精丸，再合调治病本之归脾丸化裁。药取沙苑蒺藜（盐炒）15g、芡实12g、莲子15g、龙骨30g、牡蛎30g、当归10g、金樱子15g、茯苓15g、山萸肉10g、炒白术10g、黄芪15g、太子参15g、远志10g、生甘草5g。药后5帖，夜寐稍安，已有一晚未遗精。前方得效，继服半月，病证明显减轻，遗精已延至3日1次。再以原方去牡蛎、黄芪，加法半夏调治月余而愈，性功能已复常。

2. 肝肾不足之耳鸣眩晕、眼目昏花等症　沙苑蒺藜味甘性温，入肾、肝经，故能补益肝肾。究其肝肾不足之因，乃由肝病及肾，或他因致伤肝阴，子盗母气，耗伤肾之阴精；或由肾病，肾水不足，水不涵木，肝阴不足，终成肝肾阴亏。临床既可以表现为肾虚为主不能藏精之滑脱证，也可出现阴水不足，肝失滋养，虚阳上扰之耳鸣、眩晕、眼目昏花等症，笔者临证每遇此症，首选沙苑蒺藜配伍他药使用，如青葙子、枸杞子、杭菊花等，每得效验。

验案：戴某，男，35岁，江浦人，供销员，1997年9月21日诊。4个月前因罹患"急性甲型肝炎"，经予中药清热解毒、利湿健脾等药治疗2月余，肝功能已恢复如常，然患者自觉眼目昏花干涩，视力模糊，经眼科检查，无明显异常，予服西药维生素后病情好转不明显。询其伴有手足心热、腰酸痛、神疲乏力，舌苔薄少，舌偏红，中裂，脉象细弦。脉证合参，缘由肝病，湿热毒邪虽去，肝之阴津被耗，肝病及肾，肝肾阴液不足，不得滋润充养。施清养之法，方投石斛夜光丸化裁治之。药用太子参15g、炒白术15g、炒白芍15g、天冬12g、麦冬12g、菟丝子10g、菊花10g、百合10g、枸杞子10g、沙苑蒺藜10g、青葙子6g、川芎10g、茯苓15g、六月雪15g、石斛10g。药用1周后病证稍减，两眼干涩、手足心热已除，方施有效，前后共以此方出入四旬，病证遂愈。

笔者运用沙苑蒺藜疗疾范围很广，心血管系统如动脉粥样硬化、冠心病、高血压病等，内分泌系统如糖尿病、甲状腺疾病等，血液系统如再障等，以及免疫系统等疾病，均有记录。沙苑蒺藜虽为性温，然属温中柔润之品。随清药则有清养之效，随温药可有温补之功。

十三、刺蒺藜

刺蒺藜又名白蒺藜、杜蒺藜、休羽、三角刺、野菱角等，为蒺藜科植物蒺藜的果实。干燥果实由5个小果聚合而成，呈放射状五棱形，有的单独存在。主产于河南、河北、山东、安徽等地。炮制方法一般为生用和盐炒二途。本品苦辛而温，归肝、肺二经。有疏肝祛风明目、行气和血止痛之功效。临床运用比较广泛，主治风热上扰之头目疼痛、目赤多泪；肝阳上亢，风阳上干之头痛、眩晕；肝气郁结之胸脘、胁肋、乳房胀痛；风湿犯于肌肤之风疹、湿疹瘙痒；阴血不足，肌肤失于润滋之皮肤干裂、生屑、瘙痒；肝火犯肺之咳逆不止等。正如《名医别录》所云“主身体风痒、头痛，咳逆伤肺，肺痿，止烦，下气；小儿头疮，痈肿阴溃，可作摩粉。”《会约医镜》也有“泻肺气而散肝风，除目赤翳膜，肺痈、乳岩、湿疮”之论。现代药理研究证实，本品有显著的降压和利尿作用；其生物碱还能抑制大鼠小肠的运动，所以又有止痛、止泻作用；植物提取物可抑制金黄色葡萄球菌、大肠杆菌的生长；蒺藜皂苷有抗心肌缺血作用，其茎叶总皂能抗动脉粥样硬化和抑制血小板聚集，并有强壮抗衰老作用，所以又可用于冠心病、心绞痛等的治疗。笔者在研究古人和现代药理的基础上，结合自己多年的临床实践，摸索出一些经验，将该药用于下述病证的治疗。

1. 风热上扰之头痛目赤等症　张寿颐云：“刺蒺藜……今皆用以宣散风热，甚有效力。”笔者谨遵斯论，常用本品配伍薄荷、蔓荆子、炒山栀、菊花等以疏散风热，临床多用于急性上呼吸道感染、急性结膜炎、麦粒肿等，收效甚佳。

验案：严某，男，38岁，南京人，1998年6月20日诊。发热4天，经用西药输液、抗炎等治疗，热势虽不高，然低热不退，体温在37.8～38.3℃，且伴两目红赤、作胀，头痛，眼泪较多，滴用多种眼药水罔效。舌质偏红，舌苔薄黄，脉浮数。血常规示：白细胞7.0×10^9/L，中性38%，淋巴38%，胸透、B超、心电图均正常，诊为急性结膜炎。药用白蒺藜15g、菊花10g、蔓荆子6g、山栀10g、淡竹叶10g、生甘草5g，以轻泻风热之邪，折其上扰之势。药用3日，身热即尽，头痛亦除，两目不胀，红赤稍退，原方继用5天而愈。方中白蒺藜用量独重，乃取其辛散之功，药性虽温，然温而不燥，且配用于寒凉之中，温性得制。

2. 肝风上犯之头痛、眩晕　肝经火热旺盛，劫伤肝阴，或由肾中阴亏，不能涵养肝木等均可使肝风上扰，致头昏痛、眩晕等症。因白蒺藜善入肝经，且有“镇肝风、泻肝火”（《本草再新》）之效。所以笔者临证，只要辨得头痛、眩晕为风阳上扰所致，均以白蒺藜配伍他药调治，效验甚众。

验案：孙某，男，54岁，南京溧水人，1994年8月28日诊。有“高血压、高血脂、脂肪肝”病史5年，平素性情急躁。1周前因疲劳过度，致头昏而晕，两目眩胀，视物旋转，两手作麻，不呕吐，在当地予诊治起效不佳，查血压不高、血脂正常（维持用降压、降脂药），心电图、脑CT、B超等检查亦无异常，诊断为眩晕综合征。察其舌苔薄少，舌质红，脉细弦。平素肝阳较旺，此次因劳累伤及肝肾之阴，致阳亢更著，上扰清空，得生本病。符合华岫云“此证之原，本之肝风”之论，故以平肝息风佐滋养肝肾为法。药用白蒺藜12g、潼蒺藜10g、枸杞子10g、天麻15g、菊花6g、石决明15g、泽兰10g、茯苓15g、生甘草5g。前后共

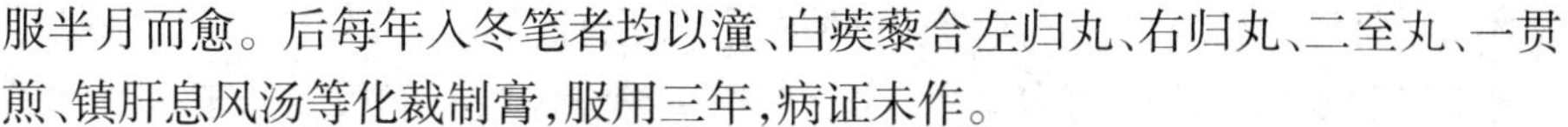

服半月而愈。后每年入冬笔者均以潼、白蒺藜合左归丸、右归丸、二至丸、一贯煎、镇肝息风汤等化裁制膏，服用三年，病证未作。

按：笔者治疗肝风上扰之病证，白蒺藜必合潼蒺藜，认为肝风为患乃病之标象，其本必有肝肾不足，故以白蒺藜以治其标，潼蒺藜以实其本，标本兼顾，病可愈也，特别是在膏方中运用最为频繁。

3. 肝气郁滞之脘胁、乳房胀痛以及痛经等　白蒺藜苦辛而温，苦泄辛通，且入肝经，具疏肝行气、和血止痛之功，适用于肝气郁滞证，如《植物名实图考》中云"蒺藜（白），近时《临证指南》一书，用以开郁，凡胁上、乳间横闷滞气，痛胀难忍者，炒香入气药，服之极效。盖其气香，可以通郁，而能横行排荡，非他药，直达不留者可比"。古人用此治疗肝气郁结之恙疾者，亦不乏鲜，如《方龙潭家秘》中之刺蒺藜效治疗乳胀不行或乳岩作块肿痛；《千金方》蒺藜散（外用方）治疗气肿痛；《儒门事亲》之当归散，用当归配白蒺藜以行经等，不胜枚举。笔者临证遣用，常有发挥，善以本品加用枳壳、香附、佛手等治肝胃不和之慢性胃炎、胃溃疡、胆囊炎、胰腺炎等；或配法半夏、苏梗、合欢花等治慢性咽喉炎、食管炎、食管失弛缓症；或配地榆、乌药、白芍等治疗慢性肠炎；或配橘核、大贝母、夏枯草等以治乳房小叶增生、甲状腺肿大等；或配土茯苓、红藤、莪术、当归等治疗慢性盆腔炎、卵巢囊肿、子宫肌瘤以及痛经等，随证用之，施治甚广。白蒺藜运用广泛，盖其具疏肝行气和血之效，因肝主疏泄，理一身之气机，肝气郁结则周身气血失和而滋生百病也。

4. 肝火犯肺之咳逆证　白蒺藜既归肝经，又入肺经。《名医别录》中云其"主……咳逆伤肺"，《罗氏会约医镜》又云其有"泻肺气"之功，但今人用白蒺藜治疗咳逆上气者寥寥无几，笔者通过多年运用本品治疗咳逆证经验，认为本品治疗肝经火热，刑伐肺金所致之呛咳效佳。

验案：杨某，女，34 岁，南京人，1995 年 3 月 19 日诊。平素性情急躁，此次不慎感邪致咳嗽、流涕、咽痒，经用药治疗，流涕、咽痒得除，然咳嗽日甚，以呛咳为主，咳甚面红目赤，胸胁胀痛，口干，舌红，苔少，脉弦滑。外感邪气得去，肝火亢旺，反克于肺，肝火刑金之咳逆，治从泻木安金法，方选《医醇賸义》之丹青饮合黛蛤散化裁治之。药取白蒺藜 10g、潼蒺藜 10g、赭石 15g、麦冬 10g、大贝母 10g、杏仁 10g、旋覆花 10g、南北沙参各 12g、百合 30g、黛蛤散 20g。3 帖药后，咳嗽大减，再以原方去旋覆花、加茯苓 10g，1 周病愈。《医醇賸义》之丹青饮，正是取白蒺藜疏泄肝经郁热之力，性虽辛温，然用于麦冬、沙参、黛蛤散、大贝母等药中，则不致耗劫肝肺之阴。

十四、独活

独活，又名胡王使者、独摇草（《名医别录》）、独滑（《本草蒙筌》）、长生草

(《本草纲目》)、川独活、肉独活、资邱独活、巴东独活(《中药志》)等。本品始载于《神农本草经》,被列为上品,为伞形科植物重齿当归的根。味苦、辛,性微温,归肾、膀胱经,具有祛风胜湿,散寒止痛的功效,主治风寒湿痹、腰膝疼痛、头痛齿痛等病证。《药性论》记载:"治中诸风湿冷,奔喘逆气,皮肌苦痒,手足挛痛,劳损,主风毒齿痛。"笔者以其能祛风胜湿止痛,多用于风湿性关节炎、类风湿关节炎、腰椎骨质增生、慢性腹泻、中风等疾病,取效甚验。

1. 痹证　独活,辛能祛风,苦能胜湿,性温散寒,为治疗风寒湿痹之要药。《名医别录》云:"疗诸贼风,百节痛风无久新者。"凡因风寒湿邪侵袭人体,闭阻经络,气血运行不畅而致关节炎、类风湿关节炎、老年性骨关节炎、增生性关节炎等,均可以独活为主药治之。因独活主入肾经,"专理下焦风湿",故尤多用于病位偏下之腰膝疼痛,应用时常配秦艽、威灵仙、细辛、防风等祛风除湿、散寒止痛之品以增疗效。若少阴寒湿腰痛,不能转侧,可与苍术、细辛、防风等同用,以增散寒祛湿之力,如《症因脉治》独活苍术汤;若病程日久,肝肾不足,气血亏虚而见腰腿冷痛,酸软无力,屈伸不利等,常与桑寄生、地黄、当归、川芎、人参、防风、秦艽、牛膝等同用,以祛风湿,益气血,补肝肾,标本同治,如《千金要方》独活寄生汤;若见关节疼痛,局部灼热红肿,或有发热等湿热痹症状者,可与白虎加苍术汤同用,以白虎汤清热,并制独活、苍术之温,而专取祛风除湿,通络止痛之功;若患者全身关节疼痛,可与羌活同用,祛风散寒,疏利经脉。

验案:陈某,女,39岁,南京某公司,职员,1991年12月20日诊。患类风湿关节炎3年,经常关节疼痛,以膝、踝、足趾、腕、手指关节为主,局部肿胀,晨起发僵,屈伸不利,每至阴雨寒冷天气则症状加重,神倦乏力,腰膝酸软,饮食正常,大便偏溏,每日1次,舌苔白腻,脉沉弦细,证属肾虚寒湿。治宜益肾散寒,通络止痛。药用独活10g、羌活10g、防风10g、桑寄生15g、细辛3g、熟地10g、威灵仙15g、伸筋草30g、当归10g、牛膝10g、川断10g、桂枝6g。服药7剂后,关节酸痛减轻,余症同前,原方加赤、白芍各10g,7剂。三诊时关节疼痛肿胀明显好转,舌苔白腻已化,寒湿渐去,肾虚未复,原方去防风,加杜仲10g、党参10g,调治3个月,症状基本消失。

按:患者病史已久,久必伤肾,肾主骨,肾虚邪侵,经络痹阻,血气不行,则见关节疼痛等症,故方选独活寄生汤加减,益肾祛风,除湿通络,养血活血而获良效。

独活与羌活是临床常用的药对,羌活走表入膀胱经,有辛温解表作用,多用于风寒感冒,所治关节疼痛以上半身之肩背部疼痛、颈项酸痛为主;独活走里入肾经,辛温解表之力较弱,而重在祛风湿,专治腰以下关节酸痛、肿胀等。朱丹溪曾说:"独活、羌活均能祛风燥湿者也,然而表里上下气血之分,各有所长。羌活气雄入太阳,外行皮表而内达筋骨,气分之药也,独活气细入少阴,内行经络而下达足膝，血分之药也。所以羌活有风寒发散之功而解太阳，故目证、疡证、风痹等证为必用也。独活仅可为风湿寒邪之用，而治少阴、厥阴，故奔豚、疝瘕、腰膝脚气等疾为必用也。”张山雷对这两味药的功用主治作了精辟的论述，指出“然二者形色既异，气味也有浓淡之殊。虽皆以气胜疏导血气为用，通利机关，宣行脉络，其功若一，而羌活之气尤胜，则能直上顶巅，横行肢臂，以尽其搜风通痹之职；而独活止能通行胸腹腰膝耳。”

2. 头痛、齿痛　用独活治疗头痛、齿痛而疗效上乘者，少见报道。凡头痛、齿痛因风寒湿邪引发者，皆可用之以散邪止痛。治头痛，常与川芎、白芷、蔓荆子等同用，以增祛风止痛之效，如“风干足少阴肾经，伏而不出，发为头痛，痛在脑齿”，用之以搜伏风，常配细辛、生地、川芎等，如《症因脉治》独活细辛汤；治牙痛，可单用本品止痛，例如《肘后方》治风齿疼颊肿，用独活以酒煎热含漱，亦可与细辛、川芎、羌活、生地等同用，散寒止痛之效更佳，方如《证治准绳》独活散；若风火牙痛，牙龈红肿者，可配石膏、升麻、细辛等以散风清热而消肿止痛。

3. 慢性腹泻　泄泻日久，脾虚夹湿，健运无权，症见泄泻反复，肠鸣辘辘，舌苔厚腻，或食已即泻者，笔者常于健脾止泻方中加羌活、防风、独活等祛风药以升阳化湿，鼓舞脾胃清气，又“风能胜湿”，则相得益彰。独活等祛风药用量要小，一般为 3 ~ 5g。

验案：张某，男，45 岁，南京市人，机关干部，1986 年 11 月 8 日诊。腹泻反复发作 2 年，每因受凉或饮食不慎而病情复发或加重，多次大便培养未发现致病菌，纤维结肠镜检查报告为：慢性结肠炎。刻诊：大便稀溏，夹有黏液，每日四五次，便后肛坠，腹胀肠鸣，腹部喜温，食欲不振，消瘦乏力，舌质淡，苔白厚腻，脉细濡。患者发病与感寒或饮食不当有关，“饮食自倍，肠胃乃伤”，寒易伤阳，脾胃受损，中阳不振，运化无权，水反为湿，谷反为滞，清浊相混，发为泄泻，所谓“清气在下，则生飧泄”，治当温中健脾，升阳化湿。药用：党参 10g、白术 10g、山药 15g、茯苓 12g、升麻 5g、防风 5g、独活 4g、葛根 10g、薏苡仁 15g、砂仁 3g（后下）、建曲 12g。服药 5 剂，已见疗效，大便每日一两次，质成形。前方有效，守方继进，调治 3 个月而病瘥，随访 1 年未复发。

按：此案辨之为泄泻，乃中焦脾胃不健，清气不升，水湿不运，治宗李东垣升阳益胃汤意，用之以益气健脾，升阳化湿和胃，使湿化阳振而脾旺，运化则健，泄泻乃愈。

十五、九香虫

九香虫亦名蜣螂虫、黑兜虫等，华东、云贵、两广等地区较多，捕捉后用酒闷或沸水烫死晒干而用。性味咸、温（《本草纲目》、《中药大辞典》），入肝、肾二经（《本草新编》、《中药大辞典》），根据笔者经验，九香虫尚可入脾、胃二经。

其临床功能诸多医家认为具有理气止痛，温中壮阳之用，如《本草纲目》云："治膈脘滞气，脾肾亏损，壮元阳"，笔者经过多年的临床实践，认为九香虫还具活血化瘀之效（入药应保留头足），此外咸可软坚，故此品又具软坚化积之功，久病瘀血胃痛者用之，无不取效。

1. 气滞胃痛　气滞胃痛大多为肝木不舒，横逆犯胃，胃气郁滞，不通而痛所致，临床甚为常见，证候特点为脘胁胀痛，时作时休，不思纳谷，伴嗳气频作等，正如《素问·六元正纪大论》中说："木郁之发……民病胃脘当心而痛，上支两胁，膈咽不通，食饮不下"。临证治疗遵"木郁达之"之训，常用四逆散或柴胡疏肝散适加九香虫、白芍、甘草治之，以疏肝达郁，理气和胃，缓急止痛，每收佳效。

验案：王某，女，37岁，南京市某纺织厂工人。1996年3月3日诊。患者有胃脘痛病史4年余，每因情志不遂而反复发作，曾查B超肝、胆、脾、胰正常。上消化道钡餐示：胃炎。胃镜示：慢性浅表性胃炎、十二指肠炎。此次因与家人生气而诱发胃痛周余，在本厂医务室予吗丁啉、三九胃泰冲剂等无效。刻诊胃脘胀痛不止，食后尤甚，嗳气频作，不泛酸，不思纳谷，便干，苔薄白，脉细弦。肝胃不和。治拟九香虫合四逆散加味治之。药用九香虫6g、香附10g、佛手10g、枳壳10g、炒白芍20g、甘草5g、黄芩10g、仙鹤草15g、合欢皮10g、槟榔6g。3帖药后疼痛大减，便干好转。原方去槟榔，继服4帖胃痛得休。

2. 血瘀胃痛　单纯血瘀胃痛临床遇之不多，常兼夹于其他证候之胃痛之中，如气滞、气虚、阳虚、阴虚、食滞、湿热、火郁等，乃众多因素日久致瘀，符合叶天士"久痛入络"之说。瘀血既是致痛之因，又是众多致病因素之病理产物，所以临床治疗时，活血化瘀和祛除病因缺一不可，其中活血止痛药必用无疑，笔者常用九香虫、延胡索、失笑散、刺猬皮等，其中九香虫，运用频率最高，对于出血患者同时伴有血瘀胃痛者笔者则多用九香虫、失笑散配伍白及、仙鹤草、三七等，既能止血不留瘀又能化瘀止痛不动血。

验案：金某，男，22岁，南京市人，联运公司职员，1998年7月8日诊。患者患十二指肠球部溃疡病已6年，期间曾2次出血均用中西药治疗而控制。此次因劳累过度，加之饥饱失常，旧恙复发，胃痛伴黑便3天，量中等，1日2次，未见呕血，伴面黄少华，头昏肢乏。入院后经用中西药止血治疗1周，出血已止，然胃脘疼痛不减，且空腹尤甚，胃镜示：十二指肠球部后壁见一1.2cm×0.8cm溃疡。笔者查房后认为该患者属气虚瘀血胃痛，治拟益气和胃、化瘀止痛、制酸护膜，并嘱停用西药。药用太子参15g、炒白术10g、炒白芍20g、炙黄芪15g、黄芩10g、仙鹤草15g、白及10g、煅乌贼骨20g、九香虫6g、延胡索10g、生甘草5g。药服5帖，脘痛已明显减轻，前方得效，再进5剂，脘痛即除，为巩固疗效，前后以上方加百合30g、当归10g治疗2月余，后以归脾丸调理3个月，查胃镜示：十二指肠球部溃疡（S_1期）。

3. 胁痛　胁痛为一侧或两侧胁肋部发生疼痛，主要与肝胆疾病以及肋间神经痛等有关。胁痛之由，中医学常责之肝气郁结、瘀血停着、痰火湿热等。无论痛由何因，“气滞不通”为其基本机制，气滞日久则瘀，所以胁痛的临床治疗总不离理气和血，通络止痛。笔者每以九香虫配失笑散、延胡索、柴胡、枳壳、八月札、丹参、降香、川楝子等，并常合用白芍、当归柔肝养血之品，以防理气活血而致伤阴伐肝动血之弊。

验案：郃某，男，34 岁，南通某建筑公司驻宁职工。1991 年 9 月 1 日诊。前年因施工被斗车撞伤左胁部，经 X 线摄片、B 超检查，未发现骨折、内脏撞伤等，外敷膏药 1 周好转，然每至阴雨之时，即觉左胁部隐痛，甚则不能翻转。刻诊局部不红不肿，有轻微压痛，不咳，不热，苔薄，舌质有紫斑，脉细。撞伤瘀血留着，瘀为阴邪，滞阻络脉不通而痛，治拟和血通络止痛。方遵《医林改错》之血府逐瘀汤加九香虫治之。药用桃仁 10g、红花 5g、九香虫 6g、当归 10g、生地 10g、川芎 10g、桔梗 6g、柴胡 5g、枳壳 10g、生甘草 5g、炒白芍 15g、川桂枝 5g、失笑散 15g。前后以上方略事增损又服 2 月，病证而愈，随访 1 年未作。

十六、草果

草果乃姜科植物草果的果实，主产于云南、广西、贵州等地，入药常用仁，炮制多取姜汁炒用，或以面裹煨用。其性味为辛温、无毒，《雷公炮制药性解》曰：“入脾、胃之经”，所以从其归经来看，草果仁专治中焦病变，又辛味走窜、散发，温可祛寒，故《本经逢原》说草果具有“除寒，燥湿，开郁，化食，利膈上痰，解面食、鱼、肉诸毒”。笔者则认为草果虽入中焦脾、胃二经，然从临床运用来看，凡属湿浊内蕴，无热象者，无论上、中、下焦疾病均可施用，不可偏执，临床运用取舌象之苔白腻、水滑，质淡为特征。此品辛温，用之确当，效如桴鼓，但须中病即止，否则可有伤阴耗津之弊。

1. 胃脘痛　胃脘痛之病位在胃，责之因以寒积、食滞为多，诚如张景岳论胃痛病因“惟食滞、寒滞、气滞者最多”，“因寒者常居八九……盖寒则凝滞，凝滞则气逆，气逆则痛胀由生”（《景岳全书·杂证谟·心腹痛》），寒邪常兼夹湿邪而致病，临床表现为胃脘疼痛拘急，畏寒喜暖，得热痛减，呕恶欲吐，或便溏，苔薄白或腻，脉细弦或紧等，常以草果配用于良附丸、吴茱萸汤或藿香正气散等，用辛温之性祛寒化湿、理气和中而止痛；如食积而致，则用其化积利滞，和中止痛，临床运用常得捷效。

验案：徐某，女，21 岁，南京某高校学生，1999 年 3 月 26 日诊。3 天前因食冷饮后始觉脘部作痛，得暖稍减，时时泛恶，形寒，不思纳谷，面色㿠白，大便偏溏，曾予西药吗丁啉、阿莫西林等无效。其脉寸口细弦小紧，舌苔薄白稍腻，舌质偏淡有紫气，乃施用凉极之品，寒凝胃腑，气机失和，不通则痛。治拟温中和胃,理气止痛。药用草果仁(煨)10g、高良姜6g、香附10g、佛手6g、煨葛根10g、炒薏苡仁30g、炒扁豆30g、荷叶10g、苏叶10g、黄连2g、炒山楂20g、焦神曲20g、生姜2片。药服3剂,疼痛已止,便溏好转,方药中的,原方再服3天而愈。

2. 水肿　水肿之病,历代医家多从肺、脾、肾三脏加以阐述分析,其标为水湿泛溢而成水肿,无论其成因或实或虚,水湿泛溢必致气滞,水湿又为阴邪,故而临证治疗,除针对病因治疗外,治标利水消肿,笔者常用茯苓、猪苓、地骷髅等,其中如果水肿兼见脘腹胀满,苔腻之症者常加草果以利气消肿。正如《本草求源》中说草果"治水肿,滞下,功同草蔻"。草果入药治疗水肿病证,其用量不可过重,3~5g即可。

验案:圣某,男,68岁,南京下关区,退休工人,1998年11月4日诊。1986年夏季因胆囊炎、胆囊结石行胆囊切除术,术后多年来一直便溏,纳谷不香,纳后作胀,曾做多项检查未发现明显器质性病变,多家医院均诊断为胆囊术后综合征,经用多种中西药治疗乏效。近2个月来,精神欠佳,双下肢浮肿,按之凹陷,经查排除肾源性、心源性、肝源性水肿,诊断为营养不良性水肿,用西药双氢克尿噻、氨苯蝶啶及武都力等,可收暂时之效,停药又复,至笔者处求治。刻诊面黄少华,精神疲乏无力,不思纳谷,食后脘胀,口苦,形瘦,便溏,日行三四次,无黏液,双下肢(膝以下)水肿,踝部较甚,按之凹陷,苔薄白腻,舌质淡而乏华,脉细。脾胃虚弱,运化不健,气血生化无源,水湿泛溢为病,治从中焦入手,健脾益气,和胃助运,利水消肿。方宗参苓白术散化裁。药用太子参12g、炒白术10g、炒扁豆30g、炒山药20g、炒薏苡仁30g、连皮茯苓16g、荷叶10g、桔梗6g、草果仁(煨)5g、炒精12g、焦神曲12g。上药连服四旬纳佳、泻止、肿消,后以参苓白术丸调服3个月而愈。

3. 痢疾　痢疾之因众多,有外感寒湿、湿热、疫毒等,有饮食不节,亦有内伤七情,还有源于脾肾虚弱等。草果辛温,其利气化湿止痢之功适用于寒湿痢、食滞痢,寒湿致因或为外感,或为内生,寒湿为痢乃寒湿侵于肠腑,肠道气滞血涩,肠液凝滞,与肠中秽浊之物相结,下泄成痢。正如明代秦景明在《症因脉治》中云:"寒湿痢之因……寒湿时行,内气不足,乘虚感人,郁遏营卫,卫郁营泣,内传肠胃,则水谷不化,气血与糟粕相互蒸酿,而痢下赤白之症作矣"。再如《景岳全书·杂证谟·痢疾》曰:"过食生冷,所以致痢……此其病在寒邪,不在暑热"。所以笔者遇此寒湿痢以草果饮(《传言适用方》)化裁治之。草果饮乃治肠胃冷热不和,下痢赤白(赤少白多)等症,其组成为草果、甘草、地榆、枳壳4味药,笔者常于此方加用石菖蒲、秦皮、石榴皮等,收效甚显。

验案:邬某,女,48岁,南京下关区工人,1998年10月21日诊。去年下半年曾因急性菌痢在区医院诊治予西药多种抗生素治疗半月余而愈,然一直自觉脘腹稍胀,纳谷不香,1周前食用饮料及凉菜而复作痢下,腹痛阵作,痢下黏液便，无赤冻，日行七八次，里急后重，大便常规示：吞噬细胞 0～1、脓细胞 ++、红细胞 0～2，黏液 ++。自服抗生素（诺氟沙星、黄连素等），取效不显。苔白腻，脉细弦。恙由饮食生冷，寒湿中生，侵袭肠腑，传导失司，寒湿壅滞，气凝肠中。治拟化湿和胃，理气止痢。方选草果饮加味。药用草果 10g、炒地榆 30g、枳壳 10g、生甘草 5g、石菖蒲 10g、煨木香 10g、地锦草 20g、赤白芍各 15g。3 帖药后，腹痛里急后重减轻，痢下依然，原方加石榴皮 6g，5 天后病症已愈大半，原方再进 1 周而愈，后以地锦草 20g、马齿苋 20g、薏苡仁 20g 煎汤代茶饮服调理 1 周。

4. 胆胀　胆胀病名首见于《灵枢·胀论》“胆胀者，胁下胀痛，口中苦，善太息”，其症状描述虽简，但主要证候与西医胆道疾病非常类似，当然亦可根据其主症诊断为“胁痛”、“黄疸”等病名，临床“胆病”所表现的症状各不相同，还是以“胆胀”命名为好。胆胀之病机总属胆郁不舒，疏泄不利，其临床证型笔者将之分为肝郁气滞、寒湿阻闭、湿热内蕴、痰瘀互结等 4 大型，以肝郁气滞、湿热内蕴为多。笔者临证治疗胆胀常以“辨证”、“辨症”与“辨病”相结合。辨症、辨病用药是笔者临床用药一个特点。如疼痛甚者，则常遣延胡、郁金、徐长卿、九香虫、白芍、甘草等；攻撑作胀则多取枳实、青皮、厚朴、香橼、木香等；黄疸则用茵陈、郁金、虎杖等；湿重者多用草果、厚朴、法半夏、白豆蔻等；结石则用金钱草、鸡内金、海金沙、矾石、炮山甲、皂角刺等；大便秘结多用大黄、芒硝、槟榔、莱菔子、决明子等；发热者常用柴胡、黄芩、鸭跖草、连翘等；胆囊息肉则可用薏苡仁、象贝等。

验案：杨某，女，38 岁，1984 年 10 月 21 日诊。罹患慢性胆囊炎、胆石症 4 年有余，曾用药治疗已得控制。前天下班冒雨加之饮食不节，以致右上腹闷胀疼痛向后背放射，恶心欲吐，不思纳谷，恶寒，即来笔者处诊治，查 B 超示：胆囊炎、胆管结石（0.8cm × 0.6cm），查血白细胞 12×10^9/L、中性粒细胞 78%、淋巴细胞 21%、嗜酸性粒细胞 1%。刻诊寒热时作，体温 38.1℃，右上腹部胀痛，不思纳谷，口干不多饮，溲黄，苔白腻而厚，脉弦滑小数。冒雨外感寒湿加之饮食不节，胆胃不和，胆腑疏泄不得。治拟化湿利胆。方宗《济生方》之清脾饮加减。药用草果仁 10g、青皮 8g、厚朴 10g、柴胡 10g、法半夏 10g、金钱草 15g、郁金 10g、鸡内金 10g、生姜 2 片。药服 3 帖寒热去，胀痛缓，苔腻去其大半，原方去厚朴，减草果量，加薏苡仁 30g。并加服益胆片（以硝石矾石散为主），前后共调治 2 个月而愈，复查 B 超示：胆囊壁稍毛糙，胆管结石已排出。

十七、地肤子

地肤子又名地葵（《神农本草经》）、地麦（《名医别录》），为藜科植物地肤的成熟果实，化学成分主要包含三萜及其苷，味苦，性寒，归肾、膀胱经，具有清热利湿、祛风止痒之功，主治小便不利、淋浊、带下、血痢、风疹、湿疹、疥癣、皮肤瘙痒、疮毒等病证。正如《本草乘雅半偈》云:“地肤之功,上治头而聪耳明目,下入膀胱而利水去疝,外去皮肤热气而令润泽。”《本草蒙筌》亦云:“多服益精强阴,久服明目聪耳,浴身却皮肤瘙痒热疹,洗眼除暗、雀目涩痛。”功用颇多,应用甚广。笔者以其能利湿强阴明目,尚用于治疗肾虚湿热之阳痿和白塞综合征。

1. 湿疹、皮肤瘙痒　皮肤瘙痒多由湿热浸淫肌肤所致,亦多兼夹血虚、血热及邪风之证。地肤子利湿、祛风止痒,其水提液对多种皮肤真菌有抑制作用,并能抑制单核巨噬细胞功能及迟发型超敏反应。可用于湿疹、手足癣、荨麻疹等多种皮肤瘙痒性疾病的治疗,是治疗皮肤瘙痒症的常用药,应用时,地肤子可单味或配白矾等煎水外洗,或与清热燥湿,杀虫止痒之苦参、白鲜皮等同煎服。湿盛者配苍术、黄柏,血虚风燥者配生地、赤芍,风热瘙痒破溃者,配防风煎水和猪胆汁调涂,如《洞天奥旨》之三圣地肤汤,或加防风、荆芥、蝉蜕等同煎服。如治患者王某,女性,42 岁。因下水田劳作而出现双手指间瘙痒,疹点晶莹透明,抓之破溃水出,皮肤稍红。证属湿热浸淫肌肤,病在局部。予地肤子 15g、白鲜皮 15g、苦参 15g、防风 10g,煎水分次外洗,日一剂。4 剂即获痊愈。内科杂病并发皮肤瘙痒者,亦可配用之。

2. 淋浊带下　地肤子苦寒泄降,善导湿热从小便而解,用治湿热蕴结膀胱,小便淋漓涩痛,或单味煎服,或与清热利尿通淋之泽泻、瞿麦、车前子、猪苓等同用以加强疗效。如湿热蕴结较甚,小腹胀满,大小便俱秘者,可配生大黄、冬葵子等以通便泄热,如《备急千金要方》地肤子汤,若与金钱草、海金沙、鸡内金、石苇等同用,可用于治疗砂石淋痛;湿热带下,可配萆薢、黄柏、苍术等煎服;如伴阴部湿痒者,可与蛇床子、苦参、花椒、白矾等煎水熏洗局部。

验案:刘某,女性,54 岁,农民,1997 年 8 月 14 日诊。患者有萎缩性胃炎病史 5 年,自诉胃脘胀满不适,时有嗳气,口干口苦,纳少,乏力,便溏,近半年来,尿赤灼热,劳累即发,查尿常规示:白细胞(+)、红细胞(±),常规服用诺氟沙星 1 周,胃脘不适加重,尿赤灼热及尿检无改善。诊见舌质偏红,苔薄黄,脉细。此为膀胱与脾胃同病,证属脾虚湿热。治当清补兼施。方拟太子参 12g、炒白术 10g、法半夏 6g、陈皮 5g、茯苓 12g、薏苡仁 20g、百合 30g、地肤子 15g、泽泻 30g、黄柏 12g。水煎服,日 1 剂。上方 5 剂后,患者尿赤灼热及嗳气消失,脘胀减轻,纳食稍增,口干不苦,原方去黄柏、法半夏,加猪苓 12g、麦冬 10g,继进 7 剂,复查尿常规正常。

按:患者为萎缩性胃炎与慢性尿路感染同病,根据症状及舌脉表现,证属气阴两虚,兼有湿热,虚实并重。若补而不清,湿热不去而正难复;清而不补,苦寒败胃而正益虚,故治当清补兼施,寓清热利湿于补养气阴之中,方证相合而获效验。用药尚需注意方随证变,利而不过。黄柏其味苦烈,泻利膀胱湿热

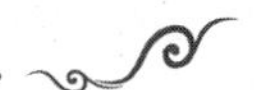

力专势猛，不宜久用，而当以泽泻、猪苓等平和力缓且能顾护阴液之品守法继进；方中地肤子虽功同黄柏，但清利之势缓于黄柏，故可用之。

3. 湿热阳痿　《药性论》载地肤子："与阳起石同服，主丈夫阴痿不起，补气益力。"《本经逢原》亦云："男子白浊，用地肤子、白蔹为丸，滚汤下。"

验案：姚某，男性，54岁，南京人。1997年12月2日就诊。阳痿10余年。阴部瘙痒、湿疹，形体肥胖，纳少，乏力，畏寒肢冷，舌淡红，苔黄腻，脉细。阳痿多肾虚，患者形体肥胖，平素嗜食肥甘，湿困中焦，郁久化热，湿热下注所致，为肾虚湿热之证。治当清热利湿，补脾益肾。方拟：地肤子12g、苦参10g、薏苡仁20g、苍术10g、黄柏10g、金樱子15g、仙灵脾15g、泽泻30g。水煎服，每日1剂。服上方15剂后，阴痒减轻，苔黄腻渐化，原方去苦参、黄柏，加鹿角胶15g、肉苁蓉15g，继服7剂，诸症好转。原方加减熬膏连服3月余，病愈。

按：病有缓急，治分先后，患者病本肾虚，兼有湿热，肾虚难补，湿热易去，治当先去湿热，故重用地肤子、苦参、薏苡仁、苍术、黄柏等清热利湿之品，待湿热去之大半，则当补虚治本，并以膏剂缓图。方中何以以地肤子为君？以其既能清热利湿，又能益精强阴也，

4. 白塞综合征　白塞综合征的临床表现，颇似狐蜮病。狐蜮之病名，首见于汉。张仲景《金匮要略》一书，即蚀于口腔咽喉者为蜮，蚀于阴者为狐，两症交替或同时出现，合称为狐蜮病。致病原因大都为湿热疫毒之邪内蕴，壅滞气血腐溃而病。笔者治疗此证常施以清热解毒，化浊和血为大法，余症随而治之，每收良效。

验案：苏某，男，44岁，1998年6月19日诊。述自1986年即患白塞综合征，经治疗，口腔溃疡已愈，但阴痒及双目干涩反复发作。诊见：外阴湿疹，瘙痒溢水，双眼干涩，纳少乏力，口干，尿赤，大便干，舌红，苔黄微腻，脉细。分析：舌红、苔黄腻乃湿热之象，湿热蕴结，流注阴部则生溃烂、湿疹、瘙痒等；病久耗气伤阴，故见目涩、口干、乏力、脉细等形神俱衰之象。为虚中夹实。治当清利湿热，调补气阴。方拟：赤小豆20g、地肤子15g、苦参10g、薏苡仁20g、黄芩10g、仙鹤草15g、太子参12g、炒白术10g、百合30g。每日1剂，水煎服。上方服5剂后，阴部溃疡如故，但湿痒消失，纳食稍增，仍溲黄便结，苔薄根微腻。守方5剂，外阴瘙痒未发，阴部溃疡愈合，唯双目仍干涩。此为湿热已去，气阴未复。原方去苦参，加枸杞子15g、生地12g，连服调治4周，诸症消失，随访半年，未见复发。

按：地肤子清利湿热，以其味苦入阴，性寒胜热，入膀胱经而使湿热尽从小便出，其功颇似黄柏而力缓于黄柏。应用禁忌有二：①内无湿热，小便过多者忌服；②虚火偏旺者忌用，若兼有湿热未尽者，固当用以清利，但需佐以补味同入，否则，小便既利而阴血益虚，阴血虚则热益生，热生则淋亦甚矣，故宜佐以

麦冬、生地、五味子等滋阴收涩之剂，方可清者清，补者补，通者通，涩者涩，滋润调达而无偏胜为害之弊矣。

十八、白鲜皮

白鲜皮又名北鲜皮（《药材资料汇编》）等，为芸香科植物白鲜和狭叶白鲜的根皮。本品味苦、咸，性寒，归脾、胃经。黄宫秀《本草求真》云："阳明胃土喜燥恶湿，一有邪入，则阳被郁不伸而热生。有热自必有湿，湿淫则热益盛，而风更乘热至，相依为害，以致关节不通，九窍不利，见为风疮疥癣，毛脱疸黄，湿痹便结，溺闭阴肿，咳逆狂叫，饮水种种等症。治宜用此（白鲜皮）苦泄寒咸之味，以为开关通窍，俾水行热除风息而症自克平。"本品具有清热燥湿、祛风止痒、解毒等功效。

现代药理表明：白鲜皮有多种功能作用：①抗菌作用。体外实验表明，白鲜皮的水浸液及其所含的白鲜碱和崖椒碱对多种致病真菌有抑制作用。②对免疫功能的影响。白鲜皮粗多糖能明显促进正常小鼠胸腺和脾脏的重量增加，提高小鼠单核吞噬细胞系统的吞噬功能，增强机体对环境的适应能力；而对半抗原 picryl chloride 所致的接触性皮炎（PC-DTH）及颗粒抗原羊红细胞（SRBC）所致的足趾反应（SRBC-DTH），白鲜皮水提取物在各抗原攻击后给药有明显的抑制作用，但攻击前给药未能抑制两 DTH，白鲜皮水提取物还能明显地抑制二甲苯所致的小鼠耳壳及鸡蛋清所致的小鼠足趾炎症反应。此外，白鲜皮水提取物对于小鼠抗 SRBC 抗体的产生，包括对小鼠脾脏空斑形成细胞（PFC）数和血清溶血素水平均有明显的抑制作用，这些结果表明，其水提取物对细胞免疫和体液免疫均有抑制作用，对迟发型变态反应的抑制作用在效应相，抗炎作用是其机制之一。资料表明，白鲜皮治疗多种皮肤病及系统性红斑狼疮等免疫性疾病，不仅有其中医理论基础，同时亦有其可靠的药理学依据。笔者基于白鲜皮的现代药理研究及自己的临床经验，用其治疗风疹、湿疹、疥疮等皮肤瘙痒之疾，还能运用于黄疸、湿热痹痛等症的治疗。

1. 风疹、湿疹、疥癣　本品有清热燥湿，祛风止痒及解毒之功，可用于治疗多种皮肤病，特别对风疹，应用尤为多见。临证时，如风疹属肺经风热炽盛者，白鲜皮多与防风、知母、黄芩等疏风清热之品配用，如《圣济总录》白鲜皮散；若为血虚风热郁滞肌腠者，则与生地、赤芍、当归、蝉蜕等同用，以养血祛风清热，如《外科证治全书》四物消风饮；若湿疹属湿热客于肌肤，湿疹焮红作痒或糜烂，或妇女阴部湿痒，阴中作痛，赤白带下，可用本品与苍术、黄柏、黄芩、苦参等伍用，以清热燥湿，解毒止痒；治疗疥癣，本品常外用，多与苦参、蛇床子等煎汤外洗，以祛风杀虫止痒。

验案：李某，女，30 岁。1997 年 10 月 14 日诊。患者自 12 岁开始，每于秋

季晨起或淋浴后寒风刺激，即起皮肤红斑丘疹，疹发成片，痒、热俱甚，肌肤撑急，坐立不安，覆被避风或服息斯敏能缓解，但受凉即又复发。诊见：患者厚衣裹面，四肢及头面颈项耳廓皮肤鲜红，斑见常色，扪之灼热，诉痒、热无比，舌淡红，苔薄白，脉细弦。此乃风疹，西医称之荨麻疹，为风寒毒气侵犯肌表，引动肺脏风热所致。治当疏风清热，兼以固表。方拟白鲜皮15g、防风10g、地骨皮10g。水煎温服，食后覆被临卧。服上方3剂，来人代诉，患者丘疹已消，仅于晨受风后尚有指端及耳廓痒热感，避风保暖即自行消失。再予原方去地骨皮，加黄芪15g，继服7剂，诸症消失，未再复发。

2. 黄疸、痹证　笔者平素临证常用白鲜皮治疗黄疸、痹证。如遇湿热黄疸者，可配合茵陈，以清热利湿退黄，常选《沈氏尊生书》白鲜皮汤化裁。亦治风湿痹痛，本品有通利关节之效，可配用牛膝、苍术、威灵仙等；尤其对于风湿热痹及痹痛郁久化热之顽痹，屈伸不利，行走不便者，常配忍冬藤、防己、薏苡仁等清热祛风化湿，疗效颇佳。

3. 系统性红斑狼疮　系统性红斑狼疮（SLE）是累及全身多个系统的自身免疫性疾病，病程迁延，反复发作，急性活动期，常表现为发热、乏力、皮疹、浆膜炎、血小板减少性紫癜、尿检异常、舌质红或绛等症。中医辨证多属热毒内蕴，经激素等治疗缓解后，则多表现为肾阴虚损、热毒未尽之证。白鲜皮味苦咸性寒，具有清热解毒之功，又咸能入肾，无伤阴之弊，与SLE病机甚为相符，可用于SLE各期治疗。通常急性活动期时可以本品为君，配伍连翘、紫草、丹皮等清热解毒凉血之品；活动期缓解后，治疗当以滋阴补肾扶正为主，兼以清热解毒祛邪，此时，白鲜皮可与知母、青蒿、玄参、生地等滋阴清热之品伍用。

十九、钩藤

钩藤为茜草科植物钩藤或华钩藤及其同属多种植物的带钩枝条。其性凉味甘，入肝、心经，有清热平肝、息风定惊之效。主治小儿惊痫瘛疭，大人血压偏高，头晕目眩，妇人子痫。《本草纲目》云其能治“大人头旋目眩，平肝风，除心热，小儿内钓腹痛，发斑疹。”又云：“钩藤，手足厥阴药也。足厥阴主风，手厥阴主火，惊痫眩晕，皆肝风相火之病，钩藤通心包于肝木，风静火熄，则诸症自除”。

1. 面肌痉挛

验案：吴某，男，48岁，扬州人，1995年10月24诊。左侧面肌痉挛3年，劳累即发，经用他法无效。察得舌红少苔脉细。辨为阴虚阳亢，虚风内动，经络失养，拟养阴息风。药用生地20g、当归10g、枸杞子10g、炒白芍30g、黄芩10g、黄精15g、钩藤20g、天麻10g、百合20g、宣木瓜10g、紫丹参15g，14剂水煎服。药后患者面肌痉挛明显好转，原方稍事加减，续服半月，症状消失，嘱其常服杞菊地黄丸及全天麻胶囊，未发。

按：本例面肌痉挛以阴血亏虚、肝风内动为主要矛盾，所以用药在养阴和血的基础上，重视养肝平肝。笔者遇此证常重用钩藤，取其“平肝息风，舒筋除眩”（《本草正要》）之力。

2. 眩晕

验案：邹某，女，72 岁，教师，1997 年 12 月 2 日诊。1996 年 7 月患者因左侧基底节脑梗死住南京市中医院，症状控制后出院。近来自觉头晕加重，下肢浮肿，乏力脚软，舌质淡，苔薄黄腻，脉沉细，测血压 150/95mmHg。肝肾亏虚，痰热内蕴，虚风夹痰上扰为患。治以清化息风，补益肝肾。药用钩藤 20g、天麻 5g、潼蒺藜 15g、白蒺藜 15g、泽兰 10g、泽泻 10g、白术 10g、生地 10g、牛膝 10g、茯苓 15g、杜仲 10g、黄芩 10g、丹参 15g、僵蚕 10g，7 剂，水煎服。药后患者眩晕明显减轻，后以原方又服 7 剂，眩晕症状完全缓解，唯仍觉乏力脚软，嘱常服六味地黄丸善后。

按：本例眩晕虚实并见，肝肾亏虚，痰热蕴积，故治以天麻钩藤饮为主方，清肝息风，化痰通络，其中钩藤尤为笔者喜用，《本草新编》言：“钩藤，去风甚速，有风症者必宜用之”，临证体会，钩藤祛风之力确实很强。

3. 中风后遗症

验案：潘某，女，52 岁，某机关公会干部，1996 年 10 月 4 日初诊。患者 5 个月前罹患中风，头颅 CT 示检查示脑血栓形成。左侧肢体偏废不用，言蹇语涩，经中西医治疗，症状基本控制，肢体运动功能有所恢复，目前仍口角舌体偏斜，言语含糊不清，查血压、血脂偏高，舌质红，苔薄黄，脉沉细。诊断为中风（后遗症期），因痰热内阻，肝风内动，经络瘀滞为患，以清化痰热，息风通络为法。药用太子参 15g、炒白芍 20g、天麻 10g、木瓜 10g、地龙 10g、桑枝 10g、僵蚕 10g、大贝母 10g、百合 20g、炙甘草 6g、钩藤 30g、石决明 20g。药后患者言语转清，口角歪斜依然，继以原方加减，前后服用 30 余剂，病情终告痊愈。

按：中风虽病机多端，但总不外乎风、火、痰、虚、气、血 6 种。本例患者痰热壅滞，肝风内气，故治病重在息风通络，化痰清热，笔者用方以天麻钩藤饮为主，钩藤用至 30g，以求平肝息风之效。

4. 癫痫　癫痫为一顽固性疾患，常缠绵难愈，给患者带来巨大的痛苦。癫痫主要应从风痰论治，平肝息风是其重要治则。笔者治疗癫痫，钩藤几乎在每个处方中均出现。详其缘由，笔者认为：“钩藤温、平，无毒，能祛风痰，开气闭，安惊痫于仓忙顷刻之际。其特点为去风邪而不燥，乃至中至和之品，故为临床癫痫之要药。”这与《本草汇言》“钩藤，祛风化痰，定惊痫，安客忤，攻痘瘖之药也”的论述十分相符。

验案：曾治患者王某，病程 10 余载，癫痫发作频繁，虽多方求治，也未见效。至笔者诊时，每日发作 10 次左右，经用养肝息风，祛痰通络之剂，半年治

愈，堪称奇功。其方中就重用钩藤 30g，不但入汤剂，还随方入酒剂，借酒升腾走窜之性，行息风平肝之效。

二十、僵蚕

僵蚕又名白僵蚕、天虫，为蚕蛾科昆虫家蚕的幼虫感染白僵菌而僵死的干燥全虫，有祛风解痉、化痰散结、定惊止眩之用。《神农本草经》言其"味咸平"，"主小儿惊痫夜啼，去三虫，灭黑䵟，男子阴疡病"。笔者经多年临床实践，体会到本品对痰热蕴结，肝风内动之中风、癫痫、眩晕、面肌痉挛等病有良效，若适当配伍，还可以治疗慢性咽痛、喉痹等。

1. 中风　中风起病急骤，证见多端，变化迅速，临床常见猝然昏仆，不省人事，口眼㖞斜，半身不遂，语言不利等症，或不经昏仆，仅以㖞僻不遂为主症。病机学多虚（阴虚、气虚）、火（肝火、心火）、风（肝风、外风）、痰（风痰、湿痰）、气（气逆）、血（血瘀）六端。笔者对本病，尤其是后遗症（㖞僻不遂、语言不利等）的治疗，在扶正补虚的基础上，重视息风化痰、活血通络。认为中风病，痰证最多，多为风动痰生之候。对此，《医阶辨证》亦云："痰因风而生者，病在肝，其面青，四肢满闷，便溺秘涩，心多躁怒，变生病为瘫痪、为㖞僻、为掉眩、呕吐、为暗风闷乱、为风痰搐搦"。而用药尤喜加用僵蚕，取其祛风痰、通经络之用，如《本草思辨录》所言："僵蚕劫痰湿而散肝风"。

验案：张某，女，64 岁，1996 年 4 月 3 日诊。患者高血压病史已 20 年。近两天来头晕，右侧半身麻木，口角㖞斜，鼻唇沟变浅，经头颅 CT 检查，提示"腔隙性脑梗死"。来诊时，舌质偏红，苔浊腻，脉弦数。诊为中风（中经络），恙由痰热引动肝风，横窜经络所致，施以清热化痰，息风通络为治。药用钩藤 10g、白芍 20g、潼蒺藜 12g、白蒺藜 12g、天麻 15g、桃仁 19g、丹参 15g、僵蚕 10g、泽兰 30g、川芎 10g、地龙 10g、茯苓 15g、白术 10g、泽泻 30g，7 剂。药后患者头晕、肢麻明显减轻，又在原方基础上稍事删增，服用月余，症状消失，后未再发。

按：上方中用僵蚕，正是取其"味辛气温而性燥，能治湿胜之风痰"（《本草思辨录》）的功效。

2. 癫痫　癫痫一病，多风邪内动之候。其病因病机常可概括为惊恐、积痰、火郁等，而尤以积痰为主。清·叶天士在《临证指南医案·癫痫门》指出："痫证或由惊恐，或由饮食不节，或由腹中受惊，以致脏气不平，经久失调，一触积痰，厥气内风，卒焉暴逆，莫能禁止，待其气反然后已。"说明本病的发生，与情志因素有密切关系，病理因素主要与风、痰、火有关。尤其积痰不除常为痫证反复不愈的重要原因，前贤早有"十痫九痰"之说，所以在本病的治疗原则中祛痰通络是一个很重要的方面。笔者用白僵蚕，一方面考虑到本品燥湿祛痰，祛除风痰效果较好，一方面也因本品还有息风止痉定惊的作用，配伍本品针对性很强，故能有效改善症状。

验案：封某，男，58岁，退休工人，1995年12月2日诊。患者癫病病史5年，每日小发作频繁，约15次左右。发时表现为瞬间意识丧失，4～5秒钟后恢复，脑电图异常，头颅CT未见明显病灶。5年来虽经中西医多方诊治，未见明显好转。来诊时，面色无华，精神不振，两目干涩，时有腰酸头晕，舌质淡，苔薄，脉弦细。肝肾阴虚，风痰阻络。治以养肝肾，祛风痰，通经络。药用天麻10g、钩藤20g、枸杞子15g、白芍20g、潼白蒺藜各12g、杜仲10g、川芎10g、僵蚕10g、地龙10g、木瓜10g、麦冬10g、当归10g。上方连服14剂后，患者癫痫发作次数减少，一般日发10次左右。原方基础加减再服，症状逐渐改善，两月后患者症情已完全控制，一般一个月偶发1～2次。笔者嘱其将上方主药（钩藤20g、枸杞子15g、红花5g、麦冬10g、天麻10g、杜仲10g、僵蚕10g、地龙10g、木瓜10g、甘草5g）泡于酒1500ml中，3个月后开始服用。每日早、晚饭后各10ml，坚持饮用。患者1999年初因他病来诊，告之癫痫已2年未发。

3. 面肌痉挛　关于面肌痉挛的发生，清代《张氏医通》中认为是风、火、痰所引起。《证治准绳》也说："颤，摇也，振，动也。筋脉约束不住，而莫能任持，风之象也。"说明本病发生与风关系密切。常因痰湿积蕴，蕴热生风，风痰相结，上扰头面，经络受阻而发。亦可因风邪外袭，内传入里，风痰搏结，上扰头面而发。而阴血不足，气血亏虚也可使风邪上扰面部络脉，导致本病的发生。本病的辨治常常围绕风、痰二字展开，所以笔者治疗本病用药，重用僵蚕，取其化痰通络、息风定惊之功效。

验案：李某，男，41岁，徐州市人，1997年11月16日诊。患者4年前开始出现右侧面肌痉挛，做头颅CT脑血流图等检查均未见异常。曾治多时，选用中药、针灸等多种方法罔效，经他人介绍请笔者诊治。来诊时，右侧面肌抽动不已，舌淡苔少，边有齿痕，脉细数。病久阴血亏虚，风痰阻络，筋脉失养。法取养血和络，化痰祛风。药用钩藤20g、生地15g、生黄芪15g、明天麻10g、百合20g、宣木瓜10g、紫丹参20g、川牛膝10g、僵蚕10g、龙齿12g、白芍30g、吴茱萸1g，1日1剂。另予定痉散每次2g，口服，每日2次。服药半月后痉挛即止，续服定痉散巩固治疗1个月，后未再发。

4. 眩晕　眩晕一证，病机乃责"风、火、痰、虚"，而虚中夹实者尤多。丹溪云："无痰不作眩"，景岳云："无虚不作眩"，而临床常常痰、虚并见，治疗也多从扶正化痰息风入手。笔者治眩晕喜用僵蚕，认为其能切中病机，息风化痰，镇惊定眩，常收到较好疗效。

验案：患者王某，女，43岁，南京市某商营业员。1997年6月24日诊。头晕5年，经他院诊断，为梅尼埃病，曾用多种药物治疗，得效不显，常觉恶心欲吐，经行腹痛，舌淡，苔薄，脉细。测血压95/64mmHg。肝肾阴虚，风痰阻络。

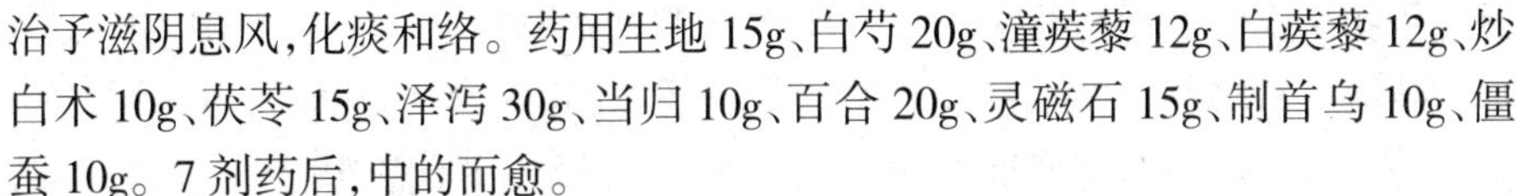

治予滋阴息风，化痰和络。药用生地 15g、白芍 20g、潼蒺藜 12g、白蒺藜 12g、炒白术 10g、茯苓 15g、泽泻 30g、当归 10g、百合 20g、灵磁石 15g、制首乌 10g、僵蚕 10g。7 剂药后，中的而愈。

二十一、蚕砂

蚕砂，又名原蚕矢、晚蚕砂，为蚕蛾科昆虫家蚕幼虫的干燥粪便。其性温，味甘、平、入肝、脾经。能祛风除湿，活血定痛。主治风湿痹痛，风疹瘙痒，头风头痛，皮肤不仁，关节不遂，急剧吐泻转筋，腰脚冷痛，烂弦风眼。笔者常用蚕砂辛温之性，祛除中焦湿浊，消胀除满，和胃止痛，用于胃痛、呕吐、腹胀、便秘等病症；又因蚕砂能止挛急，祛湿浊，也常用于面瘫、面肌痉挛的治疗中，而用蚕砂治疗风湿痹痛也为笔者所喜好。

1. 呕吐

验案：沈某，女，37 岁，农民。1996 年 4 月 25 日诊。人流后两旬，从术后至今每日清蒸鸡 1 只连汤服。从昨日起患者出现恶心呕吐，刻下泛泛欲吐，胃脘胀闷不舒，毫无食欲，便溏，神疲，舌红苔黄腻，脉滑数。辨为食滞停胃，蕴湿化热，胃气不和，而致呕吐。法取清热化湿，消积除满。药用太子参 15g、炒苍术 10g、厚朴 5g、炒山楂 12g、焦神曲 12g、茯苓 15g、法半夏 10g、陈皮 5g、连翘 10g、莱菔子 15g、炙鸡内金 10g、晚蚕砂 10g。7 剂药后，患者诸症悉除，唯觉纳谷不香。食滞已消，胃气未复，嘱服香砂养胃丸 2 瓶，1 周后病情痊愈。

按：本例患者中焦食滞，湿浊停积不化，致胃气上逆，食秽反胃而出，酿成本证。故治疗重在消食积，化湿浊，和胃气。用药在平胃散、保和丸的基础上配伍蚕砂一味，重在祛湿化浊，有助祛邪，改善症状。蚕砂性辛温，通治三焦湿邪秽浊阻滞诸证。吴鞠通言蚕砂："得蚕之纯清，虽走浊道而清气独全，既能走下焦之浊邪，又能化湿浊而使之归清"。笔者用本品主要利中焦湿浊，消脘腹胀满，而以苔浊腻、脘腹胀闷为主要见症，屡用屡验。

2. 面肌痉挛

验案：郭某，女，34 岁，安徽定远县人，1997 年 6 月 16 日诊。面肌痉挛史 10 年余。曾查脑电图、脑血流图未见异常，来诊时舌红、苔薄、脉细，另有经行头痛病史。患者久病，肝肾亏虚，肝阳化风，风窜经络，筋脉失养，施以养肝息风，和络止痉。药用钩藤 15g、白芍 30g、潼蒺藜 15g、白蒺藜 15g，生地 15g、当归 15g、百合 30g、天麻 10g、龙齿 15g、川芎 10g、木瓜 10g、晚蚕砂 15g。服药 7 剂，患者痉挛有所改善。守方再服，前后服用以本方为主的水煎剂 2 月余，痉挛未发。

按：本例患者方中用蚕砂主要取其祛风止痉之功。蚕砂原用于外感而致的瘫痪之疾。如《本草经疏》云其主治"瘫缓筋骨不遂"，而由于血虚不能荣养经络，无风湿外邪侵犯者不宜服，恐其辛温性燥而伤津动血。而本药的使用范围可予扩大，不论血虚或肝肾亏虚所致痉挛抽搐均可选用，但宜相应配伍养血、养肝、益肾之品。《本草求原》的一段论述很精辟，云："原蚕砂，为风湿之专药，凡风湿瘫缓固宜，即血虚不能养经络者，亦宜加入滋补药中"。

3. 痹证

验案：李某，女，46岁，农民，1996年3月20日诊。患者1992年冬起，感觉两膝关节疼痛，遇阴雨天及受寒后尤为明显，多次经中西医诊治，症情时好时坏，至今未能痊愈。两天前又因受寒，疼痛再发而痛处固定不移，查血沉12mm/h，类风湿因子阴性，舌质紫，苔薄腻，脉沉细。恙由风寒湿侵袭关节，正虚邪恋，痰瘀阻络。治以搜风除湿、散寒、化痰、活血通络。药用炙黄芪15g、党参15g、当归10g、川芎15g、全蝎5g、乌梢蛇10g、麻黄5g、寻骨风10g、晚蚕砂10g、制川乌6g、独活10g、牛膝10g。服药半月，疼痛明显减轻，原方去寻骨风，加防己10g、生薏苡仁20g，续服14剂，症状逐渐减轻，后在原方加减又连续服用1个月病情痊愈。

按：《素问·痹论》指出："风寒湿三气杂至，合而为痹也，其风气胜者为行痹，寒气胜者为痛痹，湿气胜者为着痹也"。风寒湿邪留滞不去，痹证迁延难愈，日久邪气入络入血，聚湿生痰，又可成痰瘀阻络之候，本例病人正虚于内，风寒湿痹阻，血脉不畅。故标本同治，扶正和络，散寒除湿扶风。其中晚蚕砂的使用，重在祛风湿，和血络。晚蚕砂也为治疗风湿痹痛的要药，在临床上屡屡用之，效果很好。《本草纲目》言"蚕性燥，燥能胜风去湿，故蚕砂主疗风湿之病，有人病风痹用此熨法得效"，可见本品治疗风湿类疾病确应受到广泛重视。

二十二、五倍子

五倍子为倍蚜科昆虫角倍蚜或倍蛋蚜在其寄主盐肤木、青麸杨或红麸杨等树上形成的虫瘿入药。其性平，味酸，入肺、胃、大肠经，有敛肺、涩肠、止血、解毒的功效。《本草纲目》云其"敛肺降火，化痰饮，止咳嗽、消渴、盗汗、呕吐、失血、久痢、黄病、心腹痛、小儿夜啼，治眼赤湿烂，消肿毒、喉痹，敛溃疮、金创，收脱肛、子肠坠下"。笔者临床上应用本品治疗慢性咳喘、泄泻、盗汗、便血等病证，积累了一些经验。

1. 慢性咳喘

验案：王某，男90岁，南京郊区农民，1995年12月24日诊。患者咳喘史20余载，每每天冷遇寒即发。曾被某医院诊为"慢性支气管炎"。发时咳喘即作，咳剧胸痛，气不得续，苔白腻，脉缓滑。是证乃肺肾有亏，晨寒外袭，肺失宣肃，气失摄纳，故施疏表宣肺，敛肺止咳之法。药用南沙参12g、杏仁10g、法半夏6g、陈皮6g、麻黄3g、五倍子3g、白果10g、桑白皮10g、瓜蒌皮6g、荆芥6g、苏叶6g、黄芩10g。煎服3剂后，咳嗽明显减轻，仍喘促不宁。原方去荆芥、苏

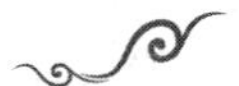

叶加补骨脂 15g、紫石英 20g，再服 7 剂，病情完全缓解。

按：患者咳喘已久，肺肾虚馁，肃降摄纳失职，恰外感引动，则肺气上逆，咳喘频作。本证属标实之疾。首方重在宣肺化痰，疏风解表；后方重在补益肺肾，化痰纳气。方中用麻黄宣通肺气，用五倍子收敛肺气，一宣一敛，宣不耗气，敛不碍邪，开合相济，能有效止咳平喘。

2. 泄泻

验案：张某，女，42 岁，教师，1996 年 4 月 10 日诊。慢性腹泻史 5 年。曾做肠镜检查，诊断为慢性结肠炎。近因饮食不当，腹泻又作，大便溏稀，夹见脓血，日行 3 次，腹痛隐隐，纳谷不香，苔白腻，脉弦细。久泻脾胃虚弱，运化失司，肠道气机壅滞，治以健脾和胃，涩肠止泻，方以参苓白术散化裁。药用太子参 15g、炒白术 10g、茯苓 20g、炒山药 15g、炒薏苡仁 20g、黄芩 10g、佛手 10g、百合 20g、五倍子 5g、炒枳壳 5g、炒山楂 12g、焦神曲 12g、炒扁豆 20g。7 剂后，大便成形，但仍食欲欠佳。原方去五倍子、炒枳壳，加法半夏 6g、陈皮 6g，续服 7 剂，病情痊愈。

按：本例患者脾胃虚弱，运化无权，稍遇饮食不当或感触风寒，大便作溏，故为邪少虚多之候，治以补脾涩肠为主。原方在参苓白术散的基础上加五倍子涩肠止泻，收到良好效果。

3. 盗汗

验案：钱某，女，3 岁，1997 年 6 月 5 日诊。患儿近两月来，经常睡中汗出，醒后汗止，无咳嗽胸痛，无腹痛腹泻，以中西医多方医疗未能好转，来诊时面色少华，舌淡苔白滑，脉细。小儿稚体娇嫩，阳气未充，卫表不固，营阴失守，汗源失司。治以健脾养营，益气固表为法。药用太子参 6g、炒白术 6g、炒白芍 10g、炙黄芪 10g、防风 6g、茯苓 10g、五倍子 10g、麻黄根 6g、百合 10g、当归 6g。3 剂后，患儿盗汗明显减少。原方续服 3 剂，盗汗即止，再予小剂玉屏风口服液调治巩固。

按：本例患者卫表不固，营卫失司，法当固表和营。笔者不拘于盗汗多阴虚之说，以辨证为基准，用玉屏风散为主方加五倍子、麻黄根收敛止汗，收到良效。尤其体会到五倍子为止汗佳品，屡用屡效。

4. 便血

验案：齐某，男，26 岁，公司职员，1998 年 4 月 16 日诊。患者十二指肠球部溃疡史 5 年，曾便血 2 次。昨日因饮酒过量，大便发黑，呈柏油状，伴胃脘不适，纳谷欠佳，无恶心呕吐，舌淡、胖大有齿痕，苔腻根黄，脉沉无力。脾胃虚弱，统摄无权，加之烈酒灼络，血溢脉外。治以健脾和胃，益气摄血，适加养肌护膜制酸之品。药用党参 15g、炙黄芪 15g、炒白术 10g、炒白芍 10g、当归 10g、茯苓 15g、黄芩 10g、仙鹤草 15g、五倍子 5g、煅乌贼骨 15g、白及 10g、法半夏 10g。另用云南白药 0.5g，每日 3 次口服。并嘱家属注意患者服药期间全身状况（面色、脉率、大便等）的变化，必要时行纤维胃镜检查。5 天后，患者大便颜色转黄，胃脘不适亦有减轻。再服原方 7 剂，患者症状消失，予归脾丸常服巩固。

按：五倍子有止血之功，对于上下消化道出血皆有良效。该病例脾胃虚寒，气不摄血，笔者在归脾汤的基础上加煅乌贼骨、白及制酸护膜生肌；黄芩、仙鹤草清热补虚止血；五倍子收散止血，而口服云南白药也有一定的止血作用，终于药到血止。五倍子止血效甚佳，适用于各种出血病症。

二十三、鸡血藤

鸡血藤，又名血风藤（《中药志》）、马鹿藤、紫梗藤（《云南思茅中草药选》）、猪血藤（《广西植物名录》）、活血藤（《云南药用植物名录》），为豆科植物密花豆的藤茎。味苦、微甘，性温，归肝肾经。有活血舒筋，养血调经的功效。主治手足麻木，肢体瘫痪，风湿痹痛，妇女月经不调，痛经，闭经等。如《本草纲目拾遗》云："大补气血，与老人妇女更为得益"，"治老人气血虚弱，手足麻木，瘫痪等症"，"妇人经水不调，赤白带下，妇女干血劳及子宫虚冷不受胎"，"统治百病，能生血、和血、补血、破血；又能通七孔，走五脏，宣筋络" 等。笔者临证用治十分广泛，体会颇多。

1. 血痹

血痹以肢体局部麻木为主症，由气血不足，外受风寒，血行涩滞所致，其治疗以《金匮要略》之黄芪桂枝五物汤为代表，笔者则常在该方基础上加用鸡血藤、当归、川芎等药，每获良效。黄芪桂枝五物汤重在治气，补气温阳，而活血通络之力尚嫌不足；重用鸡血藤则治偏于血，养血活血，舒筋活络，如此气血通调，标本兼顾。

验案：谢某，女，干部，南京市人，1995 年 8 月 4 日诊。两上肢麻木、头晕半年，劳累或受凉后症状加重，积年不愈，经各项理化检查，确诊为椎底动脉供血不足，服西药西比灵、敏使朗及中药平肝潜阳、祛风通络之剂，症状改善不明显。就诊时，上肢麻木，影响活动，头晕眼花，心悸乏力，面色少华，夜寐欠实，舌质紫黯，舌苔薄白，脉细涩。按血痹论治，药用黄芪 15g、党参 12g、当归 10g、川芎 10g、鸡血藤 30g、桂枝 5g、熟地 10g、丹参 12g、地龙 10g、酸枣仁 10g、大枣 8 枚。服药 7 剂后，上肢麻木、头晕心悸症状减轻，原方加赤、白芍各 10g，治疗 2 月而愈。

按：根据患者的临床表现，辨证当属气血不足，络脉瘀阻。方中黄芪、党参补气，当归、川芎、熟地、丹参养血活血，重用鸡血藤"去瘀血，生新血，流利经脉"（《饮片新参》），地龙祛风通络，酸枣仁、大枣养血安神。诸药合用，共奏益气养血，活血通络之功，此外，对于血脉瘀滞或气血虚弱所致手足麻木、筋骨痿弱，肢体瘫痪等症，鸡血藤也是常用之品，本品既可补血，又可活血，舒筋通络，

无论血瘀或血虚所致者均能应用,属血瘀者可配红花、桃仁、赤芍、地鳖虫等同用;有气血虚者,配黄芪、当归、丹参等以补益气血,活血通络;若肝肾不足,筋骨痿弱,可配杜仲、山茱萸、桑椹子等,以补肝肾强筋骨。

2. 痹证　痹证是指关节、肌肉酸麻挛痛及关节屈伸不利,甚至变形,基本病理是正气不足,卫气不固,风寒湿邪得以趁虚侵袭,流注经络,以致关节气血运行不畅而成,所谓"风寒湿三气杂至合而为痹"。用鸡血藤治疗痹证应注意三点:一是病程长,叶天士谓"初病气结在经,久病血伤入络",风湿痹痛病程短者,治疗重在祛风湿,病久则影响气血运行,入血入络,以致关节屈伸不利,则当重用鸡血藤,常与牛膝同用;二是病情重,痹证反复不愈,以致关节肿胀变形之顽痹,病理演变成痰瘀互结,肝肾不足,故重用鸡血藤以通络,同时应配伍补肝肾药、虫类药等,以加强搜剔络中之邪;三是主症明显,如以肢体麻木、皮肤感觉迟钝、肢体关节活动不利为主要症状者,鸡血藤自是首选药物,也是对症用药的具体体现,以这针对性的用药,糅进辨证施治组方中去,往往会起到事半功倍之效。现代药理研究也提示,鸡血藤酊剂给大鼠灌胃对甲醛性关节炎(实验性关节炎)有显著疗效。

验案:刘某,女,36岁,工人,南京市人。近5年来,周身关节酸疼肿胀,遇风寒而加重,活动受限,时轻时重,经检查确诊为"风湿性关节炎",一段时间服用水杨酸类药物,后因胃部反应而中止。近20天来,全身关节酸肿疼痛,尤以两踝及两腕关节为甚,形体消瘦,面色㿠白,月事常延期,量少色黯,舌有紫斑,脉细,请治于笔者。查抗链"O" > 800U,类风湿因子弱阳性。诊断明确,乃风寒湿痹也,恙久延及于肝肾。治拟祛风胜湿,调补肝肾,佐以益气和血为法。方以独活寄生汤加鸡血藤为治,前后共服中药2月余,诸症告愈,复查抗链"O" < 500U,类风湿因子阴性。

3. 冻疮　冻疮好发于四肢末端及耳鼻等暴露部位,因受低温影响而出现紫斑、水肿、炎症等反应,正如《外科正宗》谓:"冻疮乃天时严冷,气血冰凝而成,手足耳边开裂作痛"。本病除了外因之外,更重要的是内因,即体质因素。冻疮最常见的伴随症状是四肢末端不温及其他一些气虚、阳虚症状。西医学研究表明,好生冻疮之人,肢端循环障碍。中医认为系是因阳气不足,血行不畅,血凝于脉,阳不达四末。益气温阳,养血通脉是治疗本病是基本大法。笔者在温阳益气的同时,擅长运用鸡血藤与细辛相伍,以通其脉行其阳,鸡血藤用量在15~20g,细辛3~5g。实验表明,鸡血藤有明显的扩张毛细血管作用。多年的临床实践总结,只要坚持用药,加之冬病夏治,多能取得较为满意的疗效。

4. 闭经　鸡血藤性温,微甘,有养血活血,温通经脉的功效,笔者常用本药治疗闭经,疗效甚佳。当然,临证时还需要结合辨证,不能一见经闭,不分虚实,滥用通利之法。实证闭经,鸡血藤可用30~60g,重在通利。如属气滞血瘀者,加当归、川芎、桃仁、红花、牛膝、枳壳、柴胡等理气活血、化瘀痛经之品;痰湿阻滞者,配用苍术、茯苓、胆南星、半夏、陈皮、当归等以燥湿化痰,活血通经。实证闭经用鸡血藤,容易理解与掌握,而虚证闭经如何运用呢?笔者的心得是:观其临床虚实比重的变化,也是中医临证的点睛之处。虚证经闭多因肝肾不足,精血两亏;或因气血虚弱,血海空虚。治疗当宗"虚则补之"的原则,补益肝肾,或气血双补。明代医家张景岳有云:"血枯之与血隔,本自不同……枯之为义,无血而然……今之为治者,不论有滞无滞,多兼开导之药。其有甚者,则专以桃仁红花之类,通利为事。岂知血滞者可通,血枯者不可通也。血既枯矣,而复通之,则枯者愈枯,其与榨干汁者何异,为不知枯之义耳,为害不小,无或蹈此弊也。"(《景岳全书·妇人规》)。故虚证的治疗,在辨证施补的基础上,初期鸡血藤用量不宜过大,以 10g 为宜,取其养血和血之功,调治一段时间后,气渐盈,再逐步加重至 15~20g,补虚以培源,充血海以调经,从而不断调整补与通的用药比例,待血海充盈则经血自至。

案例:李某,女,38 岁,工人,南通海门人。1994 年春夏之交因左侧乳房癌做根治术,术后常规化疗,共进行了 5 个疗程,因身体极度虚弱,且肝功能有轻度损害,而放弃化疗。此后一般情况尚可,肝功能亦复常,然月事一直未至,时达 1 年之久。诊时形体消瘦,面色少华,精神委顿不振,纳谷欠馨,夜寐不实,手足心热,舌苔薄,舌质淡,舌左见一紫斑,脉细。辨为肝脾肾三脏俱虚,气血两亏,冲任不调,血海干枯无源。治拟调补肝脾肾,益气和血调经。药用黄芪 15g、党参 10g、白术 10g、当归 10g、鸡血藤 10g、补骨脂 10g、阿胶 10g(烊)、枸杞子 10g、山萸肉 10g、川断 10g、川芎 8g、鸡内金 6g。5 帖药后手足心热得除,精神转佳,夜寐尚安,方药得效,原方再服,及至 22 帖时,月事得至,然量少,两天即净。本方又服两个月,面色转润,月水行如常,后以归脾丸、参芪精调服半年。

按:本案闭经之证,源由术后化疗耗损人之气血,伤及肝、脾、肾三脏,致使肝不藏血,脾不散精生血、统血,肾不生精化血,终致血海干枯无源,地道不通。笔者辨之,一方面以芪、术、参、归、芍等之属益气养血,又以鸡血藤、川芎、川断和血通经,使充养之血得以流通,再则方中补骨脂、枸杞子、山萸肉等补肾而调节冲任,使得血液由冲、任二经迅速盈充胞宫。

二十四、鬼针草

鬼针草又名鬼钗草、鬼黄花、山东老鸦草、婆婆针、鬼骨针、盲肠草、跳虱草、豆渣菜、叉婆子、引线包、针包草、一把针、刺儿鬼、鬼蒺藜、乌藤菜、清胃草、跟人走、鬼菊、擂钻草、山虱母、咸丰草、脱力草等。为菊科植物,是一年生草本,高 50~100m,头状花序,直径 5~10m,舌状花,黄色,瘦果条形,花期 8~9 月,果期 9~11 月。药材采收在夏秋开花盛期,收割地上部分,鲜用或晒干。鬼针

草始载于《本草拾遗》，味苦，平，无毒。具有清热解毒，活血散瘀消肿之功效。临床上主治疟疾、腹泻、痢疾、肝炎、急性肾炎、胃病、噎膈、肠痈、咽喉肿痛、跌打损伤、蛇虫咬伤等。鬼针草属的药材资源非常丰富，全球约有230余种，广泛分布于热带及温带地区，我国有9个种和2个变种，遍布全国各地，极易采集。鬼针草主要含有黄酮类化学成分，聚炔类化学成分，酚酸类化学成分，甾醇及其他营类化学成分，各种挥发性化学成分和氨基酸类化学成分及微量元素。笔者临证运用鬼针草15g，有时配伍枸杞子10g治疗眼睛干涩，疗效颇佳。因鬼针草可"引起多泪"，并且实验研究发现鬼针草水提取液具有拟胆碱能作用，可通过与副泪腺、睑板腺部位的M受体结合，促进外分泌腺肌上皮细胞的收缩，增加泪液脂质的分泌，同时也使副泪腺和睑板腺中残存的分泌物排空，可达到治疗干眼的目的。并且中医认为"肝开窍于目"，肝阴、肝血之不足常引起眼睛干涩，故配伍枸杞子，《药性论》云："补益精，诸不足，易颜色，变白，明目……令人长寿。"

二十五、白及粉、三七粉

白及，为兰科植物白及的干燥块茎。其性微寒（一说性平），味苦、甘、涩，归肺、肝、胃经。功能收敛止血、消肿生肌、杀虫敛疮，主治咯血、吐血、外伤出血、疮痈肿毒、手足皲裂、肺痈等症。《神农本草经》曰："主治痈肿，恶疮，败疽，伤阴，死肌，胃中邪气贼风鬼击，痱缓不收。"《日华子本草》谓："味甘、辛。止惊邪，白邪，痫疾，赤眼，症结发背，瘰疬，肠风，痔瘘，刀箭疮，扑损，温热疟疾，白痢，满火疮，生肌止痛，风障。"《本草汇言》云："白及，敛气，渗痰，止血，消痈之药也。此药质极黏腻，性极收涩，味苦气寒，善入肺经。凡肺叶破损，因热壅血瘀而成疾，以此研末日服，能坚敛肺藏，封填破损，痈肿可消，溃破可托，死肌可去，脓血可洁，有托旧生新之妙用也。"《本草求真》说："白及……方书既载功能入肺止血，又载能治跌扑折骨，汤火灼伤，恶疮痈肿，败疽死肌，得非似收不收，似涩不涩，似止不止乎？不知方言功能止血者，是因性涩之谓也；书言能治痈疽损伤者，是因味辛能散之谓也。此药涩中有散，补中有破，故书又载去腐，逐瘀，生新。"现代药理研究指出白及对胃黏膜损伤有明显的保护作用，溃疡抑制率可达94.8%；白及粉对实验性烫伤、烧伤动物模型能促进肉芽生长，促进创面愈合。笔者临床上常常与三七粉合用治疗消化性溃疡效果极佳。

三七，甘、微苦、温，入肝经血分，功善止血，又能化瘀生新，为止血散瘀，消肿定痛之上品，有止血不留瘀，化瘀不伤正之特点，对人体内外各种出血，无论有无瘀滞均可应用。《本草新编》云其："三七根，止血之神药也，无论上中下之血，凡有外越者，一味独用亦效，加入补血补气药中则更神，盖此药得补而无沸腾之患，补药得此而有安静之休也。"两药相合，敛散并用，三七行散之力可制白及黏腻收涩之性，止血无留瘀之弊，久服尚有祛瘀生新，强身益气之功。笔者用于消化性溃疡除入煎剂外，更喜欢用粉剂，使用时常嘱患者用三七粉、白及粉各3克，加适量藕粉，温开水调匀，空腹服用。二者有生肌敛疮、祛瘀止痛之功，可保护消化道黏膜屏障，促进炎症、溃疡的恢复，临床对难治性溃疡有效。

验案：裴某，女，52岁。2009年5月5日初诊：患者上腹部疼痛不适一周，伴反酸、烧心，疼痛多发生在半夜，查胃镜示：十二指肠溃疡，无恶心、呕吐，无呕血、黑便，胃纳尚可，舌红苔薄白，脉细。治以益气和胃。药用：太子参10g，白术10g，半夏6g，麦冬10g，仙鹤草15g，薏仁15g，黄芩10g，乌贼骨15g，大贝6g，14剂水煎服。另外三七粉60g、白及粉60g，每次各2g，藕粉调服，早晚各服一次。2010年7月2日二诊：患者胃脘疼痛间作一年，再发三天而入院，一年前曾因夜间胃脘疼痛而就诊，查胃镜示：十二指肠溃疡，调服中药2周后疼痛缓解，自行停药，后疼痛时有发作，未曾服用其他药物。3天前因进食辛辣刺激食物后上腹疼痛又作，夜间痛甚，伴反酸，嗳气，食后脘腹胀满不适，口干，大便3～4日一行，无呕血黑便，舌红苔黄腻，脉细。治当清化和胃，益气护膜。处方：太子参10g，白术10g，半夏6g，麦冬10g，仙鹤草15g，薏仁15g，黄芩10g，煅乌贼骨15g，大贝6g，蛇舌草15g，决明子15g，莱菔子12g，百合15g，肉苁蓉15g，7剂水煎服。另三七粉60g，白及粉60g，每次各2g，藕粉调服，早晚各服一次。2010年7月9日再诊：药后尚合，夜间胃脘隐痛减轻，无明显反酸，大便已通畅，方药得效，继续服用两月，查胃镜示：十二指肠溃疡已愈合。

按：本案系消化性溃疡，消化性溃疡以十二指肠溃疡多见，空腹痛，进食痛减，或有进食后痛甚者。患者素体中焦脾胃虚弱，复因饮食伤胃，导致中焦失和，脾胃气机失常，气血失畅，胃膜失滋，易发生本病。笔者在临证遣方用药时主张益气清热，健脾和胃为治疗大法，以太子参、白术、半夏、麦冬、仙鹤草、薏仁、黄芩、乌贼骨、大贝加减运用。饮食不节，损伤脾胃，病本在胃，因中虚而生，故立健运脾胃为大法，多以太子参、白术为基本药物加减用之。用黄芩、仙鹤草、薏苡仁等，清化湿热而不过寒，凉血而能防其出血。半夏辛散降逆，黄芩苦寒清热，二药参合，一寒一温，辛开苦降，以顺其阴阳之性而调和阴阳，故清热泻火，和胃散结甚妙；乌贼骨、大贝取乌贝散之意，三七粉、白及粉为治疗消化性溃疡常用药物。三七止血化瘀、消肿止痛之上品，止血而不留瘀，行瘀而敛血；白及收敛止血，消肿生肌，《本草求真》云其能“涩中有散，补中有破，故书又载去腐、逐瘀、生新”，两药相合，一散一敛，活血止血，护膜生肌，去瘀生新，同时加藕粉调服，以增强清热凉血止血作用，防止出血。用法：三七、白及粉各1.5～3g，一日2～4次，温开水调成糊状。无论寒热虚实均可使用，适用于溃疡病甚至不出血者，促进溃疡病灶愈合，临床用之屡用屡效。

第八章　中医的传承与人才培养

一、中医传承

（一）勤求古训、博采众长

在《名老中医之路》这本书中，我们可以看到许多名老中医的成长成才之路都少不了中医经典著作，他们有的先背汤头、识药性，再熟读经典；有的先专研经典，再熟读各家；总之，要成为一名好的中医，经典是必不可少的。能被奉为中医经典的著作，皆为不同历史时期的中医药学的精髓，是学习中医的基础，也是最便捷之路。如何学好中医经典？每个人都有这样的疑惑。国医大师徐景藩教授曾这样提到：中医经典著作，要反复认真阅读，做到“眼到，心到，手到”，还要经常复习，做到温故知新。所谓“眼到”就是要多读，“心到”就是要思想集中，“手到”就是要多写。当然还有诸如《素问》、《灵枢》、《神农本草经》等文字古奥，成书年代与现代相去甚远，可先从近代医家注解著作看起，多查阅相关文献，去粗取精，去伪存真的读。当然读经典不是一时的事情，而是要当做一辈子的事情来读。随着经验的积累，每读一遍又会有新的收获，这才是经典带给我们的惊喜。要想成为一名名中医，光读经典还不够，药王孙思邈在“大医精诚”中提到学医者当“博极医源，精勤不倦”；医圣张仲景亦是勤求古训，博采众方乃作《伤寒杂病论》。国医大师周仲瑛教授曾指出，学习中医，要以经典为经，各家学说为纬，经纬纵横，方可博采众长，兼收并蓄，融会贯通，为我所用。

（二）立足临床、融汇新知

实践是检验真理的唯一标准。中医学是一门实践性很强的科学，中医历来十分注重临床，有一句古话叫“熟读王叔和，不如临证多”讲的就是这个道理。中医理论的发展也正是历代医家在熟谙经典，勤于临证，在临证中发现问题和解决问题，在临床实践中不断探索和总结的结果。所谓融汇新知，即是运用科学的临床思维方法，将理论与实践紧密联系，以显著的疗效，诠释、求证前贤的理论。从理论层面阐发古人前贤之未备，以推进中医学科的发展。现代医学科学的快速发展赋予了中医人更多的责任和使命，我们不仅需要传承中医文明，更必须了解和把握现代医学发展的脉搏。随着社会的进步和人们生活方式的改变，疾病谱不断发生变化，一方面可以不断发掘中医药治疗方法，这就要求中医师不仅学会开中医处方，而且会娴熟的运用针灸、按摩、放血、拔

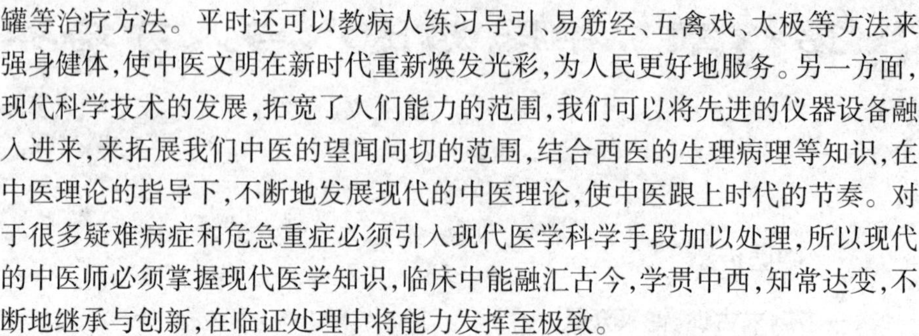

罐等治疗方法。平时还可以教病人练习导引、易筋经、五禽戏、太极等方法来强身健体,使中医文明在新时代重新焕发光彩,为人民更好地服务。另一方面,现代科学技术的发展,拓宽了人们能力的范围,我们可以将先进的仪器设备融入进来,来拓展我们中医的望闻问切的范围,结合西医的生理病理等知识,在中医理论的指导下,不断地发展现代的中医理论,使中医跟上时代的节奏。对于很多疑难病症和危急重症必须引入现代医学科学手段加以处理,所以现代的中医师必须掌握现代医学知识,临床中能融汇古今,学贯中西,知常达变,不断地继承与创新,在临证处理中将能力发挥至极致。

(三)名师带徒、源远流长

中医的传承,自古以师带徒为主。扁鹊从师于长桑君,张仲景从师于张伯祖。叶天士虚怀若谷,数年间从师十七人,终成一家;张泽生教授先师承丹阳名医张伯卿老中医 3 年,出师后病人不多,又拜师御医马培之高足贺季衡老中医学习三年,悬壶乡里,门庭若市。类似事例,举不胜举。古人常说:“名师出高徒”。这句话在一定程度上反映了师承对于培养人才的积极有效作用。名中医师必须具备扎实的中医功底,丰富的临床经验,掌握科学的教学方法,旁征博引,举一反三,授之以渔。师父坐诊时,学生则侍诊于左右,学习师父如何治病救人,如何把脉、针灸、开方等;师父可根据病人病情,引经据典阐述病人病情,脉象如何,辨为何证,需用何药、何穴等作一一讲解;徒弟不解时可向师父请教。师父于下午或晚上讲授中医经典,汤头歌赋等,对待徒弟严格要求,所教内容皆要熟背,徒弟利用其余时间刻苦研读医书,不懂得再向师父求教。通过名师的传授,常能大大地提高效果,特别是中医的某些专科诊疗技术,必须“临证亲授”才能掌握。这种师带徒的形式不仅灵活多变,而且理论结合临床,使学生一开始便可接触病人,使所学理论能够灵活运用。

(四)注重科研、自主创新

近年来,中医现代化的口号已经响彻云霄,大家都希望通过中医药学的现代化从而开辟出中医药学的新局面,借助现代科学技术发挥其长。而中医科研正是促进中医现代化的重要手段。中医的科研具有继承性、积累性、复杂性、前瞻性、探索性和创造性等特点。任何一门科学的建立,都有一个继承与创新的问题,都有一个从低级到高级,从片面到全面,从简单到复杂,从不完善到逐步完善的循序渐进的发展过程。中医科学发展的历史,也完全证明了这一点。没有继承,就没有创新发展。科研方法可以从中医临床亟待解决的问题,中医假说,中药的研究,中成药的开发,中药新剂型等入手,运用适合中医研究的方法和手段。当前中医科研如火如荼地展开着,国家也给予极大地重视,成立专款专项用于中医的科研。在具体的科研过程中需要强调实事求是的科研态度和良好的道德修养,在评价科研成果上力戒虚假和浮夸。这样才能避免浪费,才

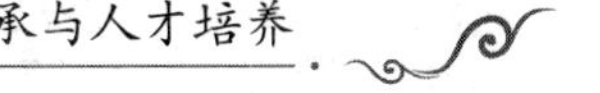

能将国家的钱真正用到实处，自主研发，开拓创新，从而取得较好的预期成果。

二、人才培养

（一）医为仁术、重在立德

“医乃仁术”，“医者，德之本”，要想成为一名医生，首先必须是一个品德高尚的人。特别是现在处于一个特殊的历史时期，新老更替，且名老中医越来越少。未来的中医，需要我们肩负起继承中医药的重任。所以我们必须具备良好的职业道德。李大卓等人将其归纳为六点：①忠于医业、治病救人；②虚心好学、精益求精；③医见正派、清廉正直；④谨言慎行、保守秘密；⑤治病治心、体贴患者；⑥尊重同行、共同前进。另外，行医之人还需有无私的奉献精神，即奉献于社会、人民，奉献于医学，奉献于本专业，心存仁术是所必须具备的基本品德。俗话说“养不教、父之过”，除了学医本人的德行有要求之外，身为师父的言传身教，一言一行也深深地影响着自己的学生，他的学生也会向他一样的治学严谨，工作敬业，为人谦和等。

（二）严格要求、认真指导

治病救人是一件严肃的事情，来不得半点马虎。也许你的一点点失误就会导致病人的死亡，导致病人家属痛失亲人；不仅会令你丢失饭碗，也会令你良心受到谴责。所以在学习医学之初，就要端正态度，严格要求，勤学苦练，思维缜密；要不怕吃苦，也许多背一条汤头就可以救人于危难，也许多识一味中药可以使病情有所转机。为医之人也要耐得住寂寞，习医不是半时功夫就能成就一代大师，需要长期的坚持不懈，才能积累厚实的基础知识和精湛的专业特长。名师的指导也很重要，名师具有很丰富的经验，无论是在临床上，书本上，为人处世上，他都是一本读不完的书，有你学不完的东西，如能按照名师的指导，一步一步循规蹈矩地走下去，比自己摸索可以节省很多弯路。

（三）循序渐进、逐步提高

学习中医分为不同的时期，每个时期有每个时期的事情，不可操之过急。比如跟师侍诊也分为抄方、试诊、襄诊三个阶段。第一阶段即培养感性认识阶段：如何准确快速地收集病人的有效资料，辨病辨证的依据有哪些，如何根据病情轻重缓解处理病人，如何选择方剂，又是如何加减变化的，药物的用量是如何拿捏的，这无一不是我们走上临床所需要解决的问题；以及门诊病历的书写规范、合理、全面、严谨都要在这个时期养成。第二阶段即试诊阶段：老师带领学生收集患者资料，根据搜集的资料由学生书写试诊单，老师进行审核批改，并进行讲解，以利于学生的提高。第三阶段襄诊即独立操作阶段：通过第一二阶段的学习，已基本掌握了老师的诊疗思路及常用处方用药，可以放手对部分常见病给予诊疗，老师在旁指导，做到放手不放眼。通过这三个阶段的学习，基本上能够掌握门诊的诊疗技术。

（四）因材施教、有的放矢

目前年轻一辈中医师中学历有博士生、研究生、本科、专科等不同，水平也良莠不齐，所以学习要求也不尽相同，所以教授中医时要有针对性，因材施教，有的放矢。如本科生、研究生中医基础理论较好，缺乏的是临床实践经验，针对他们是要解决学以致用的问题，遇到病例，结合理论知识给予系统的讲解，举一反三，启发临床思维。进修生是已毕业的本、专科生，已有几年甚至十几年的临床工作经验，他们希望通过临床进修，使自己在辨证、用药方面更加准确、合理，同时还希望学到新的临床经验，了解当前的医学前沿知识，所以针对他们，需要做好充分的准备，结合实际病例进行更有深度和广度的讲解。对专科生和外国留学生要讲的简明易懂，使他们尽快掌握辨证施治、合理用药规律。

（五）内容丰富、新颖生动

要做到内容丰富，新颖生动，使学生爱听易懂。以中医为主，结合西医；以本专业为主，涉及临床其他各科。第一是“听”，听学生的要求，有的是要学习辨证的要点，有的是要学习用药的经验，这样就能进行有针对性的辅导。第二是“讲”，运用中医理论，深入浅出的剖析病情，审因论病，辨证用药，既要引经据典，又要结合自己的临床实践，讲个人的经验和体会。第三是“问”，提问可以启发思维，活跃气氛，促进学习，加深印象。第四是“答”，回答学生提出的问题。鼓励学生主动向老师提问，变被动为主动。这表明学生在认真听讲的同时也在认真的思考问题，增加学生参与意识，增强互动性，促进学生思考，还可以使老师更了解学生，值得提倡。第五是“做”，老师示范体格检查及临床各种操作，如脉诊、腹部切诊、肝脾触诊、心肺听诊等，既可以示范，又可以指导学生，结合实际病例，培养学生的动手能力。

（六）形式多样、不拘一格

教学的形式要多样，不拘一格，增加学习的趣味性和娱乐性，使知识更容易被接受。比如门诊时，收集病人资料后让学生先试诊，然后再批改，启发学生的临床思维；遇到疑难病例，组织学生讨论，提出治疗方案，老师再做最后点评，分析病情，培养学生解决疑难病例的信心；定期开展讲座，将自己的临床经验进行总结，形成自己的学术经验，便于学生掌握；组织学习考察，学习不同的经验，如到医院附属药厂学习膏方的熬制过程等；和学生一起打造学习型小药箱，在动手劳动的同时，学习中药知识等。以多样的形式，传授一样的知识。

三、展望

中医是中国的传统，有着几千年的历史，是中国人民伟大智慧的结晶，在古代为人类的健康做出了巨大的贡献。在当代科学技术飞速发展的今天，中

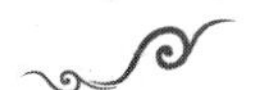

医药依然熠熠生辉，在中医药人的努力下，古老的中医药正焕发出新的光芒，逐渐被世界人民所熟悉和接受。我们坚信，在21世纪，中医药必将造福全人类。

附　单兆伟教授小传

单兆伟，男，1940年10月14日生，中共党员，江苏省南通市人。1965年毕业于南京中医学院医疗系。现任江苏省中医院主任医师，江苏省中医院学术委员会指导专家，南京中医药大学教授、博士生导师，中华中医药学会脾胃病分会名誉主任，江苏省中医药学会脾胃专业委员会名誉主任，国家食品药品监督管理总局新药审评委员，国家优秀中医临床人才研究项目专家指导委员会委员，全国老中医药专家学术经验继承工作指导老师，江苏省中西医结合肿瘤临床研究中心特聘顾问，南京中医药学会副理事长，江苏省医师协会副会长。师从孟河医派传人全国著名老中医、博士生导师张泽生教授20年，尽得薪传。1991年至1994年拜徐景藩教授为师苦学三载，兼收并蓄，在脾胃病理论、临床与科研方面取得了显著成果，参与创建了国家中医管理局重点消化学科，临床注重辨证与辨病相结合，中医理论与现代医学理论相结合，擅长于慢性萎缩性胃炎胃癌前期病变、幽门螺杆菌相关性胃病，功能性消化不良，炎症性肠病及部分内科疑难杂症的诊治。每年担任本科、研究生、进修生的课堂教学及临床带教，现已培养硕士研究生34名，博士研究生40名，博士后2名（含美、韩、越、新加坡、荷兰、中国台湾、中国香港、中国澳门等国家和地区）。尚有在读硕士7名，博士后1名。主持国家自然科学基金课题及省级课题共8项，获得部省级奖项12项。其中《中医药治疗幽门螺杆菌相关性胃病的临床与实验研究》获1994年国家中医药管理局科技进步二等奖（部级），《益气清热活血法逆转胃癌癌前期的基础与临床研究》获2002年江苏省科技进步二等奖，均排名第一。2007年8月8日取得国家发明专利1项（发明专利证书号：IL031583687）。益气和胃胶囊于2009年5月31日取得国家食品药品监督管理局新药证书（证书编号：国药证字Z20090050，药品批准文号：国药准字Z20090731）。发表学术论文100余篇。主要论著有《中医临证与方药应用心得》、《内科多发病中西医综合治疗》、《实用中医消化病学》、《中医内科临床思路与方法》、《中医胃肠病学》、《中医内科学》等12部。曾赴英国、比利时、美国，三次赴越南讲学、会诊及指导博士研究生。

单兆伟教授1994年享受国务院政府特殊津贴，江苏省名中医，同年被评为南京市劳动模范，南京市好市民，全国中医急诊先进个人，1995年江苏省中医院十佳医务人员，1998年获江苏省中医院管理局先进个人，1998年江苏省教委优秀研究生导师，江苏省卫生厅行风廉政建设先进个人，1999年荣获全国卫生系统先进个人，2001年江苏省高等学校优秀共产党员，2008年12月中国共产党南京中医药大学第一次代表大会代表，2011 年 4 月荣获“江苏省第二届百姓信任的医疗专家”荣誉称号，2012 年 12 月荣获南京市中医药学会“突出贡献奖”。但他从不停留在已有的成绩上，仍然孜孜不倦、踏实工作，75 岁高龄仍坚持每周四天门诊，不断攀登新的医学高峰，并为中医学的传承工作不断努力，将单氏经验及盂河特色发扬光大。